Neuronengewitter

Ursula Frühe

NEURONENGEWITTER

Mein Kind, seine ADHS
und was uns gerettet hat

Patmos Verlag

Wichtiger Hinweis:
Die in diesem Buch enthaltenen Informationen, Hinweise und Übungen wurden nach bestem Wissen der Autoren erstellt und sorgfältig geprüft. Sie ersetzen jedoch nicht den persönlich eingeholten (psycho-)therapeutischen oder medizinischen Rat. Verlag und Autoren können für Irrtümer oder etwaige Schäden, die aus der Anwendung der dargestellten Informationen, Hinweise oder Übungen resultieren, keine Haftung übernehmen. Deren Nutzung bzw. Durchführung erfolgt auf eigene Verantwortung der Leserinnen und Leser.

FSC www.fsc.org
MIX
Papier | Fördert gute Waldnutzung
FSC® C083411

Die Verlagsgruppe Patmos ist sich ihrer Verantwortung gegenüber unserer Umwelt bewusst. Wir folgen dem Prinzip der Nachhaltigkeit und streben den Einklang von wirtschaftlicher Entwicklung, sozialer Sicherheit und Erhaltung unserer natürlichen Lebensgrundlagen an. Näheres zur Nachhaltigkeitsstrategie der Verlagsgruppe Patmos auf unserer Website www.verlagsgruppe-patmos.de/nachhaltig-gut-leben

Bibliografische Information der Deutschen Nationalbibliothek
Die Deutsche Nationalbibliothek verzeichnet diese Publikation in der Deutschen Nationalbibliografie; detaillierte bibliografische Daten sind im Internet über http://dnb.d-nb.de abrufbar.

Verlagsgruppe Patmos in der Schwabenverlag AG, Ostfildern
www.verlagsgruppe-patmos.de

Umschlaggestaltung: Finken & Bumiller, Stuttgart
Gestaltung, Satz und Repro: Schwabenverlag AG, Ostfildern
Druck: CPI books GmbH, Leck
Hergestellt in Deutschland
ISBN 978-3-8436-1507-5 (Print)
ISBN 978-3-8436-1579-2 (eBook)

I believe the children are our future
Teach them well and let them lead the way
Show them all the beauty they possess inside
Give them a sense of pride to make it easier
Let the children's laughter remind us how we used to be

AUS: »GREATEST LOVE OF ALL«, TITELSONG DER FILMBIOGRAFIE ÜBER MUHAMMAD ALI[1]

Für meine Jungs

INHALT

VORWORT

von Prof. Dr. Andreas Reif

An kaum einer Erkrankung scheiden sich so sehr die Geister wie an ADHS. Jeder weiß etwas zu sagen, sei es die Schwester des Bankberaters, der Schwimmlehrer oder die zufällige Bekanntschaft im ICE, Sitz 83 in Wagen 21. Und jeder hat eine andere Meinung dazu: »Modeerkrankung«, »kommt alles vom Internet«, »muss mal raus auf die Wiese«, »Erfindung der Pharmamafia«, »muss man Neurofeedback machen, half der Schwester der Freundin meiner Nichte ganz toll«… und vieles andere mehr. Diese Deutungshoheit über die Erkrankung erleben Eltern von betroffenen Kindern und selbst betroffene Erwachsene andauernd. Aber nicht nur diese – auch als Experte, als Arzt, der tagtäglich mit ADHS-lern (mir sei der flapsige Ausdruck gestattet – vielen Betroffenen ist er lieber als das sperrige »an ADHS leidende Patienten«) zu tun hat, darf man sich andauernd mit Urteilen, Vorurteilen und Aburteilungen herumschlagen. Meiner Freundin Daniela geht das nicht so. Sie ist ihres Zeichens Strahlentherapeutin in der Onkologie, hantiert mit gigantisch großen und teuren Strahlenkanonen herum, mit denen sie auf diverse Tumoren zielt. In den seltensten Fällen muss sie über die angemessenen Strahlendosen diskutieren oder über das richtige Bestrahlungsfeld. Und wenn, dann entweder mit sehr seltsamen Menschen oder Atomphysikern.

Woher kommt das? Daniela hat genau wie ich Medizin studiert und dann eine Facharztausbildung absolviert, so wie ich fünf Jahre lang. An der Ausbildung kann es also nicht liegen. Das hat schon mit den Erkrankungen zu tun, die wir behandeln. Krebserkrankungen gelten als »richtige« Erkrankungen, für die man nichts kann (Ausnahme: Lungenkrebs, weil: Raucherkrankheit!) und den betroffenen Patienten gehört unser ganzes Mitleid; der große, selbst an einem Hirntumor leidende Wolfgang Herrndorf hat nicht zuletzt deshalb Krebs als »Mercedes der Krankheiten« bezeichnet. Außerdem hat man ein klares, medizinisches Krankheitsmodell vor Augen:

genetisches Risiko, Mutation der DNA aus unterschiedlichen Gründen, Zelle teilt sich unkontrolliert etc. Ganz linear, ganz kausal, sodass auch die medizinischen Interventionen diesem linearen und kausalen medizinischen Modell folgen (und entsprechend groß ist auch die Forschungsförderung). Psychische Erkrankungen, grosso modo, werden anders bewertet und betrachtet. Jeder hat Gefühle und Gedanken und eine entsprechende Innensicht; diese Innensicht, übertragen auf andere, erklärt für viele vermeintlich das Entstehen und den Verlauf psychischer Krankheiten. Man interpretiert, deutet hinein, deutet aus, und schafft somit auf Anhieb stimmige Erklärungsmodelle. Aha, die Arbeit verloren, gleichzeitig Schulden und Stress mit der Frau wegen des Hausbaus? Kein Wunder, dass eine Depression besteht, oder gar Suizidalität. Als Kind immer wieder vom Vater vorm bösen Nachbarn gewarnt worden? Natürlich entsteht daraus eine soziale Phobie. Die Mutter ein gefühlloses, kaltes Biest, das sich nur um ihr Aussehen sorgt? Da ist es doch folgerichtig, dass die Tochter an Autismus leidet.

Nur: Solche Erklärungen tragen nicht, denn immer finden sich Gegenbeispiele und immer sind andere Erzählungen denkbar. Einsicht ins Ich kann für den Einzelnen hilfreich sein, keine Frage, aber sie erklärt nicht im wissenschaftlichen Sinne das Entstehen einer Erkrankung. Hier müssen wir schon genauer hinsehen, uns mehr Mühe geben: Umwelt und Biologie interagieren, und oft ganz anders, als man sich das ganz naiv vorstellt. Das gilt für Psychosen und Depressionen und ganz besonders für ADHS. Da die Erkrankung früh beginnt und da sie Symptome aufweist, die wohl jeder kennt (wer war mal nicht unaufmerksam beim Gottesdienst? Wer hat als Kind nicht mal Erwachsene unterbrochen, wenn man dringend etwas loswerden wollte?), werden unmittelbar von vielen Erziehung und Umwelt in der Entstehung der Erkrankung überbewertet – Stichworte Erziehungsversagen, Mediennutzung, moderne Umwelt – und als Lösung Dinge angeboten wie drei Wochen Urlaub auf der Alm. Nur: Der moderne Mensch wohnt halt nicht auf der Alm und verbringt sein Leben in der Regel nicht damit, mit den Ziegen auf der Wiese umherzutollen. Nicht die moderne Umwelt macht krank, aber in der modernen Umwelt haben es ADHS'ler viel, viel schwerer.

Das war nicht immer so. Vor der Sesshaftwerdung des Menschen, also vor ca. zehn- bis zwanzigtausend Jahren, waren ADHS-Verhaltensweisen durchaus gefragt im menschlichen Verhaltensrepertoire. Schnell Risiken einzugehen, sich nicht mit vermeintlich Langweiligem abzugeben, instinktiv zu handeln: Das konnte unseren Altvorderen unter Umständen das Überleben sichern. So sind unsere Vorfahren mehrfach erstaunlichste Wege gegangen in Zeiten der Not. Um es vielleicht ein wenig drastisch und überspitzt auszudrücken: Unsere ADHS-Vorfahren haben der Menschheit die Existenz gerettet. Mit Beginn der Landwirtschaft und damit einhergehender langfristiger Planung war Impulsivität aber dann nicht mehr en vogue; gefragt waren vielmehr Ausdauer, Beharrung, Belohnungsaufschub – auf die nächste Ernte, den nächsten Herbst. Und so gerieten die ADHS-Gene unter negativen evolutionären Druck, nahmen in der Frequenz ab, sind aber eben immer noch da. In jedem von uns, in unterschiedlichem Ausmaß.

Und heute? Auf der einen Seite ist konzentriertes Arbeiten, Fokussierung, langes Hinarbeiten auf ein Ziel (durch weiterführende Schule, Studium usw.) unerlässlich, um ein »erfolgreiches Leben« zu führen. Und genau das fällt dem ADHS'ler schwer. Auf der Wiese herumspringen und die Katze ärgern? Wunderbar. Doppelstunde Latein? Schwierig. Aber es ist eben nicht so, dass die Doppelstunde Latein die ADHS verursacht, sondern sie macht es dem ADHS'ler halt einfach schwer. Auf der anderen Seite ist das moderne Leben voller Verlockungen für den ADHS'ler, da sofortige und schnelle Belohnung geboten wird: Likes auf Social Media, der nächste Level beim Zocken, prozessierte Fertignahrung … die Liste ist lang. Man rekapituliere: Der arme ADHS'ler kommt mit einer Genetik auf die Welt, die vor 15000 Jahren prima war, aber in der heutigen Welt mit einer gewissen Wahrscheinlichkeit ins Desaster führt. Unsere heutige Welt macht es dieser Biologie wahnsinnig schwer, gut zurechtzukommen; die Patienten müssen dauernd gegen eine Umwelt ankämpfen, für die sie eigentlich nicht gemacht sind. Das ist ziemlich anstrengend, für die Betroffenen und gerade auch die Eltern – die ja wissen, wie man es eigentlich machen müsste, allein, das in das Kind reinzubekommen, das fällt schwer. Nicht weil es nicht will, sondern weil es nicht kann.

Und nun kommt Lieschen Müller oder Otto Meier (und der eine oder andere selbst ernannte »Neurowissenschaftler«, der aber noch nie einen Patienten gesehen hat) daher und salbadert, dass alles Schuld der Eltern und der Gesellschaft sei, man müsse sich mal zusammenreißen, solle sich nicht so anstellen, und so weiter und so fort. Das hilft nun überhaupt nicht weiter, im Gegenteil: Schuldgefühle bei Eltern und Kindern, Scham, Minderwertigkeitsgefühle. Um nur einige der negativen Folgen zu nennen. Geholfen wird damit niemandem.

Was müsste denn aber geschehen? Zum einen die richtige Einordnung von ADHS, dessen Ursachen und dessen Therapie, in der Breite – von der Schule bis ins Feuilleton. Auch Krebs war vor 50 Jahren eine stigmatisierte Erkrankung; das hat sich glücklicherweise durch viele Aufklärungskampagnen geändert und genau das muss auch bei psychischen Erkrankungen passieren. Auf der anderen Seite braucht es das menschliche Verständnis, warum sich ADHS'ler so verhalten, wie sie es tun, und wie man mit ihnen umgeht – und was es heißt, ein Kind (oder gar mehrere) mit ADHS großzuziehen. Und zu diesem Verständnis trägt dieses Buch in ganz großartiger Weise bei. Es zeigt die anstrengenden und die lustigen und die manchmal kuriosen und oft fordernden Seiten eines Lebens mit ADHS bzw. eines Lebens mit einem ADHS'ler; es gibt Einblick in die Innenwelt einer besorgten Mutter und zeigt, wie es ist, wenn man all die Bälle in der Luft halten muss, die einem das Elternsein im Allgemeinen und die ADHS im Besonderen so zuspielt. Ich glaube, jeder, der dieses Buch gelesen hat, versteht ADHS und das Leben mit ADHS-Kindern besser und auch, dass diese Erkrankung kein Ergebnis schlechter Erziehung oder mangelnder elterlicher Anstrengung ist; sondern vielmehr, dass Elternsein mit ADHS-Kindern viel mehr Kraft kostet und viel komplizierter ist als das Großziehen eines »Mappenmädchens« (ein schöner Begriff, dem ich in diesem Buch zum ersten Mal über den Weg gelaufen bin).

Ich hoffe, dass die Leserinnen und Leser dieses Buches also mitnehmen, dass ADHS niemandes Schuld ist; dass ADHS sowohl den Betroffenen als auch den Bezugspersonen (Eltern, später im Leben Partnerinnen und Partnern) gerade in der modernen Welt das Leben schwerer machen, als es sowieso schon ist; dass man aber durchaus etwas »gegen ADHS« machen kann; vor allem aber auch, dass ADHS'ler sehr oft sehr bereichernde, charmante, lustige Menschen sind, die unser aller Leben interessanter machen. Ohne sie wären wir vielleicht sogar längst ausgestorben, mit Sicherheit aber wäre unser Leben viel ärmer ohne sie.

Andreas Reif, Frankfurt am Main

HÖCHST VERSCHIEDEN

Zwei meiner drei Jungs haben ADHS. Und zwar vom Typ „Wildfang“, also mit ausgeprägten Merkmalen der Hyperaktivität sowie Impulsivität ausgestattet, sodass der verträumte Typ ohne das »H« (ADS) in diesem Buch wenig Erwähnung findet. Ich habe »nur« Söhne und kann demzufolge nichts von den Fallstricken aus dem Leben mit AD(H)S-Töchtern berichten. Einige Dinge werden sich aber sicher überschneiden.

Jeder Mensch hat das Recht, individuell gesehen zu werden. Nichts ist übertragbar, alles ist einzigartig wie der digitale Fingerabdruck im neuen Reisepass. Jeder Mensch mit ADHS hat zudem Chamäleon-Qualitäten mit einem bunten Spektrum wechselnder Farben. Neben den zur Diagnose gehörenden Kriterien wie Unaufmerksamkeit, Hyper- oder Hypoaktivität und Impulsivität kursieren viele Attribute, die Menschen mit ADHS gemeinhin angeheftet werden: »ADHS-ler« seien anstrengend, chaotisch, sprunghaft, laut, exaltiert, extrem, aber eben auch künstlerisch begabt, mitreißend, komisch, energiegeladen und charismatisch. Es ist eine unzulässige Vereinfachung, bei einer derart heterogenen Personengruppe mit einem so schillernden Symptomen-Komplex kollektiv von »den ADHS-lern« zu sprechen. Doch lässt sich die große Schnittmenge nicht leugnen, die sich in einem ähnlichen Erscheinungsbild ausdrückt, das auffallend häufig oder zumindest oft vorkommt. Deshalb ist die Versuchung so groß, generalisierende Zuschreibungen vorzunehmen. Bestimmte »ADHS-typische« Verhaltensmuster rufen bestimmte stereotyp erfolgende Re-Aktionsmuster der Umgebung hervor, die ich zu beschreiben versuche. Ich tue also genau das, was ich mehrfach anprangere: Ich pauschalisiere. Obwohl ich doch eigentlich jedes individuelle Schicksal würdigen möchte. Ein unlösbares Dilemma.

EINLEITUNG: WARUM ES NOCH EIN BUCH ÜBER ADHS BRAUCHT

Anzufangen ist das Allerschwerste. Und für eine Person mit ADHS bedeutet es regelrecht Pein und Qual. Zu hoch die Messlatte, zu groß die Selbstzweifel, zu vielfältig die Ablenkungen. Nur unter maximalem Zeitdruck schleppt eine solche Person sich mit Süßigkeiten bewaffnet zum Schreibtisch und beginnt mit der Aufgabe auf der Agenda. Um dann aber alsbald parallel etwas anderes anzufangen, eine dringende Recherche hier, ein weiteres offenes Fenster am Laptop da. Wenn Widerstände oder gar Probleme auftauchen, wird flugs etwas Neues begonnen, statt an Aufgabe Numero eins dranzubleiben. Allzu schnell verfliegt das Interesse und sie wendet sich etwas Spannenderem zu. Leider erledigt sich das ursprünglich begonnene Projekt nicht von allein, der Zuckerkonsum steigt, aber das simultane Arbeiten klappt auch heute nicht und sie verliert sich in Zeit und Raum zwischen angefangenen Sätzen, Zetteln, Ideen, Gedankenfetzen, um nach einigen Stunden frustriert und genervt von der eigenen Unzulänglichkeit aufzugeben. Die selbst gestrickte Struktur hat (wieder) nicht funktioniert.

An einer – ungeliebten – Tätigkeit dranzubleiben, ist für Menschen mit ADHS eine besonders krasse Herausforderung. Eine drohende Deadline möglicherweise zu reißen, kann psychosomatische Reaktionen hervorrufen, von Übelkeit und Schwindel bis hin zu Angstzuständen und Panikattacken; die Angst vor dem Scheitern scheint tief in die DNA eingeschrieben.

Aber die leidige Krux mit extremen Formen von Prokrastination ist nur eine von vielen Hürden des täglichen Lebens. All die von der »Neuro-Norm« abweichenden Besonderheiten im Denken und Fühlen im gesamten Da-Sein kleinzureden oder gar zu negieren, hieße Millionen von kleinen und großen Menschen ihr Recht auf ihre subjektive Empfindung abzusprechen und schlimmer noch, ihren Leidensdruck zu ignorieren.

Sie befinden sich durchaus in illustrer Gesellschaft, einigen historischen Größen der Geschichte wurde posthum eine ADHS zugeschrieben, von da Vinci über Mozart bis hin zu Edison und Einstein. Mögen diese Mutmaßungen Jahrhunderte später auch eher spekulativer Natur sein und setzen diese großen Namen die Maßstäbe auch vielleicht ein kleines bisschen zu hoch, so zeugen sie doch davon, dass ADHS und IQ zwei paar Schuh' sind.

ADHS also – vier Buchstaben, die lebensbestimmend sind. Für die ganze Familie.

Vier verflixte Buchstaben, die trauriges Schicksal oder kreatives Potenzial, Chaos oder Chance bedeuten können. Auf jeden Fall stehen diese vier Buchstaben für viele Missverständnisse, Mythen, alte Klischees, alternative Fakten – und leider auch für sehr viel Leid.

Wenn man sich die Mühen ansieht, die jemand mit ADHS aufbringen muss, um die gleiche Leistung abzurufen wie ein Mensch »ohne«, und das bei guter Intelligenz, spürt man, unter welch erhöhtem Stress diese Menschen permanent stehen, wie sie sich abstrampeln müssen und dabei verausgaben, und das verdient vor allem eins: Respekt!

Aber ist nicht all das inzwischen hinlänglich bekannt, ist nicht in letzter Zeit dieses chamäleonartige Phänomen *en detail* beschrieben worden, in Interviews mit prominenten Betroffenen, mit jungen Erwachsenen, die über ihr Anders-Sein in Podcasts, Reportagen und autobiografischen Büchern berichten?

Wird's nicht langsam redundant, schon wieder ein Buch über ADHS? Noch dazu eines von einer Mutter zweier betroffener Kinder geschrieben? Muss das sein, Mutti kommt zu Wort?

Nun ja, es ist doch seltsam: Obwohl so viel gesagt und geschrieben wird über ADHS, obwohl jeder dazu eine Meinung hat, ob fundiert oder nicht, fehlt in der Diskussion bisher gänzlich die Sichtweise von uns mit-betroffenen Müttern, die diese neurodiversen (ein durchaus ambivalenter Begriff) Kinder und Jugendlichen über 25 Jahre hinweg (ADHS-Gehirne reifen verzögert heran) begleitet haben oder es noch tun. Das ist nicht verwunderlich, denn wir leiden leise, für Öffentlichkeit fehlt uns schlicht die Kraft. Nach einem wieder mal erschöpfenden, aber ganz normalen Tag mit dem täglichen Kampf um die Hausaufgaben, einem neuen Eintrag ins Klassenbuch, einem weiteren Therapiegespräch, einem eskalierenden Zoff mit den Brüdern, bei dem die Wohnung vibriert, und einem späten Feierabend, der seinen Namen nicht verdient, fallen wir kaputt ins Bett, wo das Gedankenkarussell der Sorgen müde weiterkreist.

Wir sind neben unseren Kindern Hauptbetroffene vom Dauerbetrieb ihres nimmermüden Synapsenfeuerwerks, dem Neuronengewitter in den Kinderhirnen. Auch unser Leben wird durch die Diagnose maximal beeinflusst, unser Tagesablauf wird sich radikal ändern, genauso wie die Größe des Freundeskreises und die Anzahl der Stunden, die wir berufstätig sein können. Denn so ein kleines Pulverfässchen auf zwei Beinen ist kein Kandidat für einen Ganztagesplatz im Hort, wegen totaler Reizüberflutung hält er es dort nicht aus. Wir werden uns streiten mit unserem Partner (sofern wir einen haben) über den richtigen Weg, den es ohne *trial-and-error* nicht gibt, wir werden permanent ein schlechtes Gewissen haben gegenüber den nicht betroffenen Geschwistern, wir werden tagtäglich Szenen erleben wie in einem absurden Theaterstück und unser einsamer Kampf wird nicht gesehen.

Vielleicht sind wir ja doch einfach nicht belastbar genug und irgendwie auch ein kleines bisschen selbst schuld an unserer Überforderung, weil wir es erziehungstechnisch nicht so draufhaben, von Anfang an nicht konsequent genug waren, einfach zu lasch. Also doch eine durch elterliches Unvermögen induzierte Verhaltensauffälligkeit? Die uns, schadenfroh formuliert, auf die Füße fällt?

Irgendwann geben wir unseren Kindern dann jene berüchtigte »Monsterdroge«, »weil wir es nicht mit ihnen aushalten und uns lieber einen lauen Lenz machen wollen.« Sodann werden wir erneut abgewatscht von einem breiten Kollektiv der öffentlichen Meinung, dass hinter dieser »Scheindiagnose« eine Verschwörung der bösen Pharmaindustrie und deren höriger Ärzteschaft vermutet. Manche der Klischees halten sich so zäh wie klebriger Kaugummi. Es gibt da eine sehr merkwürdige Diskrepanz zwischen akademisch-wissenschaftlichem *state-of-the-art* und medial gepushten parawissenschaftlichen Heilsversprechungen oder Verurteilungen. Vor allem im Netz werden weiter massive Ängste vor einer Medikation geschürt, die uns Eltern zu schaffen machen. In Folge wird den betroffenen Kindern *das* Medikament vorenthalten, das für sie zu einem *game changer* werden und ihrem gesamten zukünftigen Leben eine andere Wendung geben könnte. Weg vom dauerkiffenden Schulabbrecher hin zu einem kreativen Kopf, der sein Potenzial voll

Manche Klischees halten sich so zäh wie Kaugummi.

ausschöpfen kann, weil er die entscheidende Unterstützung bekommt im Kampf gegen seinen größten Hemmschuh: der mangelnden Fähigkeit, sich selbst Struktur zu geben, seine Impulse zu kontrollieren und seine exekutiven Funktionen einigermaßen im Griff zu haben. All das zu entwickeln, was unserer zarten Schneeflöckchen-Generation Z – glaubt man den Untersuchungen – generell schwerfällt: Selbstdisziplin und Durchhaltevermögen, diese scheinbar spießigen Eigenschaften, ohne die aber dauerhaft nix geht. Ein ADHS-ler trudelt ohne entsprechende Behandlung durchs Leben wie ein besonders leicht geratener Schneekristall.

Die größte Herausforderung besteht jedoch in einer geradezu tragischen Fallhöhe: vom Weinen des Erstklässlers, der sich jeden Morgen unter dem Sofa versteckt, weil er schon ganz früh spürt, dass Schule für ihn ein Ort der permanenten Frusterfahrung sein wird, bis hin zum Betäubungsverhalten eines verzweifelten Jugendlichen, der sich in Depression und Drogen flüchtet, weil er sein Gehirn hasst, das ihm ein »systemkonformes« erfolgreiches Leben unmöglich zu machen scheint. In diese Zeit fällt auch die wachsende Erkenntnis, dass sein Handicap bleiben und ihn lebenslänglich »behindern« wird, was zu noch mehr Selbstabwertung und Autoaggression führt. Als Mutter zu sehen, dass das eigene große Kind, das man genährt, gehegt, gepflegt und für das man schon die gesamte Kindheit hindurch wie eine Löwin gekämpft hat, nicht mehr leben will, sich Wunden zufügt und sich aus dieser Realität wegbeamen möchte, löst den tiefsten je gefühlten seelischen Schmerz aus, für dessen Beschreibung auch retrospektiv jedes Wort lächerlich leer erscheint. Jede interpersonelle Distanz löst sich auf, es ist *mein* Schmerz, er schneidet mitten hinein in *mein* Fleisch … noch nie in meinem Leben habe ich mich so ohnmächtig gefühlt.

Aber warum dann der Versuch, darüber zu schreiben? Über Leid, Ohnmacht und Verzweiflung? Warum davon erzählen wollen? Weil unser Familienschicksal kein Einzelfall ist und das Leid in den Familien zu wenig gesehen wird. Weil Depression und Sucht die häufigsten Komorbiditäten bei ADHS auf dem Weg in das Erwachsenwerden sind.

Und weil es ein »Dennoch« gibt! Weil wir etwas sehr wohl in der Hand haben: Wir können unsere Perspektive wechseln, weg vom trance-artigen Kreisen um die Probleme hin zu Lösungen und Handlungsmöglichkeiten. Wir haben die Chance, den Blickwinkel zu ändern, weg von den Defiziten hin zu den Kompetenzen unserer Kinder. So simpel und schlicht es sich anhören mag: Es geht *immer* weiter! Und: Es gibt *immer* Hilfe!

Wir sind nicht allein, es gibt effektive Hilfestellungen – auch wenn diese manchmal mühsam aufzuspüren sind und wir das Helfernetz selbst knüpfen müssen – und kostenfreie Interventionen, zu denen alle Familien Zugang haben. Wenn wir uns endlich eingestehen, dass auch wir Eltern dringend Hilfe brauchen. Wir dürfen immer wieder neue Hoffnung schöpfen, wir dürfen uns selbst respektieren für unsere unglaublichen Anpassungsleistungen an immer neue Herausforderungen. Wir lassen uns nicht zu Gegnern unserer Kinder machen, die sofort spüren, wenn auch wir Eltern die defizitäre Brille aufsetzen. Wir glauben an ihre Begabungen, ihre Ressourcen, wir glauben daran, dass sie gestärkt aus ihrer Krise des Erwachsenwerdens hervorgehen werden. Und wir bleiben an ihrer Seite, solange sie es brauchen, das ist *unsere* größte Leistung. Unser Einsatz ist nicht umsonst. *Davon* möchte ich gerne erzählen. Deshalb entstand dieses Buch …

KAPITEL 1: GEBURT

Alles ist austragen – und dann gebären …
Sie sind so jung, so vor allem Anfang, und ich möchte Sie, so gut ich es kann, bitten, lieber Herr, Geduld zu haben gegen alles Ungelöste in Ihrem Herzen, und zu versuchen, die Fragen selbst liebzuhaben, wie verschlossene Stuben und wie Bücher, die in einer sehr fremden Sprache geschrieben sind. Forschen Sie jetzt nicht nach den Antworten, die Ihnen nicht gegeben werden könnten, weil Sie sie nicht leben könnten. Und es handelt sich darum, alles zu leben.
Leben Sie jetzt die Fragen. Vielleicht leben Sie dann allmählich, ohne es zu merken, eines fernen Tages in die Antwort hinein.

RAINER MARIA RILKE, BRIEFE AN EINEN JUNGEN DICHTER

Ach, in der ersten Schwangerschaft hat man noch so viel Zeit, sich Gedanken zu machen und Informationen einzuholen, was auch gut ist, denn es geht ja um ganz viel. Die einschneidendste Veränderung im Leben, die Denken und Dasein für den Restverbleib auf diesem Planeten dauerhaft verändert, kommt auf einen zu. Trotzdem ist es wie Trockenschwimmen, denn wie es wirklich werden wird, das Leben mit einem Kind, kann man ja nicht üben.

Nach drei Entbindungen, von denen die erste weit mehr als 15 Stunden dauerte, finde ich den Begriff, den man für *diese* Art der Geburt in Unterscheidung zum Kaiserschnitt gewählt hat, regelrecht lustig: Spontangeburt. Vielleicht ist das heute etwas anders, aber vor etwa 25 Jahren sorgte dieser Begriff für eine gigantische Verzerrung des Bildes vom realen Geburtsvorgang. Damals gab es in jedem Ratgeber, noch ausschließlich analog in den jeweiligen Abteilungen der Bibliotheken und Buchläden, überall das völlig irreführende Schlagwort von der »sanften Geburt«. Das sorgt für eine unpassende Verharmlosung, finde ich, und es weckt falsche Vorstellungen, von sanfter Musik, hellgrauen Wollsocken, gedämpftem Licht und warmem Wasser, in das das kleine Bündel Leben sanft aus dem Uterus durch den Geburtskanal herausgleitet. Aber vielleicht hatte ich das Konzept auch nur komplett missverstanden. Und war deshalb nach der ersten Geburt total ent-täuscht, sodass es Jahre dauerte, bis ich mir dieses Ausmaß von Schmerz erneut zutraute, diesmal deutlich nüchterner und vorgewarnt. Was sicherlich gemeint war: eine natürliche Geburt ohne operatives Eingreifen, was ja wunderbar wäre. Nur dass es bei der ersten Geburt bei uns ganz anders lief. Die Geburt war nicht sanft, sie war brachial und verlief so ganz anders als erwartet.

Die Schwangerschaftsanamnese: unauffällig. Eine große Überraschung war es, ungeplant zu dieser Zeit, aber nach kurzer Verwirrung: große Freude. Nachdem die 2 Teststreifen rosa waren, wurden die für eine Gelegenheitsraucherin typischen Marlboro Lights an die Kollegin verschenkt und fortan für die nächsten eineinhalb Jahre kein Tropfen Alkohol angerührt. Die übliche 3-Monats-Übelkeit, »dann wird's ein Junge!«, danach eigentlich fit. Räumliche jobbedingte Trennung vom Vater, kurze Hochzeit vor der Entbindung. Wir waren zwar schon zehn Jahre fest zusammen und er war definitiv der Richtige, aber Heiraten war bis dato kein Thema gewesen. Als Schwangere war mir eine Hochzeit dann aber schon wichtig, im Zuge von Nestbau und Sicherheitsbedürfnis.

Richtung Geburtstermin nahm die Nervosität etwas zu: Das Kind drehte sich ganz spät, machte aber auch danach keine Anstalten, sich nach unten Richtung Geburtskanal zu positionieren, es übte keinen Druck aus, saß zu weit oben. Die Mutmaßung, mein innerer Beckendurchmesser sei zu klein, wurde per Ultraschallberechnung revidiert, also abwarten. Ich war noch zuversichtlich und hatte deshalb vom Kaiserschnitt abgesehen. 13 Tage nach dem errechneten Termin beschloss der Oberarzt in der Uniklinik, die Geburt einzuleiten. Klingt harmlos, war aber, wie sich zeigte, für mich ein Horrortrip. Das in die Vagina eingelegte Prostaglandin-Gel entfaltete seine Wirkung in Hochpotenz und ich, völlig unvorbereitet ohne die natürliche Steigerungskurve der Wehen, fühlte im Nu reißende Schmerzen im Unterleib. Wuchtige krampfartige Wehen, die nicht abebbten und mir keine Pause gönnten, es war einfach nur furchtbar und ich fühlte mich dem Geschehen ausgeliefert. Keine einzige der geübten Atemtechniken konnte ich anwenden, weil ich durch die künstlich induzierten Wehen völlig überm Limit war. Ich halte es an dieser Stelle kurz, da so eine Beschreibung eines Geburtsvorgangs nicht jedermanns Sache ist: Wehen viel zu stark, also eine wehenhemmende Infusion; dann aber Wehen zu schwach, Geburtsstillstand, also wieder angehängt an den Wehentropf. Schmerzen zu stark, also eine PDA. Diese falsch gesetzt vom Anästhesisten, ein Bein taub, aber die Schmerzen im unteren Bauch und Rücken unverändert. Zweiter Versuch der PDA erfolgreich. Inzwischen etliche Stunden vergangen, die Herztöne schlechter, also Entscheidung: Kaiserschnitt oder Saugglocke? Schneller Schnitt, Sog aufgebaut mit der Saugglocke. Das Kind, das da rausschoss, war blau und erst mal weg. In den Händen der Pädiater. In all dem Schlamassel war ich froh, in einer großen Uniklinik zu sein mit maximaler Versorgung, die mein Kind auch brauchte.

Auf den ersten Bildern sehen wir beide total erschöpft aus. Mein Baby bekam Fieber und musste in die Kinderklinik. Das Auffälligste: Sein allgemeiner Muskeltonus war, obwohl es ein großes Kind und deutlich übertragen war, total schlapp, ein sogenanntes *floppy infant.* Es war zu schwach zum Trinken und ich wanderte Tag und Nacht durch einen Verbindungstunnel von der Frauen- in die Kinderklinik, um ihm abgepumpte Muttermilch mit einer kleinen Spritze einzuflößen, da es zu matt zum Saugen war. Für mich damals das Schlimmste: Irgendwann im Geburtsverlauf hatte ich das Vertrauen verloren, dass diese Geburt noch irgendwie gut gehen kann. Ich bekam große Angst um mein Baby, aber die blieb tief in mir verborgen, weil ich natürlich kooperativ sein wollte und das klinische Procedere scheinbar seinen geschäftsmäßigen Gang ging. Ich ließ alles über mich ergehen, war aber emotional wie abgekoppelt. Dazu bekam ich noch eine Wochenbettinfektion mit Fieber. Niemand hatte einen Fehler gemacht, niemand konnte ahnen, dass das Baby einen Nabelschnurknoten hatte, aber nicht den klassischen um den Hals gewickelten. Sondern es hatte irgendwann in einem frühen Stadium einen richtigen Looping geschwommen wie beim Wasserballett, sich selbst einen Knoten in die Schnur gemacht, der sich natürlich während der Austreibungsphase immer wieder zuzog. Also eine Häufung von Komplikationen, die bei mir für die nächsten Jahre keinen Gedanken an eine weitere Schwangerschaft aufkommen ließen, ich hatte genug vom Gebären. Später sagte ein Arzt: »Na, bei Ihnen hätte wahrscheinlich auch die halbe Dosis Prostaglandin gereicht ...« Ein anderer: »Wissen Sie, mit den Kindern werden die Sorgen geboren.«

> Ich hatte das Vertrauen verloren, dass diese Geburt noch gut gehen kann.

Und, um das noch zu toppen, der Kracher: »Kleine Kinder – kleine Sorgen, große Kinder – große Sorgen.« Ganz prima, solche Sprüche hatten mir gerade noch gefehlt. Wie aufmunternd und einfühlsam!

Über zwanzig Jahre nach der ersten Geburt fiel bei mir erst der Groschen. Ich habe jahrelang nicht kapiert, wie aus meinem zarten und schwachen Baby ein so hyperaktives Kind werden konnte, bis ich den Zusammenhang verstand: Die Hyperaktivität könnte eine Konsequenz sein aus der Hypotonie, der auffällig herabgesetzten Muskelspannung meines Babys nach seiner Geburt, ein »legitimer« Versuch seines Gehirns, das zu niedrige Aktivierungsniveau durch überschießende Motorik zu kompensieren, ganz wie beim guten alten Zappelphilipp.

Dazu ein kurzer Blick in die Neurowissenschaft:

Bei einer ADHS besteht unter anderem eine neurobiologische Fehlregulation des wichtigen Neurotransmitters Dopamin, auch Neuromodulator genannt. Das ist die Ausgangsbasis, auch wenn es noch Fachmeinungen gibt, die das physiologische Defizit nicht als Ursache, sondern als Folge der Störung sehen. Frau Dr. Johanna Krause, *die* Pionierin im Kampf um die Anerkennung und Zulassung medikamentöser Behandlung von adulter ADHS, hat schon vor über 20 Jahren in ihrem Standardwerk *ADHS im Erwachsenenalter* von einem »Zusammenspiel multipler Gene« als wahrscheinliche Ursache für die komplexe Störung gesprochen.[2] Inzwischen ist man bei der eindrucksvollen Zahl von circa 5600 genetischen Varianten angekommen (von denen mehrere in einem Gen liegen können).[3] Zudem eröffnen sich neue Perspektiven von genetischen Überschneidungen bei psychischen Erkrankungen, sich überlappende klinische Symptome spiegeln sich gleichsam wider in einer gemeinsamen polygenetischen Architektur.

Da der wichtige Botenstoff Dopamin primär unseren Antrieb und unsere Motivation zum Handeln befeuert, ist es bei einem fehlregulierten Spiegel unmöglich, von außen gestellten Anforderungen und Aufgaben adäquat zu erfüllen. Das Gehirn ist, grob gesagt, unterstimuliert, die reizauslösenden Schwellen zur Weiterleitung werden nicht erreicht, besonders nicht bei monotonen Pflichten und langweiligen Tätigkeiten. Blitzschnell werden im Gehirn Kompensationsmechanismen gestartet, um den kleinen oder großen Menschen doch noch auf ein höheres Aktivitätsniveau zu bugsieren. Um sich also eine Autostimulation zu verpassen, fängt das Kind (und nicht nur das Kind) an zu zappeln und zu wackeln, wird unruhig und fahrig. Diese nun äußerlich gewordene Hyperaktivität ist aber besonders im schulischen Kontext kein erwünschtes oder günstiges Verhalten, sondern wird Folgeprobleme nach sich ziehen. Sämtliche Sanktionen werden erfolglos bleiben, denn Wissen und Wollen reichen nicht aus. Zur Unaufmerksamkeit ist also die Unruhe als Versuch des Ausgleichs dazugekommen. Die typische Hyperaktivität steht nicht im Widerspruch zu einem ursprünglich unterstimulierten und dadurch antriebsarmen Ausgangszustand in Anteilen des Gehirns. Deshalb ist es auch nur eine scheinbare Paradoxie, dass die antriebssteigernden Medikamente oder auch Cola unsere Kinder ruhiger werden lassen. Seit dieser Erleuchtung ist bei uns eine Cola am Abend in Ausnahmesituationen nicht mehr ganz so verpönt, auch wenn es hier eine natürliche Grenze gibt. Zu viel ist dann eben wieder aufputschend wie bei allen anderen Kindern auch. Ein wegen seiner Wirkung als Stimulanz bezeichnetes ADHS-Medikament macht die Kinder aber weniger abhängig von externer Stimulation.

Dopamin ist also als Belohnungs- und Glückshormon bekannt, auch im Zusammenhang mit den Effekten von Sport und bei Drogenkonsum, wobei es eher die *Vor*-Freude auf eine in Aussicht stehende Belohnung zu erhöhen scheint. Eine Fehlregulation von Dopamin spielt also eine zentrale Rolle im komplexen ADHS-Bild. Aber, was oft nicht explizit erwähnt wird, Dopamin hat auch eine riesengroße Bedeutung für die gesamte Funktion unserer Muskulatur. Es spielt eine zentrale Rolle im Ablauf der komplexen neuronalen Schaltkreise, die unsere Skelettmuskulatur steuern und die Feinabstimmung von Muskelbewegungen modulieren. Ohne genug Dopamin ist die gesamte Regulierung von An- und Entspannung gestört. Das kann erklären, warum Grob- und Feinmotorik bei ADHS-Kindern beeinträchtigt sein kann und warum sich unter Medikation das Schriftbild schlagartig verbessert. Dass Dopamin eine Schlüsselrolle in der Motorik spielt, sieht man bei Parkinson-Patienten, bei denen Zellen in einer bestimmten Hirnregion, der sogenannten Substantia nigra, absterben. Diese Nigra-Zellen stimulieren beim Gesunden durch ihre Nervenfortsätze in einer anderen Hirnregion, dem Corpus striatum, die Freisetzung von Dopamin. Die Parkinsonpatienten erleiden einen tragischen Verlust muskulärer Kontrolle. Bei ihnen käme übrigens niemand auf die Idee, ihre Sym-

Dopamin spielt eine zentrale Rolle bei ADHS.

ptome mit verminderter Intelligenz in Verbindung zu bringen und ebenso wenig, die notwendige Substitution durch Medikamente infrage zu stellen.

Was das jetzt alles mit den Kleinkindjahren meiner Kinder zu tun hat? Nun, ich wäre froh gewesen, ich hätte einiges früher gewusst, das hätte uns vielleicht so manch einen therapeutischen Umweg erspart. Voraus gingen erste Lebensjahre mit Ängsten und Sorgen als ständige Begleiter, unser erstes Kind war ein »Therapiekind« von Anfang an. Was ich mich fragte: War die komplizierte Geburt vielleicht ein Ko-Faktor für die spätere Ausprägung einer ADHS? Gab es vielleicht doch eine minimale Sauerstoffunterversorgung? Interessanterweise war der gemessene ph-Wert des arteriellen Nabelschnurblutes beim Großen der beste von allen drei Jungs.

Natürlich ist nicht jedes Kind mit einem komplizierteren Geburtsverlauf sofort ein ADHS-Kandidat. Und es schien so, dass unser Baby, dem wir den Namen Lukas gaben, diese ganzen Komplikationen besser kompensiert hat als ich. Ich habe diese erste Geburt als nahezu traumatisch erlebt, auch wenn das ein mächtiges Wort ist. Völlig passiv, dem Geschehen einer sehr operativen Geburt ausgeliefert. Ich konnte darüber nicht sprechen, natürlich ein Fehler im Nachhinein. Keiner wusste, wie panisch ich innerlich war. Später las ich in meiner Akte die Bemerkung des Pflegepersonals, die Patientin (ich) sei »weinerlich«. Ich blieb still, weil ich mich mit meinen Fragen nicht lächerlich machen wollte. Richtig ernst nahm meine Ängste nur meine Hebamme, sie avancierte für mich zur wichtigsten Person auf der Welt in den ersten Wochen der Unsicherheit. Gott sei Dank haben wir diese Nachsorgemöglichkeit, ihre Worte waren für mich Gesetz. Die auffällige Hypotonie von Lukas blieb und es fielen heftige Verdachtsdiagnosen wie Muskeldystrophie. Wir entschieden uns aber gegen eine Biopsie des Muskelgewebes, weil wir allmählich wieder Zutrauen gefasst hatten und sahen, dass der kleine Kerl seine Fortschritte machte, bloß eben im Schneckentempo. Laufen lernte er mit 22 Monaten. Im Alter von 12 Monaten stand im gelben Untersuchungsheft: »Hypotonie/motorischer Entwicklungsrückstand«, später dann auch: »Störung der Körperkoordination/Feinmotorikstörung«. Auch die Sprache kam später, dann aber direkt in ganzen kurzen Sätzen. Blitzgescheite Äuglein, die alles aufnahmen, aber schwache kleine Muskeln, die erst mühsam genug Tonus aufbauen mussten, um sich gegen die Schwerkraft zu behaupten. Auf die

Gefahr hin, den Stempel »Esoterikerin« aufgedrückt zu bekommen: Es gab für mich auch noch eine andere Ebene, im Bereich von Glaubensfragen angesiedelt. Manchmal kam es einfach hoch, so eine Art geistiges Bild, als bräuchte diese Seele Zeit, um in dieses Körperchen zu schlüpfen.

Als dann Ende der ersten Klasse bei Lukas die Diagnose ADHS feststand, konstruierten wir natürlich einen Zusammenhang zu seiner schwierigen Geburt. Das blieb lange unsere Hypothese, bis 10 Jahre später der Kleinste, unser drittes Kind, innerhalb von 3 Stunden auf die Welt kam ohne irgendeine pathologische Komplikation. Trotzdem entwickelte dieser kleine Mann schon im Kindergarten eindeutige und verdammt ähnliche Symptome wie sein großer Bruder, sodass wir bezüglich der Erklärung von der schweren Geburt als Auslöser ganz schön ins Grübeln kamen. Es zeigt einfach nur, wie komplex wohl die Ursachen sind und dass hier offenbar vorgeburtliche Faktoren, seien sie nun genetisch und/oder im Uterus erworben, einen nicht unbeträchtlichen Einfluss haben müssen, denn sowohl sechs als auch zehn Jahre später waren die äußeren Bedingungen ganz andere.

Das zweite Kind, unser Leon, war groß und kräftig, es suchte sofort die Brust und es ging uns prima. Ich hatte eigentlich bis zu den Geburten das Bild gehabt, ich könne Schmerzen ganz gut ertragen, aber die Geburtsschmerzen waren mit nichts vergleichbar, was ich davor oder danach je gespürt habe. Es fühlte sich an, als ob reißende Klauen, die in meinem Innersten herumwühlten, den Platz schaffen müssten für das Baby. Wahrscheinlich ließ sich diese gewaltvolle Urkraft in mir nur mit dem mentalen Zusatz »produktiver Schmerz« ertragen. Klar, war ich hinterher jeweils auch ein bisschen stolz, es geschafft zu haben. Ich kann nicht behaupten, dass es von Mal zu Mal leichter wurde, auch die dritte Geburt glaubte ich mittendrin nicht zu überleben vor Schmerzen, die ich diesmal »ohne alles« ertrug, weil gar keine Zeit blieb, eine PDA zu legen. Das dritte Kind, Mario, kam fit zur Welt, knötterte aber leise vor sich hin und während der Zweite ein gemütliches Kerlchen gewesen war, das direkt großen Appetit gehabt hatte, war diesem kleine Rehlein (wie ich es anfangs nannte, weil es ganz braune Härchen im Nacken und ganz dünne Beinchen hatte) nicht nach Trinken zumute, es wollte sich erst mal ein bisschen beschweren über diese Welt. Es wurde besser, nachdem es warme Kleidung bekommen hatte und dann bei mir lag. Dass es sich ganz gerne beschwert, das ist aber bis heute so geblieben. Nun war dieser Geburtsverlauf so ziemlich das komplette Gegenteil vom ersten, das Verhalten nach der Geburt aber dafür umso ähnlicher. Viel zaghaftes Schreien, sehr schreckhaft, sehr zart, wenig trinkfreudig, die Nahrungsaufnahme ein Affentheater. Irgendwie oft unzufrieden. Körperkontakt, ganz nah und dauerhaft, hat immer geholfen. Nahezu identische Schwierigkeiten wie beim Großen trotz gänzlich anderer Umstände. Also ergab unsere minikleine familiäre Studie, dass es wohl eher etwas in der genetischen Festschreibung sein müsste, die sich hier wiederholt manifestierte. Obwohl es zur Wahrheit dazugehört, dass es kurz vor der dritten Geburt einen Schock gab, der sich, rein spekulativ, pränatal ausgewirkt haben könnte. Mein Mann hatte 17 Tage vor der Geburt eine fulminante Lungenembolie erlitten und ich verbrachte viele Stunden an seinem Bett auf der Intensivstation. Dank ausgezeichneter moderner Intensivmedizin konnte der Embolus in seiner Lunge durch eine intravenöse Lysetherapie aufgelöst werden. Die Menge an Stresshormonen in meinem Blut in dieser Alarmsituation war garantiert exorbitant, aber war es das? Nie werde ich es ergründen, es bleibt alles Hypothese, ein großes Vielleicht. Die Ursachenforschung ist ja auch herzlich egal, wenn es um die Frage geht: *Wie* kann ich jetzt hier überhaupt weitermachen? Die alte Formel »das Leben muss weitergehen« ist so abgegriffen wie zutreffend. Was ist zuerst dran? Was zählt jetzt? Was ist wichtig? Diese Fokussierung auf überlebensnotwendige Prioritäten hat uns Bescheidenheit gelehrt und eine sarkastische Art von Klarheit gebracht: Über Kleinigkeiten regen wir uns erstmal nicht auf, solange es nicht um Leben und Tod geht.

Solange es nicht um Leben und Tod geht, regen wir uns erstmal nicht auf.

Wir haben also um die dritte Geburt herum nicht gerade gewöhnliche Lebensumstände gehabt. Reicht *das* als Erklärung? Wieder so eine »hätte, hätte, Fahrradkette«-Frage … Ich wollte so gern Gewissheit und musste lernen: Die wird's nicht geben. Annehmen, was ist, schon wieder begegnete mir dieser Auftrag. Scheint 'ne größere Lernaufgabe für mich zu sein. Die großen philosophischen Lebensfragen mussten aber warten und das tat ganz gut.

Wie bei allen Paaren, die zum ersten Mal Eltern werden, war auch bei uns damals dieser Prozess von »Geburtswehen« begleitet, aber die Anfangszeit mit unserem Ältesten war zusätzlich beschwert: viele

Untersuchungen, intensive Physiotherapie, Kontrolltermine mit bangem Herzen, bis wir gegen Ende des ersten Lebensjahres ein Muster erkannten, das uns wachsendes Vertrauen gab: Unser kleiner Spatz machte alle motorischen Entwicklungsschritte, aber viel langsamer und verzögert, bei gleichzeitig geistig hellwachen Äuglein. So stand es dann auch wörtlich im gelben Heft nach der U 8, der jährlichen Untersuchung beim Kinderarzt, 43.–48. Lebensmonat: »Körperkoordination verbessern«, aber auch »kognitiv sehr fit«. Da war ich längst wieder zuversichtlich, dass die Entwicklung zwar anders als der Norm entsprechend, aber positiv verlaufen würde. Unser Kind machte anscheinend die Entwicklungsschritte in seinem verlangsamten Tempo.

Nach der ersten als so schrecklich erlebten Geburt hatte ich die medizinische Akte angefordert mit dem Geburtsverlauf, da ich nach einer Ursache suchte für die muskuläre Hypotonie. Als könnte mir eine gründliche Beschäftigung damit, wie es war, helfen, eher zu akzeptieren, dass es so war, wie es war. Am Ende kommt dasselbe raus. Akzeptieren, was ist, weitermachen und praktische Lösungen suchen. Das Nachhängen und Zurückschauen hat wenig Sinn, aber es ist wohl Teil meines Grübel-Wesens, das man uns Deutschen so gerne zuschreibt. Ich machte es mir schwer. Ich hatte Schwierigkeiten mit meiner neuen Rolle: allein mit dem Baby, den ganzen Tag zu Hause, das Kind ein Sorgenkind mit Therapieterminen, außerdem war ich weit weg von meinem geliebten Job in einer anderen Stadt, zu dem ich, das war klar, nie wieder zurückkehren würde, und einige Monate später starb mein Vater. Eigentlich verständlich, dass ich eine postpartale Depression entwickelte, sage ich mir heute, damals warf ich mir Schwäche vor. Schließlich hatten Frauen unter ganz anderen Bedingungen Kinder geboren, im Krieg, auf der Flucht. Darin war ich gut: mich zu vergleichen mit anderen, die es schwerer hatten, um daraus einen Selbstvorwurf abzuleiten. Ich habe auch lange gebraucht, um den Satz wirklich zu glauben: »Der Geburtsverlauf wird nicht über seinen Lebenslauf bestimmen.« Denn es gab sie ja wirklich, die auffällige Muskelhypotonie, für die niemand eine Erklärung hatte. Was aber das Wichtigste war: Ich lernte zu trennen zwischen meinem Erleben und dem meines Sohnes, ein gutes Training für die gemeinsame Zukunft. Für *mich* war diese Geburt schrecklich, wie es für *ihn* war, kann ich nicht wissen. Zweifellos auch ein Riesenstress, aber den hat die Natur ja offenbar so vorgesehen.

»Aha«, könnte man direkt einwerfen: »Na, dann ist ja alles klar, bei so viel blühenden Neurosen im mütterlichen Gehirn, da *muss* das Kind ja Symptome entwickeln.« Nee, tut mir leid, so linear ist das Ganze nicht und schematische Modelle nach Lehrbuch taugen eben nicht als einfache Erklärungsmuster hochkomplexer Vorgänge unseres Daseins, das gilt für die hohe Politik gleichermaßen wie für unseren Organismus. Ich klinge jetzt etwas zynisch, weil später in Lukas' erster Psychotherapie analytischer Ausrichtung die ganze ADHS-Symptomatik auf *diesen einen* Punkt reduziert wurde: Ich hätte wahrscheinlich in dieser problematischen frühen Phase keine Bindung aufgebaut. Und da war erstmals der Impuls in mir, mich innerlich aufzurichten, um ganz klar zu sagen: Nein! Das sind Zuschreibungen, die nicht stimmen müssen, ein therapeutisches Konstrukt, das als Erklärung übergestülpt wurde. Ich wusste innerlich genau, dass es anders war. Ich konnte spüren, dass *immer* eine intensive Bindung bestanden hatte, dass ich nie diese wunderbaren blauen Augen aus dem Blick verloren hatte, dass wir immer innig verbunden waren. Ich war immer da und immer präsent gewesen. Ich hatte mir ganz früh Hilfe geholt, weil ich genau wusste, was auf dem Spiel steht. Und die war effektiv. Medikament *plus* Psychotherapie, kein Geheimnis, ist eine wirkungsvolle Kombination, die schnell Fortschritte bringt. Das klingt jetzt nach Rechtfertigung, von mir aus, worauf ich aber hinauswill, ist: In dieser ersten Therapie wurde eine Hypothese aufgestellt, ein Modell entwickelt, aber das beste Modell taugt nichts, wenn es Schuldgefühle verursacht und wenn man selbst spürt, dass es nicht zutrifft. Es ist bis jetzt nicht geklärt, wie genau die ultrafeinen Geschehnisse auf molekularer Ebene der Neurobiologie und der Neuropsychologie ineinandergreifen. Am Ende muss jede Therapie immer den Praxistest bestehen: Hilft sie uns weiter im Leben hier und jetzt? Kommen wir relativ schnell zu einer Veränderung, gibt es etwas Neues, etwas, auf das wir konkret und direkt Einfluss nehmen können, sodass es uns besser geht?

Ein Modell, das Schuldgefühle verursacht, taugt nichts.

Apropos Praxis: Eine wichtige Unterstützung kam von meinen drei Schwestern, die zwar alle woanders leben, aber telefonisch aus der Ferne Zuversicht verbreiteten. Eine von ihnen konnte mir auch mit fachkundigen Tipps aus ihrer professionellen Praxis helfen, da sie als spezialisierte Physiotherapeutin Kinder mit neurologischen Auffälligkeiten behandelt. Dazu kamen vor Ort Freundinnen, die im Mutter-Sein ein Jahr Vorsprung hatten, Nachbarn, die ein warmes Essen brachten. Das berühmte soziale Netz, das in allen Krisen wichtig ist. So bemühe ich mich heute ebenfalls, für andere bei Bedarf da zu sein, ich habe es selbst als stützend und heilend erfahren.

Es bleibt also offen und diffus, ob und wenn ja, wie die prä-, peri- und postnatalen Stressfaktoren die genetischen Prädispositionen bei unseren beiden Jungs getriggert haben. Die Literatur sagt übereinstimmend: »Alles kann, nichts muss.« Man weiß es einfach noch nicht. Die große Frage nach dem »Warum« ist derzeit nach menschlichem Ermessen nicht zu beantworten. Sie zieht sich trotzdem ab und zu durch mein Leben – und durch dieses Buch. Auf der Suche will ich zwar bleiben, aber über die Jahre rückte das »Wie« immer mehr in den Vordergrund. Wie kann der/die Betroffene und auch die ganze Familie »trotzdem« ein gutes Leben haben?

Und der unglückliche Start brachte früh die elementare Erfahrung für den späteren Umgang mit der ADHS: Das Erlebte ist kein unabänderliches Schicksal, das wir zeitlebens mit uns herumschleppen müssen. Es gibt wunderbare professionelle Hilfe, die mich befähigt, mit dem Erlebten klarzukommen und wieder positiv nach vorne zu blicken. So hatte ich früh bei mir selbst dankbar festgestellt: Medikation *plus* eine empathische Therapeutin *plus* Zeit und Ausdauer verändern *meine subjektive Sichtweise* und damit mein komplettes Lebensgefühl. Ich muss mich nicht abfinden mit einem unguten Zustand. Es geht gut weiter für uns.

Werfen wir heutzutage schon fast inflationär und vorschnell mit der Verdachtsdiagnose ADHS um uns, so waren diese vier Buchstaben vor zwanzig Jahren noch weniger bekannt. Rückblickend waren die drei Kindergartenjahre unseres Ältesten eine goldene, sorglose Zeit, noch ohne Leistungsdruck, mit viel freiem Spiel, Projekten und Exkursionen in der Natur. Außer der bekannten Entwicklungsverzögerung, deretwegen wir zu einer erfahrenen Ergotherapeutin gingen, gab es keine größeren Auffälligkeiten. Über sein manchmal ungestümes und etwas linkisches Wesen und seinen zeitweilig abwesenden verträumten Blick machten wir uns in jener Zeit noch keine Gedanken. Da der Kindergarten ein offenes Konzept hatte und die

Kinder viel selbst entscheiden konnten, wo und womit sie spielen wollten, fiel es nicht weiter auf, dass unser Großer wenig Sitzfleisch hatte und gewissen feinmotorischen Anforderungen wie dem Zuschneiden von Papier gerne aus dem Weg ging. Er hatte durchaus Kontakte zu anderen Kindern und dass die berühmte Frustrationstoleranz beim Verlieren zu wünschen übrigließ, das sah ich auch bei anderen Gleichaltrigen. Da wir mittlerweile umgezogen waren, Lukas aber das letzte Kindergartenjahr in seiner alten Einrichtung zu Ende machen durfte, gab es von dort keinen Kontakt zur zukünftigen Grundschule, keine schulvorbereitenden Stunden im Sinne einer klassischen Vorschule. Er rutschte also elegant durch ein Raster, wo sich sonst vielleicht schon ein Hinweis auf die drohende Überforderung hätte zeigen können.

Der Schock kam mit der Schule. Nach kürzester Zeit signalisierte mir die Klassenlehrerin, das mit unserem Kind etwas nicht stimmte.

Der Schock kam mit der Schule.

Es erfolgten beinah täglich missbilligende Kommentare über das ständige Fehlverhalten im sogenannten Kontaktheft, eine kleine Kladde, die im Ranzen hin und her wanderte. Ich bekam schon Bauchschmerzen beim Anblick dieses Heftes und wollte am liebsten gar nichts mehr lesen von den immer neuen Schandtaten meines anscheinend missratenen Sohnes. Die Lehrerin hatte mich zwar zu vielen Krisengesprächen einbestellt, aber von ihr kamen wenig Vorschläge zur Ursachenforschung. Sie meinte, das Kind müsse viel mehr zu Hause üben, das müsse doch möglich sein. Die tägliche Hausaufgabensituation wurde schon in der ersten Klasse zur Tortur und zum Minenfeld. Immerhin wurden wir zur schulpsychologischen Beratungsstelle geschickt zum Intelligenztest wegen »Verdacht auf Hochbegabung«. Der Gesamt-IQ war gut, aber »normal«. Auch von dieser Stelle gab es damals keinen Hinweis in die richtige Richtung, als wäre ADHS im Jahre 2008 eine gänzlich unbekannte Größe gewesen. In der 3. Klasse wechselte dann die Lehrkraft und die neue Lehrerin schickte uns aufmerksam zur LRS-Testung, Volltreffer. Seine Beurteilung hing also sehr von der Lehrkraft ab, die das Kind durch ihre subjektiv gefärbte Brille betrachtete.

Aber wie war dann überhaupt der Weg zur Diagnose, wenn uns keiner von den Profis darauf brachte? Es war ja unser erstes Schulkind, ich hatte von möglichen Lernschwierigkeiten keine Ahnung und die 4 Buchstaben ADHS noch nie gehört. Außerdem war ich selbst in der Schule ein »Mappenmädchen« gewesen, das ist eine regionale Wortschöpfung meines aus Westfalen stammenden Mannes. Ein sich selbsterklärender Begriff: Die Schulmappe wird gehegt und gepflegt, die Hausaufgaben sind natürlich ohne Eselsohren und Tintenkleckse sauber und ordentlich in der Mappe abgelegt und werden bei jeder Gelegenheit mit zusätzlichen Zeichnungen versehen. Ich kann es bis heute kaum verstehen, wie jemand kein Interesse an einem schön geführten Heft haben kann. Im Ranzen meines Kindes tobte das Chaos und es war, als ob das gesamte Inventar ein Eigenleben führte mit permanenter Tendenz zur Pulverisierung ins Nichts.

Absolut kurios, wie der Weg uns schließlich doch zur Diagnose führte. Es war eine der Kinderbetreuerinnen in meinem Fitnessstudio, die den entscheidenden Anstoß gab, das muss man sich mal vorstellen. Nachdem sie unseren Sohn einige Monate in der Betreuungssituation erlebt hatte, gab sie mir ganz freundlich und überhaupt nicht übergriffig den Tipp, Lukas testen zu lassen, weil ihr einige typische Verhaltensweisen aufgefallen waren. Ich bin ihr heute noch dankbar, denn es bedeutete die Wende. Zu dieser Zeit waren die Ambulanzen noch nicht so überfüllt, wir bekamen zeitnah in der Kinder- und Jugendpsychiatrie Termine zur Testung und relativ schnell war die Diagnose da. Ich weiß nur noch, dass ich erleichtert war, eine Erklärung für die massiven Schulprobleme zu bekommen, und außerdem heilfroh, eine kompetente Anlaufstelle gefunden zu haben. Also damals ein Zufallsbefund, kein systematisches Screening, kein klares Procedere. Ein unnötiger Zeitverlust in einer prägenden Lebensphase, ich denke aber, dass sich mittlerweile viel getan hat und die Sensibilisierung bezüglich einer möglichen ADHS als Ursache für massive Schulprobleme gestiegen ist.

Für unser Kind war es ein Desaster, dass es im Bundesland Bayern bereits ab der zweiten Klasse Zensuren gibt. Die erste Note in seinem kleinen Leben war eine 5, darauf folgte alsbald eine 6, worauf unser Sohn in seiner eigenen Logik beschloss, nur noch leere Blätter abzugeben, um nicht weitere schlechte Noten einzuheimsen. Ich finde noch immer, dass diese frühe Notengebung für das sich entwickelnde Selbstwertgefühl eine Katastrophe ist und herzlich wenig über die tatsächliche Schlauheit eines Kindes aussagt. Grundschüler *sind ihre schlechte Note,* sie haben keinerlei Distanz dazu, ihrem Gefühl nach gilt eine schlechte Note ihrer ganzen Person und nicht ihrer Leistung auf einem Blatt Papier. Die totale Abwertung. Noch nie habe ich erlebt, dass ein Kind durch eine 5 motiviert wurde, mehr für dieses Fach zu lernen, ganz im Gegenteil, Frust und Unlust verderben jede Motivation.

Kein Kind wird durch eine 5 motiviert.

Ich habe jedenfalls mitgelitten mit meinem Kind und die einzige Rettung schien ein Schulwechsel zu sein: Eine Schule ohne Noten musste her! Es begann eine Odyssee durchs Repertoire der reformpädagogischen Modelle, bis sich Jahre später ein berufliches Gymnasium als ein bestens geeigneter Lernort erwies. Diese Wahl hat unser Sohn selbst getroffen und plötzlich war sie da, die Motivation zum Lernen. Trotzdem hing ihm der missglückte Schulstart jahrelang nach, Zweifel an seiner Qualifikation und Versagensängste waren immer wieder Thema und tauchten wie Gespenster aus der Vergangenheit vor Prüfungen auf. Welch ein himmelweiter Unterschied im Vergleich zu unserem Jüngsten, der zehn Jahre später enorm profitieren konnte vom nun bestehenden Anspruch auf inklusive Beschulung gemäß der UN-Behindertenrechtskonvention. Er bekam Ende der ersten Klasse bis zum Ende der Grundschulzeit eine Schulbegleitung an die Seite, mit deren Unterstützung er früh erfahren durfte: »Schule ist machbar, ich schaff' das.«

Im Übrigen glaube ich, dass die Kinder schon ganz früh spüren: Mit mir stimmt etwas nicht, ich bin »anders«, lange bevor sie vielleicht wirklich ausgegrenzt werden. Da wir alle gerne akzeptierter Teil der Gemeinschaft sein wollen – das ist ein tief in uns verankertes biologisches Programm zum Überleben in der Herde –, löst diese Empfindung zusätzlich Traurigkeit und Einsamkeitsgefühle aus, die ein »seltsames« Verhalten wiederum verstärken können. In den langen Jahren zwischen Diagnosestellung und Erwachsenenstatus verzweifelte ich manchmal an der (müßigen) Frage: Wird Lukas je ein eigenständiges Leben führen können? Wie will er je allein klarkommen, bei seinen krassen Schwierigkeiten in so vielen Lebensbereichen? Es ist schwer, unterwegs den Glauben an die Macht der Entwicklungskräfte in sich aufrechtzuerhalten, das schwankende Vertrauen nicht zu verlieren: Es wird gut werden, gib ihm Zeit. Wie innere Mantras murmelte ich jahrelang Sätze, die für mich eine positive Verstärkung darstellten, vor mich

Wird Lukas je ein eigenständiges Leben führen?

hin. Und doch gab es immer wieder Momente der Verzweiflung, in denen das Vertrauen gänzlich aufgebraucht war.

ADHS-Schüler erscheinen oft unzuverlässig, disziplinlos, machen sich unglaubwürdig, indem sie gemachte Zusagen nicht einhalten, und der Umgang damit ist mehr als diffizil. Mit diesen Attributen hat man es in einem Arbeitsumfeld nicht gerade leicht. Denn natürlich ist die Toleranz der anderen nicht endlos und das Grund-Setting ist keine Entschuldigung, nicht an sich arbeiten zu können und auch zu müssen. Wahrscheinlich war der Arbeitsauftrag im Unterricht zu komplex formuliert, die Aufgabe nicht kleinschrittig genug gestellt, das Tempo zu hoch, wer hat schon die Geduld, das jedes Mal im Detail zu analysieren? Aber eine zu harte Kritik triggerte oft eine destruktive Selbstkritik, die in Selbstabwertung und sogar Selbsthass mündete. Wer will schon immer und immer wieder auf seine Defizite hingewiesen werden?

Meine Söhne zu mehr Selbstakzeptanz oder zu mehr Selbst-Veränderung zu animieren, erschien mir oft als Widerspruch, aber ich fand dafür eine wunderbare Auflösung in folgender Weisheit:

»Wie kann ich mich verändern?«

»Du bist du selbst, deshalb kannst du dich ebenso wenig verändern, wie du deinen eigenen Füßen davonlaufen kannst.«

»Gibt es also nichts, was ich tun kann?«

»Du kannst dies begreifen und akzeptieren.«

»Wie werde ich mich ändern, wenn ich mich selbst akzeptiere?«

»Wie willst du dich ändern, wenn du dich nicht akzeptierst? Was du nicht akzeptierst, änderst du nicht, du schaffst es nur, es zu unterdrücken.«[4]

Es geht also nicht um die oft geschmähte Selbstoptimierung, sondern um etwas Tieferes: Erst indem wir innerlich Ja sagen zu *allen* unseren Selbstanteilen, können wir sie annehmen und aufgrund dieser Annahme eine Veränderung bewirken. Das ist ein lebenslanger Prozess. Nicht nur für Menschen mit ADHS.

Wenn ich versuche, diese Haltung mit Blick auf die Jungs einzunehmen, verfliegt der Ärger, die Wut über eine neue Unzuverlässigkeit, über nicht eingehaltene Zusagen. Öfter als früher schaffe ich es, kurz innezuhalten, statt gleich zu explodieren, und mich zu fragen: Was ist hier mein Anteil? Was ist meine subjektive Wahrnehmung? Er meint es nicht als Provokation, nein, er kann nicht anders. Ich kann ihn nicht ändern, aber meine Reaktion auf sein Verhalten, darauf habe ich Einfluss.

Es sind einzelne Momente, die Sternstunden sein können: Als der große Lukas in der 12. Klasse mit leuchtenden Augen und einem Physik-Klausuren-Ergebnis von 14 Punkten nach Hause kam, sagte er: »Ich hätte gar nicht gedacht, dass ich mit meinem ADHS-Gehirn so ein Ergebnis schaffen kann.« Entlarvend, wie desaströs sich die frühen Misserfolge ausgewirkt hatten und mit welch negativem Selbstbild er sich jahrelang herumschlagen musste. Ihm fehlte das Grundvertrauen in die eigenen geistigen Fähigkeiten, wohl durch die frühe Erfahrung von stetem Misserfolg. Und wie wunderbar, dass er nun konträr dazu erleben durfte: »Ich kann mich doch auf mein Gehirn verlassen und das Gelernte abrufen, wenn's drauf ankommt.«

Ich wünsche ihm von Herzen, dass solche Erfahrungen nach und nach alles drehen können, was noch an lähmenden Altlasten vorhanden ist. Es geht ja nicht um die Noten an sich, sondern um die Erfahrung von Selbstwirksamkeit und Sich-kompetent-Fühlen.

Mir ist erst in der Rückschau klar geworden, dass die ADHS für unsere Kinder lebensverändernd ist, aber nicht in Form determinierter Negativität. Die andere Art zu denken, zu fühlen und zu agieren, ist eine Chance, so pathetisch es klingt, zu außergewöhnlichen Biografien, wenn, ja, wenn frühzeitig Hilfe erfolgt und die Stärken nutzbar gemacht werden. Es ist eine andere Art des »Da«-Seins in unserer Wirklichkeit.

ADHS ist eine Chance zu außergewöhnlichen Biografien.

Mein Mann hatte am Ende recht. »Sie gehen ihren Weg.« Stimmt – mit der passenden Unterstützung am Wegesrand.

KAPITEL 2: SCHULD

»Ich bin aber nicht schuldig«, sagte K., »es ist ein Irrtum. Wie kann denn ein Mensch überhaupt schuldig sein. Wir sind doch hier alle Menschen, einer wie der andere.« »Das ist richtig«, sagte der Geistliche, »aber so pflegen die Schuldigen zu reden.« »Hast du auch ein Vorurteil gegen mich?«, fragte K.

FRANZ KAFKA, AUS: DER PROZESS, 9. KAPITEL

Eine große Schwierigkeit in der Akzeptanz von ADHS in der öffentlichen Wahrnehmung besteht darin, dass sie kolossal unterschätzt wird, weil man unseren Kindern mit ungeschultem Auge nichts ansieht. Sie wirken verpeilt, aufgedreht oder abwesend, hibbelig oder verträumt, und das ist ja schließlich fast jedes Kind mal. Schräg drauf, das kennen wir doch alle, je nach Wetter und Tagesform. Außer dass bei einer ADHS nun mal eine dauerhaft andere Impulskontrollproblematik zugrunde liegt: Sie wollen sich nicht nicht zusammenreißen, sie können es nicht! Diese Unterscheidung als Fakt zu akzeptieren, scheint gesellschaftlich immer noch schwierig. Nicht jedes Kind, das an der Supermarktkasse ausrastet, ist ein verwöhnter Tyrann.

Sie wollen sich nicht nicht zusammenreißen, sie können es nicht!

Aber welche Vorstellungen geistern in den Köpfen herum? Dass in Familien mit ADHS-Kindern die Glotze im Dauerbetrieb läuft und jeder am Tisch während des Essens auf seinem Handy daddelt? Nur: Wir haben schon seit unserem Umzug keinen Fernseher mehr, da war Lukas noch keine fünf Jahre alt und von der ADHS-Diagnose noch keine Spur. Es war anfangs so gemütlich, abends nur das Gluckern des Aquariums zu hören, und wir stellten fest, dass wir mehr miteinander sprachen, selbst wenn wir nach einem langen Tag müde waren. Dass das Kind nichts gucken konnte, war eher ein willkommener Side-Effekt. Ein Smartphone besaß noch niemand. Trotzdem werden reflexartig die alten und neuen Medien ursächlich verantwortlich gemacht. Wie kann es dann aber sein, dass sowohl der vielzitierte Zappelphilipp als auch der verträumte Hans-guck-indie-Luft im »Struwwelpeter« von Dr. Heinrich Hoffmann bereits Ende des Jahres 1844 (die Geschichten waren ein Weihnachtsgeschenk für seinen Sohn Carl) beschrieben wurden?

Selbstverständlich ist *trotzdem* die negative Verstärkung durch den absolut »normal« gewordenen Medienkonsum gravierend. Dass sich der visuelle Input der neuen schnellen *games* (der Spaß geht erst richtig los ab 60 fps – *frames per second* –, das ist die Anzahl der auf die Netzhaut treffenden Einzelbilder pro Sekunde) bei einer Reizfilterschwäche nicht gerade positiv auswirkt, leuchtet ein. Also ist es hilfreich, die Medienzeit strikt zu begrenzen, obwohl gerade Kinder mit ADHS so sehr danach lechzen, sich zu stimulieren mit immer neuen Reizen. Für die Einhaltung eines Zeitlimits in den Ring zu steigen und auch mit Jugendlichen zähe Verhandlungsrunden in Familienkonferenzen zu führen, lohnt sich echt: zum Wohle der juvenilen Gehirnentwicklung. Es einfach laufen zu lassen, aus verständlicher Angst vor den täglichen Kämpfen (es gilt das beliebte jugendliche Motto: Regeln sind dazu da, um sie zu umgehen) und entsprechendem Reibungsverlust an Nervensubstanz, ist leider keine so gute Idee. Die ADHS-Kinder brauchen nun mal nicht nur eine Extra-Dosis Aufmerksamkeit in jungen Jahren, sie bleiben auch viel länger Kind durch eine in Zusammenhang mit ADHS auftretende Entwicklungsverzögerung und der mangelnden Ausreifung des Frontalhirnbereichs, dem Sitz der berühmten Selbstdisziplin und Selbstbeherrschung.

Aber am meisten Kraft kostet die soziale Rechtfertigung. Wofür? Dafür, dass man dem Kind das berüchtigte Medikament gibt, um es »ruhigzustellen«, weil *wir* als offenbar unfähige Eltern es sonst nicht mit ihm aushalten. Und natürlich dafür, dass das Kind anscheinend schlicht unerzogen ist und man mit ein bisschen mehr edukativer Konsequenz das Problem wohl doch in den Griff bekommen würde. All die stummen Vorwürfe, die größere Zusammenkünfte zum Spießrutenlauf machen, all die vielsagenden Blicke, ob im Supermarkt oder im Schwimmbad. Wie kommt das? Bei anderen neuropsychiatrischen Störungen läuft diese reflexartige Vorurteilsbildung nicht ab, warum aber dann bei uns?

Na ja, ohne offensichtliche optische Abweichungen verhalten sie sich nicht regelkonform, das ist schon mal verdächtig. Insofern stehen wir unter Beobachtung. Nicht immer sind die Aussagen, mit denen wir konfrontiert werden, auf den ersten Blick eine anmaßende

Kritik an uns. Manchmal ist es auch gedankenloses Geplapper, das aber genauso wehtut: »Den jagen sie doch mit Schimpf und Schande vom Hof«, ist das O-Ton-Statement eines Sportpädagogen als Antwort auf meine Frage, ob er glaube, eine Mannschaftssportart komme für unseren Jüngsten infrage. Autsch! Unser Sohn geht übrigens jetzt in einen anderen Sportverein und ist dort der aufgeschlossenen jungen Trainerin nicht negativ aufgefallen.

Manchmal frage ich mich schon, warum die Meinungen in unseren Köpfen sich nur ganz zögerlich wandeln wollen, während sich diskrepant dazu das wissenschaftliche Bild über diese Störung schon vor zwanzig Jahren so darstellte: »Beliebt ist es, Umwelteinflüsse für die Entstehung der ADHS verantwortlich zu machen … Den ohnehin verunsicherten und strapazierten Eltern – insbesondere den Müttern (die Väter sind ja durch ihre berufliche Tätigkeit in der Regel exkulpiert) – werden Erziehungsfehler vorgeworfen, die durch eine analytische Therapie aufgearbeitet werden sollen. Ein ungünstiges soziales Milieu kann – wie generell bei psychischen Erkrankungen – bei entsprechender Disposition auch Auswirkung und Ausprägung der Symptome einer ADHS modifizieren, ist aber nicht als entscheidende Ursache anzusehen.« So formulierte es schon damals die ADHS-Expertin Dr. Johanna Krause.[5]

Die Annahme, man könne seinem Kind eine ADHS komplett anerziehen, ist also medizinischer Humbug und die multifaktoriellen Ursachen in den Naturwissenschaften längst Konsens, aber warum hält sich dann die Vorstellung vom Erziehungsversagen als Auslöser in so vielen Köpfen so hartnäckig? Weil es so schön wäre, eine einfache Erklärung parat zu haben? Auf der anderen Seite eröffnet das noch unverstandene Modell der komplexen Kausalitäten Spielraum für Spekulationen und befeuert ideologische Debatten, die wiederum der Akzeptanz entgegenwirken. Und es stimmt ja: Wir geben durchaus das öffentliche Bild ab, überfordert mit dem Kind zu sein, weil wir sehr häufig in stressauslösende Situationen geraten, in denen wir konkret überfordert sind. Aber nicht, weil wir erziehungsinkompetent oder beratungsresistent sind, sondern weil die Kinder uns von Anfang an durch ihr spezielles hochfahrendes Wesen vor extreme Herausforderungen stellen. Sie zeigen ganz früh auffälliges Verhalten wie Unruhe, ausdauerndes Schreien, Unzufriedenheit, Nahrungsmittelunverträglichkeiten,

Warum hält sich das Vorurteil vom Erziehungsversagen so hartnäckig?

auch häufiger Allergien und Hautprobleme – ja, alle sensitiven Systeme scheinen eine herabgesetzte Reizschwelle zu haben –, somit haben wir es mit einer schwierigeren Erziehungsaufgabe zu tun. Und zwar quasi von Geburt an, die ADHS fällt ja nicht im Schulalter eines Tages urplötzlich vom Himmel herab, ebenso wenig wie die von uns geerbte Augenfarbe.

Zum anderen ist es nicht wirklich eine riesengroße Überraschung, dass per se eine intensive Wechselwirkung mit dem sozialen Umfeld gegeben ist. Wir re-agieren schließlich nicht nur auf das kleine Wesen, sondern wirken genauso gestaltend auf seine kleine Welt ein. Das zarte Nervensystem eines Neugeborenen tritt von Geburt an in Interaktion mit seiner Umgebung und diese Stimulation ist maßgeblich beteiligt für die zukünftige Ausbildung neuronaler Netzwerke, das bedeutet also eine Gen-Umwelt-Interaktion nach dem biopsychosozialen Modell.

Man kann sich glücklich schätzen, wenn man noch ein weiteres Kind »vorweisen« kann, das nicht von ADHS betroffen ist, bei dem sich seltsamerweise dieselben Erziehungsversuche weniger desaströs ausgewirkt haben. Echte Hardliner lassen jedoch auch dieses für eine genetische Disposition sprechende Argument nicht gelten: Man erziehe seine Kinder nicht gleich, das sei viel zu simpel gedacht, schon im Uterus bekäme jedes Kind auch von derselben Mutter andere prägende Signale gesendet. Wohl wahr, dass wir bereits im mütterlichen Bauch in Resonanz treten, doch ist das ja kein Ausschlusskriterium für die genetischen Determinanten.

Wie sich der Mosaik-Mix aus multiplen Faktoren auf so ein kleines Geschöpf ganz individuell auswirkt, kann mit heutigem Stand der wissenschaftlichen Forschung nicht beantwortet werden. Die klassische Huhn-Ei-Frage nach Ursache oder Konsequenz wird als hochspannendes Thema die Neurowissenschaften weiter beschäftigen.

Einstweilen werden wir Mit-Betroffenen wahrscheinlich weiterhin konfrontiert mit widersprüchlichen, zuweilen volkstümlichen Sichtweisen über die Entstehung von ADHS bis hin zu der abenteuerlichen Hypothese, dass es diese Diagnose gar nicht geben kann, da man sie bisher nicht kausal erklären, geschweige denn »beweisen« kann. Also schaffen wir sie doch einfach ab! Aber Moment mal: Das müssen wir dann aber mit vielen weiteren Erkrankungen genauso machen? Ein klinisches Erscheinungsbild zu negieren, weil das

Zusammenspiel seiner Entstehungsbedingungen noch nicht verstanden ist, hieße dann aber auch, weitere häufige psychische Erkrankungen (wie etwa die Depression) für nichtig zu erklären. Das ist ein Affront gegen alle Patienten mit gehörigem Leidensdruck.

Die These, dass ADHS ein Artefakt der Neuzeit sein müsse, das Kinder stigmatisiert, indem es sie als Patienten deklariert, lässt außer Acht, dass das wahre Stigma dadurch aufrechterhalten bleibt, dass die »erfundene« Störung nicht als »echte« anerkannt wird. Mit dem Mythos von »ADHS als Märchen« werden wir Eltern niemals den Schwarzen Peter loswerden. Nein danke, diese Karte bin ich nach so vielen Jahren der inneren Auseinandersetzung nicht mehr gewillt anzunehmen. Warum streichen wir nicht einfach endgültig das Wort Schuld und ersetzen es durch *Verantwortung*? Die haben wir zweifellos und wir tragen manchmal schwerer daran als andere, sodass wir auf Unterstützung angewiesen sind, nicht auf Schuldzuweisungen.

Hinzu kommt, dass wir Deutschen Weltmeister im Besserwissen sind, wenn es um das Leben der anderen geht. Und wir halten uns allzu gern an scheinbar allgemeingültige pädagogische Vorgaben, die wie Klamotten jeweiligen Modeströmungen unterworfen sind, mit dem kleinen Unterschied, dass ein exaltierter Kleiderstil erst mal keine seelischen Spätfolgen hinterlässt. So gab es ab dem Erscheinungsjahr (1995) eines Ratgebers eine strikte regelrechte Doktrin, wie »jedes« Kind »richtig« schlafen »lernen« könne. Sehr witzig gab es später dazu eine coole Retourkutsche: »Alle Eltern können schlafen lernen.« Noch viel gefährlicher für Kinderseelen war dann die durch einen fragwürdig agierenden und inzwischen mehr als umstrittenen Autor gehypte These, alle unsere Kinder verkämen zu narzisstischen Tyrannen durch eine zu symbiotische Beziehung.

Als Eltern sitzt man eben immer auf dem Präsentierteller der Nation. An der Supermarktkasse, im Restaurant, im Schwimmbad und ganz besonders an Orten, die per se majestätische Ruhe gebieten, wie Kirchen und Museen, fällt man mit ADHS-Kindern auf.

Als Eltern sitzt man auf dem Präsentierteller der Nation.

Ein ganz konkreter, mehr oder weniger subtil vorgebrachter Vorwurf bezüglich meines mangelhaften Erziehungsvermögens ist mir mehr als einmal begegnet. Heute, nach über 22-jähriger Erziehungsarbeit, kann ich derartigen Mutmaßungen deutlich entspannter gegenübertreten, da ich weiß, dass das Verhalten meiner Kinder nicht in meiner mangelnden Kompetenz begründet liegt. Ich finde mittlerweile, dass es eine Stärke ist, in Stresssituationen blitzschnell und flexibel meine Reaktion abzuwägen, anstatt prinzipientreu einen Regelkatalog durchzuziehen. Aber dahin zu kommen, hat Jahre gedauert, Jahre, in denen ich sehr angreifbar und verunsichert war und natürlich immer zuerst die Schuld bei mir suchte, wahrscheinlich ein typisch mütterlicher Reflex. Je näher einem eine Person steht, die am Erziehungsstil Kritik übt, desto schmerzhafter ist es natürlich, übermittelt zu bekommen, es fehle offenbar doch an der nötigen Konsequenz. Bis zum Kontaktabbruch unter Verwandten kann das gehen, was neue Verletzungen auf beiden Seiten entstehen lässt und jammerschade ist, wäre doch die verplemperte emotionale Energie so viel besser investiert in Solidarität.

Immer wieder habe ich versucht, unsere imaginäre, sich in den Schwanz beißende Katze zu entwirren: *Weil* wir mit dem Klischee kämpfen, die ADHS unseres Kindes sei manifestiertes Resultat unserer angeblichen Inkompetenz, schämen wir uns, die Diagnose beispielsweise in der Schule transparent zu machen. Dieses Schweigen führt zur Fehleinschätzung unserer Kinder, die doch in Verhalten und Leistung evident anders sind. Unser mangelnder Mut führt nicht nur zu Frust bei Lehrerinnen und Trainern, sondern nährt bei ihnen wiederum das Gefühl, dass mit dem Kind und seiner Familie »etwas nicht stimmt«, dass der Fehler psychosozial, also wahrscheinlich familiär, zu finden sein müsse. Womit wir beim Schwanz der Katze wären … Wäre es nicht an der Zeit für uns Eltern, mit den Diagnosen unserer Kinder offener umzugehen, obwohl oder *weil* die alten Klischees nicht aus der Welt sind? Mit aufrechtem Rückgrat, ohne sofortige Rechtfertigung neutral zu sagen: »Unser Kind hat ADHS. Wir versuchen, in schwierigen Zeiten einen guten Job zu machen und manchmal sind wir mit unserem Latein dermaßen am Ende, dass wir auf professionelle Hilfe und die interdisziplinäre Kooperation zwischen uns Eltern, den Lehrern und Therapeutinnen angewiesen sind.« Schulterschluss statt Bashing.

Dennoch bleibt die größte Last natürlich auf unseren Schultern. Und zur Erziehungs*berechtigung* müssen wir die Erziehungs*verpflichtung* hinzuaddieren, die nun mal die Konsequenz einer bewusst getroffenen Entscheidung ist: Wir haben diese Kinder bekommen, weil wir sie gewollt haben. Unsere Kinder sind auch nicht geboren, um unsere Erwartungen zu erfüllen. Jedoch spüren unsere ADHS-Kiddies spätestens ab dem Schulalter sehr wohl, dass sie den Anforderungen des gegenwärtigen Schulsystems offenbar nicht gewachsen sind. Das übt Druck aus und belastet unsere Kinder, die uns nicht enttäuschen möchten. Niemand würde entgegen dem Überlebensprinzip freiwillig den Ast absägen, auf dem er sitzt. Kinder wollen originär kooperieren und ihre Eltern zufriedenstellen. Kein Kind geht aus Prinzip direkt in Opposition zu seinen Eltern. »Bevor ein Kind Schwierigkeiten macht, hat es welche«, sagte einst Alfred Adler, der Begründer der Individualpsychologie. Deshalb mag ich den Begriff »oppositionelles Verhalten«, wie er oft im Zusammenhang mit ADHS verwendet wird, nicht besonders, weil er impliziert, das Kind begebe sich absichtsvoll und mit freiem Willen auf die Oppositionsbank wie ein erwachsener Politiker. Ein Kind möchte gerne im System funktionieren und sucht sich einen freien Platz im Gefüge, was beim Erstgeborenen noch relativ einfach ist. Aber auch dieser Platz ist von uns schon mit Erwartungen an unser Kind gefüllt. Aber sie sind uns gar nichts schuldig, wir ihnen dagegen sehr viel: unser Bestes für sie zu geben trotz und mit all unserem menschlich Unperfekten.

Bevor ein Kind Schwierigkeiten macht, hat es welche.

Dass unsere elterliche Überforderung nicht als Generalamnestie für Nicht-Erziehung, Vernachlässigung (auch nicht die Wohlstands-) oder gar Kindeswohlgefährdung herhalten kann, ist doch wohl selbstredend. Die Scham zu überwinden, sich aufgrund der Überforderung Hilfe holen zu *müssen*, liegt allein in der Verantwortung der Sorgeberechtigten, aber das gelänge manchen von uns leichter ohne die üblichen Vorverurteilungen. Heute damit konfrontiert, atme ich tief durch mit einem gemurmelten Mantra: Was Peter über Paul sagt, sagt mehr über Peter als über Paul.

Laut aktuellen Prävalenzschätzungen sind mindestens 5 Prozent der Kinder von ADHS betroffen, das macht bei gut 14 Millionen Kindern unter 18 immerhin 700000. Endlich rücken auch die betroffenen Mädchen ohne das hyperaktive »H« in den Blick, hinter deren stummer Essstörung oder jugendlicher Depression sich ebenso eine »maskierte« (in Fachkreisen »larvierte« genannt) ADS verbergen kann. Zu lange sind sie unter den Tisch gefallen, da sie sich in der Schule »pflegeleicht« (was für ein grässliches Attribut für ein Kind, als sei es ein weichgespülter rosa Pullover) verhalten und nicht durch Stühle werfen unangenehm auffallen.

Da die Störung garantiert nicht ansteckend ist, frage ich mich immer wieder, warum *jedermann, jedefrau, jeder Mensch* mir über ADHS etwas erzählen kann, auch wenn er/sie überhaupt gar nicht betroffen ist? Anstatt mit dezenter Zurückhaltung zu glänzen, wissen alle irgendwie Bescheid und haben irgendeine Meinung dazu, wie es überhaupt Trend ist, zu jedem Thema etwas beisteuern zu können, auch mit nicht vorhandener Sachkenntnis. Dabei ist es doch okay, nicht Bescheid zu wissen, weil man unmöglich alles wissen kann.

Ich vermute, dass die olle Schulddebatte noch eine andere Wurzel hat. Mir scheint, dass Menschen mit ADHS nicht nur deshalb provozieren, weil sie durch ihr bisweilen anstrengendes Auftreten häufig stören, sondern auch, weil sie auf unbequeme Art und Weise nicht ins Schema F passen. Sie zwingen uns nicht nur die Frage auf: »Wie gehen wir mit Menschen außerhalb der Norm um?«, sondern wagen es durch ihr auffallend anderes Wesen diese Normen insgesamt zur Disposition zu stellen.

Wenn aber viele Kinder gar nicht in das heutige Schulsystem passen?

Beispiel Schule: Erwiesenermaßen nicht weniger intelligent, haben Kinder mit ADHS sehr häufig maximale Lernschwierigkeiten und sind in Folge »schlechte Schüler«. Wenn aber ein nicht geringer Anteil junger Menschen gar nicht in das heutige System Schule passt?

Werden wir überhaupt dem Anspruch auf individuelle Beurteilung gerecht, wenn ein sehr wichtiger, durch Noten abgefragter Parameter die Dauer der Konzentrationsfähigkeit ist, deren Verringerung nachweislich bei ADHS eines *der* drei Leitsymptome (Unaufmerksamkeit, Hyperaktivität, Impulsivität) ist? Wie subjektiv ist in manchen Fächern die Leistungsbemessung via Notengebung? Und was genau messen wir da eigentlich? Wer am besten auswendig lernt, das meiste Sitzfleisch hat, mit multiplen Reizen am besten zurechtkommt, also Dinge ausblenden kann? Und vielleicht auch, wer zu Hause Unterstützung bekommt? Und wer nicht? Unangenehme Fragen. Unsere unbequemen kleinen Zeitgenossen rütteln also an gesellschaftlich determinierten Normen, deshalb werden sie ja so schnell in die Schublade »verhaltensauffällig« gesteckt. Und genau deshalb lohnt es sich, genauer hinzuschauen, welche auslösenden

Faktoren infrage kommen. Ausscheren aus der Herde, das machen doch nur schwarze Schafe, die ihre Weigerung zur Anpassung demonstrativ zur Schau stellen wollen, oder? Dass die Provokationen der kleinen oder großen Menschen mit ADHS nicht bewusst initiiert sind, weil sie selbst dem geistigen Unruhestifter in ihrem Kopf ausgeliefert sind, wird nicht in Betracht gezogen. Dass »Anders sein« in irrationaler Weise als Irritation oder gar Bedrohung empfunden werden kann, sodass eine Täter-Opfer-Umkehr stattfindet, ist nicht neu, die Literatur ist voll davon (Max Frischs »Andorra«, Franz Kafkas »Die Verwandlung«, Federico Garcia Lorcas »Bernada Albas Haus«, Hermann Hesses »Unterm Rad«).

Auch wenn es vielleicht konstruiert klingt: Mahnen uns Menschen mit ADHS nicht alle, über das Ausmaß der Notwendigkeit von neurotypischer Normalität als gesellschaftlich funktionierender Konsens nachzudenken? Andererseits: Wer will heute schon noch »normal« sein? Ist es nicht gerade eher angesagt, irgendwie divers (= verschieden, anders) zu sein? Um nicht falsch verstanden zu werden: Für Menschen, die wirklich *divergent (=abweichend von der Mehrheit)* sind, ist der Kampf gegen Diskriminierung ein existenzielles Thema und ihr Akzeptiert-Werden ein Menschenrecht. Aber möchte heutzutage nicht jeder um jeden Preis auffallen, um sich von der Masse abzuheben? Durch die Möglichkeit einer medial aufgehübschten Performance mit dem extravagantesten Profilbild, einer noch krasseren Story, einem noch schrilleren Outfit möchten wir Individualität beweisen, ohne zu bemerken, dass das Bemühen um ein spezielles Aussehen uns alle wieder auf beinah lächerliche Weise eint. Was mich stört: Es geht dabei fast immer nur ums Äußere. Aber das wahre Anders-Sein findet im Kopf statt, in den außergewöhnlichen Gedanken oder innovativen Ideen, die jemand hat. Was wir *im* Kopf haben, macht uns einzigartig (zumindest bevor es KI gab), ob mit oder ohne ADHS. Das oft sprunghaft und planlos wirkende Agieren einer Person mit ADHS ist ja nur die äußerlich sichtbare Seite ihrer assoziativen Denkweise; ihre ungewöhnlichen Gedankenverknüpfungen produzieren ein wildes Themenhopping und gleichen so einem munteren Pfützen-Springen. Diesem Hirn-Galopp auf der Spur zu bleiben, ist für die meisten Menschen fremd und verwirrend. Je nach Kontext in Schule oder Ausbildung ist diese Art des freien Assoziierens unbrauchbar oder auch uner-

Was wir im Kopf haben, macht uns einzigartig.

wünscht. Es kann aber, durch ein elegantes Re-Framing, als kreatives Talent gesehen werden, das in künstlerischen oder medialen Berufen zur wichtigsten schöpferischen Ressource wird. »Bleib' bei der Sache, du schweifst ab«, ist mit Sicherheit im Top-Ten-Ranking der häufigsten Ermahnungen ganz oben.

Toleranz und Verständnis für anders tickende Gehirne, auch wenn wir sie nicht verstehen, ist zugegebenermaßen wirklich viel verlangt.

Und mit Blick auf unsere Gesellschaft könnte noch ein Aspekt des »Anders-Seins« provozieren, auch wenn wir stets die Fahne der Einzigartigkeit hochhalten: Ein Übermaß an ausgeprägtem Individualismus gefährdet den kollektiven Zusammenhalt einer Gesellschaft, die für das Aufrechterhalten aller ihrer Funktionen fundamental auf die gemeinschaftliche Einhaltung von Regeln und Normen angewiesen ist. Das betrifft auch die ADHS unserer Kinder, auf deren Akzeptanz wir pochen. Folgende Analyse trifft ganz nüchtern den Nagel auf den Kopf: »Realistisch gesehen hat die ADHS die geringste Chance unter allen psychischen Auffälligkeiten oder Störungen, in ihrer Symptomatik als legitimer Ausdruck einer natürlichen Neurodiversität akzeptiert zu werden, betrifft ihr Kern – eine neurophysiologische Disposition des Gehirns zur verringerten sekundären Verhaltenshemmung – doch das Wesen der Zivilisation. Freiheit und Demokratie der westlichen Industriegesellschaften sind ohne Selbstkontrolle und Selbstzwang des Einzelnen weder in ihrer Entwicklungsgeschichte zu verstehen noch in ihrem Fortbestand denkbar. Sie basieren darauf, dass sich die große Mehrheit der Menschen als Folge von Sozialisation und Erziehung aus eigenem Antrieb zu ihrer Gesellschaftsordnung bekennt.«[6] So bleibt es ein Balanceakt zwischen Individualität und Anpassung und erinnert uns mahnend an den alten, aber wahren Kant'schen Satz: »Die Freiheit des Einzelnen endet dort, wo die Freiheit des Anderen beginnt.«

Das manchmal Perfide ist, dass wir als Eltern »besonderer« Kinder aufgefordert sind, uns noch mehr zu hinterfragen, als man das sowieso tut, wenn Kinder ins Leben kommen. Sicher reflektieren wir alle unsere eigene Erziehung: Welche prägenden Werte gaben uns unsere Eltern mit und welche davon wollen wir weitervermitteln? Und welche nicht? Wir können gar nicht anders, als uns mit unseren eigenen frühen Mustern zu konfrontieren, weil wir sehr häufig an unsere Belastungsgrenzen stoßen, die uns nicht nur herausfordern in der Frage: »Wie gehe ich mit dem widerspenstigen Kind um, wenn's eng wird?« Sondern auch: »Wie gehe ich genau dann mit mir selbst um, unter Druck, in Belastungsphasen?« Nie hätte ich mir träumen lassen, was da an tief internalisierten Glaubenssätzen, »inneren Antreibern«, bei meinen seelischen Grabungsarbeiten zutage trat. Wie sehr hatte ich offenbar Perfektionsanspruch und Leistungsgedanken inhaliert, sowohl mich betreffend als vielleicht doch als stumme Aufforderung an meine Kinder? Ohne eine erneute Schuldzuweisung posthum eine Generation nach hinten weiterreichen zu wollen: Gilt nicht immer, quasi systemimmanent, die Frage von Nietzsche: »Welches Kind hätte nicht Grund, über seine Eltern zu weinen?« Vielleicht mit dem Zusatz: »... egal, wie sehr sich diese bemüht haben, ihr Bestmögliches zu geben?« So sahen die Erziehungskonzepte in den sechziger Jahren die unmittelbare Bedürfniserfüllung selbst von Säuglingen als negativ an, also wurden wir damals *alle* strikt nach der Uhr gefüttert (mit der Flasche natürlich, da die Industrie den Müttern flächendeckend suggerierte, ihr Pulver sei besser als Muttermilch). Auch hat man uns ruhig auch mal länger allein schreien lassen, »weil das die Lungen kräftigt«, nicht aus Lieblosigkeit, sondern in der Annahme, das Beste zu tun, auch wenn unsere Mütter damals sicher ihre natürlichen Impulse unterdrückt haben. Heute wissen wir es besser, unser Urvertrauen und eine sichere Bindung konnten sich unter diesen Bedingungen nur erschwert entwickeln.

ADHS kann sich aber auch entwickeln, wenn die Bindung stimmt. Ohne die Herausforderung der extremeren Erziehungsaufgaben, ohne den Druck, Lösungen finden zu müssen für krasse Konflikte in unserer Familie, hätte ich wahrscheinlich nicht den Weg beschritten, mir professionelle Hilfe zu holen und die ungebetenen Gäste in Form früher Kindheitsmuster genauer ins Visier zu nehmen. Rückblickend bin ich aber sehr dankbar, in einem Land zu leben, das heutzutage die entsprechende Infrastruktur für diese Aufarbeitung bereitstellt, für uns *und* für die Kinder. Sich als überfordert zu outen, betrachte ich heute nicht mehr als Schwäche, es ist für mich der Beginn, konstruktive Lösungswege zu beschreiten. Sich aktiv auf diesen Weg zu begeben, erfordert nur anfänglich etwas Mut und Recherche vor Ort: Woher bekomme ich Hilfe? Was passt für uns? Worauf können wir, Eltern und Kinder, vertrauen?

Aber zurück zur »Schuld«-Debatte: Wer stellt sich nicht selbst infrage bei der Erziehung des ersten Kindes und zweifelt an seinen (mütterlichen) Fähigkeiten? Ich habe dann irgendwann versucht, damit einigermaßen konstruktiv umzugehen und einfach möglichst viel zu lernen. So habe ich mich eine Zeit lang sehr intensiv mit dem spannenden Thema der Interaktion zwischen Säuglingen und ihren Hauptbezugspersonen beschäftigt, immer noch am häufigsten, Equal-care-Debatte hin oder her, wir Mütter.

Spannend wie ein Krimi las sich für mich ein damals neu erschienenes Buch über *mirror neurons,* Spiegelneuronen[7], das anschaulich beschreibt, wie existenziell wir mit unserer angeborenen neurobiologischen Grundausstattung, der *hardware*, auf ein uns spiegelndes soziales Umfeld angewiesen sind. Dass es im Gehirn von Primaten ein neuronales Netzwerk gibt, das beim bloßen Beobachten einer Handlung aktiv wird, und zwar in gleicher Weise wie beim *tatsächlichen* Ausführen derselben Handlung, konnte erstmals Anfang der neunziger Jahre an der Universität zu Parma im Tierversuch an Makaken bewiesen werden. Dieses Phänomen der Spiegelneuronen scheint womöglich übertragbar zu sein von motorischen Programmen auf emotionale Bereiche und könnte also auch erklären, warum wir dasselbe Gefühl empfinden können wie unser Gegenüber allein durch das Betrachten der Empfindungen der anderen Person. Kritiker bezweifeln allerdings inzwischen die Übertragbarkeit auf so komplexe Empfindungen wie Empathie.[8] Warum soll nun aber das allgemeingültige Prinzip der Resonanz in menschlichen Beziehungen ausgerechnet für uns Eltern mit ADHS-Kindern so besonders wichtig sein? Unsere empathischen Netzwerke brauchen eine Extra-Schulung in Sachen Sensibilität, um uns in unsere oft sprunghaften und extrem empfindsamen Kinder einfühlen zu können. Da unsere Kinder in den Augen Externer oft »grundlos« ausrasten, übertrieben reagieren, sich scheinbar tyrannisch gebärden, brauchen wir eine ordentliche Portion Zartgefühl, um die Balance zu wahren zwischen einer angemessenen Reaktion auf die überschießenden Gefühlsregungen und der notwendigen Anpassung an gesellschaftliche Konventionen und Normen. Mit Rationalität alleine kommt man da nicht weit, wenn der Reizfilter im kindlichen Hirn vollends versagt und alle Kanäle gleichzeitig auf Empfang sind. Es bleibt ein Spagat: Auch ich finde, dass ADHS keine Entschuldigung ist für das Nicht-Einhalten von Regeln. Mir war und ist wichtig, dass meine

Kinder sich in der Schule, in der Öffentlichkeit, bei Gästen »gut benehmen« können. Alles andere wäre mir peinlich, weil ich selbst versuche, meinem Gegenüber freundlich zu begegnen, konservativ aufgewachsen bin und die Vorzüge von Höflichkeit und kultivierten Umgangsformen zu schätzen weiß. Es macht das Zusammenleben einfach angenehmer, wenn man nicht in pöbelndem Nahkampf-Modus unterwegs ist. Andererseits kommen wir mit alter Autorität nicht weit, Druck erzeugt nichts als Gegendruck und wir würden das widerspenstige wilde Wesen unserer Kinder zerbrechen mit falsch verstandener Strenge, die nichts anderes als Härte ist.

Ich denke oft an die eindringlichen Worte unseres erfahrenen Kinderpsychiaters: »Ihr ADHS-Kind hat ein sehr ausgeprägtes Autonomie-Bedürfnis, niemals dürfen Sie den Willen Ihres Kindes brechen. Das ist früher oft genug mit Gewalt und Härte geschehen und passiert leider auch noch heute. Bei aller Bockigkeit ist Ihr Kind auch hochsensibel und mit seinen Wutausbrüchen meint es nie Sie persönlich, auch wenn sie sich überwiegend an Ihnen entladen. Ihr Kind *kann* in dem Moment nicht anders, verzeihen Sie ihm. Und besprechen Sie den Konflikt immer erst viel später, wenn sich die Wogen geglättet haben. Vermeiden Sie die Eskalation, Sie sind die Erwachsene. Gehen Sie selbst für einen kurzen Moment aus dem Raum, statt das Kind in sein Zimmer zu schleifen und mit Isolation zu bestrafen.«

Verzeihen Sie Ihrem Kind!

Was mir allmählich geholfen hat, gelassener auf unvorhersehbare Wutausbrüche zu reagieren? In etwa diese innere Haltung: »Ich bin mir ganz sicher, es ist langfristig für dich besser, wenn ich jetzt nicht deinem Willen nachgebe. Denn sonst bin ich nicht verlässlich, weil ich nicht zu meinen Ankündigungen stehe, und du bekommst ein falsches Bild von der Realität. Wenn ich jetzt nachgebe, lernst du nicht, dass dein Handeln Konsequenzen für dich hat.«

Okay, es heißt ja, ADHS tritt familiär gehäuft auf, laut Leitlinien S3 der AWMF (Arbeitsgemeinschaft der wissenschaftlichen Medizinischen Fachberufe) habe ich als Mutter eines erkrankten Kindes eine Wahrscheinlichkeit von bis zu 35 %, selbst betroffen zu sein. Habe ich also selbst ein Problem mit meiner Impulskontrolle? Es entsteht auf jeden Fall eine permanente Wechselwirkung: Die häusliche Anwesenheit eines ständig unter Strom stehenden Menschen, der von einer rastlosen inneren Unruhe getrieben ist, ist tatsächlich so ansteckend, dass man sich immer wieder hinterfragt: Hat das Kind es vielleicht doch von mir – hallo Heritabilität –, oder überträgt sich die unruhige innere Dynamik meiner beiden hyperaktiven Zappelphilippe auf mich? Obwohl ich mich *früher* nicht als impulsiv oder schrecklich ungeduldig beschrieben hätte, stimmt sehr wahrscheinlich beides. Eine Latenz bestimmter Eigenschaften ist bei uns Eltern vorhanden, die wir wie im Spiegel in unseren Kindern wiedererkennen, wenn wir uns ehrlich überprüfen. Auch wenn sich die Mélange erst in der Summe bestimmter Charakteristika, von beiden Elternteilen aufgesammelt, eine Generation später als echte Diagnose nach außen manifestiert. Gerne hätte ich meine Vermutung bestätigt bekommen durch eine eigene späte Diagnostik, was mir jedoch verwehrt blieb, da an zwei angefragten Universitätskliniken eine neuropsychologische Testung zur ADHS-Diagnostik nicht durchgeführt wird bei Patienten über 45 Jahre, eine dritte Klinik sprach von Wartezeiten von über einem Jahr. Anders werde man der Überfülle von Anfragen nicht Herr. Wenn der Wohnort weiter als 50 Kilometer entfernt ist, wird man ebenfalls nicht angenommen, um ein Klinikhopping zu vermeiden, verständlich. Eine echte Lücke in unserem Gesundheitssystem, ich hatte also mit Ü-50 keine Chance auf eine ausführliche Diagnostik in einer Spezialambulanz einer großen Universitätsklinik, was ich schon verstehen kann, da, oh Wunder, die vielen Kinder nun erwachsen werden und als adulte ADHS-Patienten weiterhin ärztliche Versorgung benötigen.

Wer hätte das gedacht? Entgegen der früheren Annahme, ADHS wachse sich aus, brauchen viele der Kinder eine weitere Versorgung als Erwachsener, noch dazu quellen die Ambulanzen über mit Erstdiagnosen adulter ADHS. Ist mein Abgewiesen-Werden nicht trotzdem eine Form von früher Altersdiskriminierung? Es hätte doch gravierende Folgen, wenn ich auf die Gabe von Stimulanzien angewiesen wäre. Ohne Diagnose keine entsprechende Medikation. Dabei wird ausdrücklich dazu geraten, sich als Eltern bei Verdacht testen zu lassen, was Sinn macht, um emotionale Reaktionsketten, die sich hochschaukeln könnten bis zur Ausübung von Gewalt, zu durchbrechen. Denn die entscheidende Frage bleibt: Wie kommen wir alle zu Hause mit der höheren Schlagzahl zurecht? Mir kommt oft eine Zeile aus einem Song von Freddy Mercury in den Sinn: *»I'm burnin' through the sky, yeah, 200 degrees, that's why they call me Mr. Fahrenheit«*, dessen intensives Leben leider auch, wie bei einigen hochbegabten Künstlern, die unter Dauerstrom standen, ein frühes tragisches Ende nahm.

Als Mutter wird es einem manchmal angst und bange ob dieser Extreme, wünschen wir uns doch nichts mehr als eine gesunde Mitte für unsere Kinder, eine Sicherheit gebende Stabilität, die aber in ihrem Fall immer nur eine sehr dynamische sein kann im Ausbalancieren ihrer Pole zwischen Himmelhoch jauchzend und zu Tode betrübt. Das ist das Vertrackte daran, im Umgang mit unseren Kindern kommt man nicht ums »Eingemachte« drumherum, sie konfrontieren uns öfter mit den ganz großen existenziellen Fragen unseres Daseins. So eröffnet die ganze Spekulation um den Cocktail aus einflussgebenden Faktoren weit über die biologische Ebene hinaus auch die große Frage nach dem, was unser Leben im Grunde leitet und lenkt.

Summa summarum: Wir haben neben dem ganz normalen Alltag einer fünfköpfigen Familie viele Zusatzaufgaben am Bein mit der intensiven Unterstützung unserer förderbedürftigen Kinder. Es kostet nicht nur Zeit und Kraft (und auch Geld), die geeigneten Therapien und vor allem die Plätze dafür zu finden, wir verlieren auch viel an Nervensubstanz durch innerfamiliäre und schulische Konflikte und deren Klärung.

All das wäre so viel leichter zu ertragen, wenn ADHS gesellschaftlich endlich als das akzeptiert werden würde, was es ist: ein hochkomplexer Mix aus neuroanatomischen, neurobiologischen, neurochemischen und neuropsychologischen Faktoren, die sich ping-pong-artig im Wechsel beeinflussen. Nur dass zu Beginn des Matches bisherigen Erkenntnissen zufolge der Ball definitiv im genetischen Spielfeld zu liegen scheint. Das sich im Einzelnen zeigende Erscheinungsbild führt in allen Lebensbereichen zur bekannten Steuerungsproblematik in der Selbstregulation, erschwert also demzufolge die Selbstkontrolle gravierend. Ich wünsche mir: Respekt unseren Kindern, unseren Familien und insbesondere uns Müttern gegenüber, die wir tapfer versuchen, trotz und mit dieser Erschwernis das Leben zu meistern. Mehr nicht.

Ich wünsche mir Respekt unseren Kindern und unseren Familien gegenüber.

Sagen wir's noch so: In vollkommener Subjektivität blickt jede(r) von uns auf diese Welt und (er)schafft sich so seine ureigene Konstruktion von Wirklichkeit, abhängig von unserer Perspektive, unseren Erfahrungen, unseren Biografien und unserem Wertesystem.

Wer vermag über richtig oder falsch zu urteilen, wer darf sich so erheben über andere, dass er seine eigene Sichtweise zum Maß der Dinge für alle ausruft? Was, wenn wir uns vom Kuchen dieses konstruktiv(istisch)en Modells nur eine schmale Scheibe abschneiden würden? Recht (zu) haben, bekäme so eine ganz neue und wesentlich bescheidenere Dimension.

Ach ja, doch noch etwas: Wir sind *wirklich* nicht schuld!

KAPITEL 3: SCHULE

Alle Menschen sind vor dem Gesetz gleich. Niemand darf wegen seines Geschlechtes, seiner Abstammung, seiner Rasse, seiner Sprache, seiner Heimat und Herkunft, seines Glaubens, seiner religiösen oder politischen Anschauungen benachteiligt oder bevorzugt werden. Niemand darf wegen seiner Behinderung benachteiligt werden.
ARTIKEL 3, ABSATZ 1 UND 3 DES GRUNDGESETZES FÜR DIE BUNDESREPUBLIK DEUTSCHLAND

Eine kleine Warnung zu Beginn dieses Kapitels: Wenn Sie nicht unmittelbar betroffen sind, also kein Schulkind mit besonderem Förderbedarf haben, würde ich Ihnen raten, diesen Beitrag getrost zu überspringen. Trinken Sie in der Zeit lieber einen Tee, ein Bier oder einen Apérol und lassen Sie den Kelch an sich vorübergehen, denn um Verwaltungsvorschriften kommt man hier nicht drumherum. Dann bleibt Ihnen auch meine schlechte Laune und der daraus resultierende mäkelige Ton erspart. Ich kann Ihnen versichern, darüber zu schreiben nach etlichen hilflosen Versuchen, sich durch dieses bürokratische äußerst trockene Terrain zu wühlen, ist von sehr geringem Spaßfaktor. Aber es kann für Ihr Kind sehr wichtig werden, sich ein wenig auszukennen mit den Rechtsansprüchen, die Sie haben. Und es geht in der leidigen Diskussion um Schule nicht nur um bürokratisches Procedere. Welch ein erstaunliches Ergebnis möglich ist, wenn jenseits des Papierkrieges auf zwischenmenschlicher Ebene die persönliche Kooperation Schule-Elternhaus gelingt, das durften wir selbst erleben. Davon aber später mehr.

Los geht's mit der Exkursion in die Schule. Ich komme nicht dran vorbei, kurz in den melancholischen Schwanengesang in h-Moll vom Niedergang unseres Bildungssystems einzustimmen, weil natürlich die spezielle Schulsituation unserer ADHS-Kinder mit der generellen Lage eng zusammenhängt.

Allen Prinzipien zur Unterstützung von Kindern mit besonderem Förderbedarf liegt der Gleichheitssatz in Artikel 3 unserer Verfassung zugrunde. Wenn man den wörtlich nimmt, wovon man bei Gesetzestexten im Rechtsstaat ja ausgehen darf, könnte man denken: Wunderbar, dann ist ja alles klar. Humanistischer, demokratischer, gleichberechtigter kann es in keiner Verfassung dieser Welt stehen, ein mahnendes »Nie wieder« schwingt im Subtext mit. Wenn ich aber die Formulierung auf mich wirken lasse und mir dann die Diskrepanz zur realen Situation in den Schulklassen, die ich kenne, vor Augen halte, schwanke ich zwischen tiefer Beschämung und großer Wut. Was perfekt klingt, ist leider perfekte Utopie, denn größer könnte im derzeitigen Schulalltag die real existierende Kluft zwischen Anspruch und Wirklichkeit kaum sein. Dem Gleichheitssatz folgt begriffsimmanent die Bedingung der Chancengleichheit auf dem Fuß. Davon sind wir in unserem gegenwärtigen deutschen Schulsystem Lichtjahre entfernt. Eigentlich steht die schulische Leistungsermessung im »Dienst der Chancengleichheit«, wir aber selektieren permanent und handeln so den eigenen Maximen zuwider. Wir behandeln unsere Kinder nämlich nicht gleich, weil wir ihre ungleichen Voraussetzungen mit dem gleichem Messinstrumentarium messen.

Sagen Sie jetzt nicht, ich hätte Sie nicht im Vorfeld gewarnt vor dieser weniger hübschen Materie: »Die Chancengleichheit ist eine Ausformung des Gleichheitssatzes nach Art.3 Abs.1 GG. Dieser Satz verlangt nicht, bei allen Menschen die gleichen Handlungsmuster anzulegen. Der Gleichheitssatz bedeutet vielmehr, dass die Menschen vor dem Gesetz nach den gleichen Maximen zu behandeln sind, dass also Lebenssachverhalte, die von ihrem Wesen her gleich sind, auch rechtlich gleichgestellt werden müssen; der Gleichheitssatz bedeutet aber auch umgekehrt, dass bei Lebenssachverhalten, die von ihrem Wesen her ungleich sind, von Rechts wegen zu differenzieren ist. Insofern kann es auch rechtlich geboten sein, Nachteile von Schülern mit besonderem Förderbedarf oder mit Behinderungen auszugleichen.«[9]

Eigentlich logisch so weit. Ist aber der an die Wand genagelte Pudding mit der Auslegung des blöden Wortes *kann*. Alles kann, nichts muss: Permanent werden durch ungleiche »Lebenssachverhalte« Kinder benachteiligt und andere bevorzugt, weil unser Notensystem es nicht anders vorsieht. Gute oder schlechte Zensuren sagen herzlich wenig über die tatsächlichen Begabungen eines Kindes aus, höchstens über Fleiß, Arbeitsgedächtnis, Impulskontrolle, Handlungsplanung, also genau jene exekutiven Funktionen, die bei einer ADHS eingeschränkt sind. Und dann spiegeln Noten vor allem noch das häusliche Interesse am schulischen Fortkommen des Kindes wider, notfalls werden finanzielle Mittel in Form von privater Nachhilfe eingesetzt. Wir alle wissen es doch, wer heutzutage nicht kräftig vom Elternhaus Unterstützung erfährt, geht ohne Glanz und Gloria unter. Beispiel: Verpflichtende große Referate, die selbstverständlich als Power-Point-Präsentation daherkommen müssen, ohne dass die Kinder das dazugehörige Know-how in der Schule gelernt hätten. Okay, das ist was Formales, kann schnell gezeigt werden. Aber inhaltlich? Recherche im Internet? Seriöse Quellen erkennen? Das Schwierige ist ja heute, aus der Unzahl von Informationen eine themenrelevante Auswahl rauszufiltern. Und jetzt stelle man sich einen ADHS-Schüler vor, für den *eine Auswahl zu treffen,* aufgrund seiner Reizfilterschwäche ein Ding der Unmöglichkeit ist, weil er den Wald vor lauter Bäumen überhaupt nicht sehen kann.

Wer vom Elternhaus nicht unterstützt wird, geht unter.

Der individuellen Förderung steht der akute Lehrkräftemangel diametral entgegen, obwohl es auf den Seiten der Kultusministerien so steht: »Die Förderung von Schülerinnen und Schülern mit besonderem Förderbedarf und Behinderungen ist Aufgabe in allen Schularten.«[10]

Wie ist es wohl aber aktuell bestellt um die Situation der »SuS« (=Schülerinnen und Schüler) mit besonderem Förderbedarf, wenn nicht mal der Regelunterricht planmäßig stattfinden kann? In der Verwaltungsvorschrift zum Nachteilsausgleich steht zum Beispiel, dass ein Kind Anspruch auf individuelle Förderung hat durch Maßnahmen der »inneren Differenzierung« in der Klasse, außerhalb der Regelklasse in Fördergruppen, in Ausnahmefällen sogar durch befristeten Einzelunterricht. Ach, was da nicht alles steht an purer Poesie. Als Lehrer muss man heute ein bisschen schizophren sein, denn wenn man sich diesen Anspruch bewusst macht, könnte man eigentlich zu Hause bleiben. Unter den aktuellen Bedingungen kann das niemand leisten. Was es wirklich bräuchte bei der heutigen heterogenen Schülerschaft, ist kein Hexenwerk, kostet aber viel Geld. Kleinere Klassen und in jeder zwei Lehrkräfte simultan – und am besten noch ein harmonisierender bindungsfördernder Schulhund.

Deutschland, wir haben ein Problem! Es ist ausgerechnet in unserem reichen Staat vollständig vom Elternhaus abhängig, vom Bildungsgrad und leider auch vom Geldbeutel der Eltern, ob ein Kind, noch dazu eines *mit besonderem Förderbedarf*, die Unterstützung bekommt, der es bedarf, und das ist so ziemlich das Gegenteil der im Grundgesetz postulierten Chancengleichheit. Es ist nämlich nicht nur das Bewusstsein und die Entscheidung, für sein Kind vollständig da zu sein, sondern man muss es sich auch leisten können! Denn es ist ganz klar ein finanzieller Faktor, ob ich meinem Kind nachmittags zunächst etwas Ruhe gönnen und dann mit ihm die nötigen Fördermaßnahmen in Angriff nehmen kann, weil das sehr viel Zeit kostet, in der ich nicht einer anderen, bezahlten Arbeit nachgehen kann. Wie soll ein alleinerziehender Elternteil das hinkriegen? Eine fundamentale Ungerechtigkeit, die darin begründet scheint, dass bei uns im Lande immer noch der familienpolitische Geist der Adenauer-Ära weht nach dem ausgedienten Motto: »Kinder kriegen die Leute sowieso.« Die für den Fortbestand einer funktionierenden sozialen Gemeinschaft so wichtige Care-Arbeit ist Privatvergnügen, wird nicht dauerhaft bezahlt und ist somit nichts *wert*. Oft beklagt, aber bis heute fast unverändert. (Dass bei entsprechendem Schweregrad einer ADHS sogar die Pflegeversicherung greifen könnte, davon wissen die Wenigsten.) Da können uns in Wahlkampfzeiten noch so viele Sprechblasen auf Plakaten begegnen wie: »Kinder sind das Beste, was wir haben« oder »Kinder sind unsere Zukunft«.

Apropos Sprechen: Neben Weitblick und Willen, die Förderung des Kindes selbst in die Hand zu nehmen, braucht es zunächst mal perfekte Sprachkenntnisse. Sich durch Antragsformulare in schönstem Amtsdeutsch zu quälen, schafft nämlich überhaupt kein Mensch, der der deutschen Sprache nicht auf höchstem Niveau mächtig ist. Die Chancen des Kindes auf Unterstützung sind vom Einsatz der Eltern abhängig, zur Not mit Dolmetscher. Wieso muss es das Kind ausbaden, wenn das versäumt wird? Wer springt ein? Im Moment keiner. Es sind ausschließlich und allein wir Eltern (oder sollte ich besser direkt sagen: wir Mütter?), die unseren Auftrag der Sorgeberechtigung ernst nehmen müssen: *Wir* stellen, eventuell in Kooperation mit dem Beratungslehrer, einen Antrag auf Prüfung von Förderbedarf, *wir* gehen mit dem Kind erst zum Pädiater, dann zum Psychiater, *wir* nehmen die Diagnostik und die daraus erfolgende Therapie in die Hand und wenn *wir* es nicht tun (und sei es aus

Scham, eigener Überforderung, Verdrängung, Unkenntnis oder Ignoranz heraus), tut es: niemand. Eine manchmal erdrückende Verantwortung liegt auf unseren Schultern und wer jetzt zynisch daherkommend sagt: »Na, na, was jammerst Du? Du wolltest ja schließlich Kinder, also trag' jetzt auch die Konsequenzen«, der übersieht, dass es auf unserem steinigen Weg große Hürden gibt in Form von ewigen Wartezeiten, bürokratischen Hindernissen und teilweise unkooperativen Sachbearbeitern, die aber an wichtigen Schaltstellen von Institutionen sitzen und einem das Gefühl vermitteln, das förderbedürftige Kind sei in erster Linie ein hoher Kostenfaktor. Dafür, dass in unserem Staat die Familie unter besonderem Schutz stehen soll, fühlte ich mich mitunter doch ganz schön alleingelassen.

Ich fühlte mich ziemlich alleingelassen.

Zwar gibt es gute Hilfsangebote, die aber manchmal nichts voneinander wissen, zu wenig vernetzt sind und keine Übergänge schaffen, sei es zwischen Kindergarten und Schule oder auch später zwischen Klinik und ambulanten Strukturen. Eine Fördermaßnahme endet, aber es gibt keine übergebende Hand, das Kind wird Knall auf Fall entlassen, aber die Perspektive ist nicht geklärt, so verpuffen Investitionen. Vielleicht gibt es sogar einen Hilfeplan, der aber nicht umgesetzt wird, weil die Eltern überfordert sind, noch andere Sorgen haben oder, siehe oben, eben nicht gut genug Deutsch können, um ihnen unverständliche medizinische Befunde und eine wenig einladende Amtssprache zu verstehen.

Um mich überhaupt im deutschen Paragrafen-Dschungel zurechtzufinden, musste ich mich erstmal schlau machen über einige Differenzierungen von Begrifflichkeiten. Dann müssen wir Eltern wissen, was es an rechtlichen Möglichkeiten gibt und vor allem, *was* wir konkret für unser Kind *wollen*. Und dafür zur Not auch in den Ring steigen, wohl aber stets mit der gebotenen Contenance, was schwierig wird mit einem überstrapazierten Nervenkostüm, wenn's in der Familie wegen der Schulsituation des Kindes schon brennt.

Vielleicht ist zuerst dieses häufige Schlagwort zu klären: Was bedeutet überhaupt *schulische Inklusion?* Die Eltern von Kindern mit Behinderung können wählen, ob ihr Kind eine allgemeine Schule oder ein sonderpädagogisches Bildungszentrum besucht. Ob die allgemeine Schule überhaupt personell, baulich und konzeptionell dazu in der Lage ist, ein Kind mit Behinderung aufzunehmen, wird nicht erwähnt. Nun muss man klar sagen: ADHS zu haben, ist zunächst mal *keine* Behinderung. Aber es kann eine daraus entstehen. Der Terminus technicus ist »besonderer Förderbedarf« und der entsteht bei Behinderung genauso wie bei Hochbegabung, bei besonderen Problemen im Verhalten und in Bezug auf die Aufmerksamkeit (worunter die ADHS einzuordnen wäre), bei chronischen Erkrankungen. *By the way:* Ist ADHS eigentlich eine Erkrankung? Das Bundesgesundheitsministerium spricht von »psychischer Auffälligkeit« sowie »krankhafter Störung«.[11]

Von »besonderem Förderbedarf«, den die Klassenkonferenz der Regelschule auf Antrag der Erziehungsberechtigten direkt beschließen kann, ist der »sonderpädagogische Förderbedarf« zu unterscheiden. Dieser wiederum kann bestehen aus einem »sonderpädagogischen Beratungs- und Unterstützungsangebot« durch einen externen sonderpädagogischen Dienst oder einem »sonderpädagogischen Bildungsangebot«, das aber trotzdem in einem inklusiven Setting an einer allgemeinen Schule eingelöst werden kann oder eben in einem sonderpädagogischen Zentrum. Das ist jetzt mal nur für »the Länd« gesprochen[12], gibt's in sechzehn föderalen Versionen, Bildung ist ja Ländersache. Zur Klärung des Bedarfs stellen die Eltern einen, Achtung, »Antrag der Erziehungsberechtigten zur Durchführung des Verfahrens zur Feststellung des Anspruchs auf ein sonderpädagogisches Bildungsangebot«[13] an das staatliche Schulamt oder die Schule selbst kann in Ausnahmefällen den Antrag stellen unter Miteinbeziehung der Erziehungsberechtigten. Es wird ein sonderpädagogisches Gutachten erstellt. Das ist zunächst mal eine riesige, mit Scham behaftete Hürde, wer möchte sich schon gerne eingestehen, dass das eigene Kind so große Mühe beim Lernen hat, dass es besondere Maßnahmen braucht? Und Sonderpädagogik, das klingt sofort nach Sonderschule (wobei es doch heute Förderschule heißt). Dabei sollte eigentlich niemand Angst haben müssen, dass sein Kind auf eine Förderschule *muss*, denn gemäß Art. 24 der auch in Deutschland ratifizierten UN-Behindertenrechtskonvention haben alle Menschen ein Recht auf inklusive Bildung.[14] Die Erziehungsberechtigten haben ein Wahlrecht: Die Feststellung und Erfüllung eines Anspruchs auf ein sonderpädagogisches Bildungsangebot werden vom Lernort entkoppelt. So hat jedes Kind ein Anrecht auf eine inklusive Beschulung in einer Regelschule; ob das unter den gegenwärtigen Voraussetzungen immer sinnvoll ist, darüber dürfen sich die Experten die Köpfe einhauen. Doch dieses Recht hat wohl in der

Praxis nicht immer recht. »Die Entscheidung über den Besuch der Sonderschule trifft die untere Schulaufsichtsbehörde; dabei wird das Einvernehmen mit den Erziehungsberechtigten angestrebt.«[15] Ähnlich klingt: »Kommt keine einvernehmliche Aufnahme zustande, entscheidet die zuständige Schulaufsichtsbehörde nach Anhörung der Erziehungsberechtigten und der betroffenen Schulen über den schulischen Lernort.«[16] Andererseits liest man in »Bayerns Schritte auf dem Weg zur Inklusion«[17] von »inklusivem Unterricht« als »Aufgaben aller Schulen« sowie vom Entscheidungsrecht der Eltern über den schulischen Lernort.

Warum nehme ich die Förderschule überhaupt so ins Visier, da sie doch eher selten bei ADHS zur Debatte steht? Dieses Stichwort ist deshalb von großer Bedeutung, weil bei einem allerersten Telefonat mit dem Jugendamt die zuständige Mitarbeiterin mir die Förderschule für den Jüngsten schmackhaft zu machen versuchte, ohne das Kind je gesehen zu haben. Ich aber wusste, was ich wollte: nämlich eine Schulbegleitung in der Regelschule. ADHS-Kinder gehen in aller Regel in die Regelschule, was auch logisch ist, da sich in den meisten Fällen die Probleme erst in der Grundschule so richtig manifestieren. Im Kindergarten mit Spiel und Bewegungsfreiheit kamen sie noch zurecht, fanden ihre Nischen, aber jetzt, mit dem erzwungenen Stillsitzen und vermehrter Anforderung an Aufmerksamkeit und Disziplin treten die ADHS-typischen Probleme zutage, wobei sich selbstverständlich nicht hinter jedem übersprudelnden oder abwesenden Verhalten eine ADHS-Diagnose verbirgt.

Zunächst muss eine körperliche und/oder geistige Behinderung ausgeschlossen werden, denn dann wäre für die Unterstützung des Kindes das Sozialamt zuständig, nicht das Jugendamt, das aber dann ins Boot kommt, wenn es, wie bei ADHS, um eine (drohende) seelische Behinderung geht. Der »klassische« Fall bei einer ADHS-Diagnose ist »unser« § 35a, SGBVIII: »Eingliederungshilfe für Kinder und Jugendliche mit seelischer Behinderung oder drohender seelischer Behinderung: Kinder oder Jugendliche haben Anspruch auf Eingliederungshilfe, wenn 1. ihre seelische Gesundheit mit hoher Wahrscheinlichkeit länger als sechs Monate von dem für ihr Lebensalter typischen Zustand abweicht, und 2. daher ihre Teilhabe am Leben in der Gesellschaft beeinträchtigt ist oder eine solche Beeinträchtigung zu erwarten ist. Von einer seelischen Behinderung bedroht im Sinne dieser Vorschrift sind Kinder oder Jugendliche, bei denen eine Beeinträchtigung ihrer Teilhabe am Leben in der Gesellschaft nach fachlicher Erkenntnis mit hoher Wahrscheinlichkeit zu erwarten ist.«[18] Ich zuckte zusammen bei »seelische Behinderung« in Verbindung mit meinem Kind, aber so lautet nun mal der Fachjargon.

Ist also die Fähigkeit zur sozialen Teilhabe eingeschränkt, besteht demzufolge ein Rechtsanspruch auf eine Eingliederungshilfe, die vielfältiger stationärer oder ambulanter Art sein kann, von einer Schulbegleitung über eine Lerntherapie, sogar bis hin zur Unterbringung in einem Internat. Das Jugendamt erlässt seinen Bescheid nach Begutachtung des Teilhaberisikos. Verzeihung für meinen erneuten Hang zum Selbstmitleid, aber ich muss es einfach nochmal loswerden: Vergnügungssteuerpflichtig ist die Beschäftigung mit dieser Materie für Laien wahrlich nicht. Aber auch hier ist Hilfe in Aussicht. Nach dem Kinder- und Jugendstärkungsgesetz werden ab 2024 sogenannte Verfahrenslotsen bei den Jugendämtern eingeführt, die durch den Verfahrensdschungel leiten, und zum 01.01.2028 sollen die Jugendämter für *alle* Kinder und Jugendlichen gesamt zuständig werden, ganz gleich welche Art der Beeinträchtigung vorliegt. Es gibt schon jetzt Inklusionsberatungsstellen und es gibt auch die schulpsychologischen Beratungsstellen, die uns unabhängig und interessensneutral beraten können. Mit dem erforderlichen einzureichenden Gutachten nach §35a kennen sich die kinderpsychiatrischen Praxen bestens aus. Und, hey, trotz meines Gemeckers über die bürokratischen Stolpersteine: Es ist eigentlich international *outstanding*, was unser Sozialstaat an Hilfsmöglichkeiten vorsieht. Wenn, ja wenn, der Zugang zu ihnen nicht dermaßen mühsam wäre, dass er etlichen bedürftigen Kindern verwehrt bleibt. Das treibt mich beinah täglich um.

Wichtig also: Bei ADHS kann ein Anspruch auf Eingliederungshilfe auch dann bestehen, wenn kein Grad der Behinderung festgestellt wurde, das entscheidende Wörtchen ist die *drohende* seelische Behinderung.

Unsere Kinder sind nicht »behindert«, auch wenn sie manchmal den Anschein erwecken, begriffsstutzig zu sein. Früher gab es dafür den Begriff der Minimalen Cerebralen Dysfunktion. Die Abkürzung dafür, MCD, inzwischen abgeschafft, sagte nichts aus und wurde auf jeden Fall nicht der Tatsache gerecht, dass eine ADHS

ADHS hat nichts mit verminderter Intelligenz zu tun.

primär nichts, aber auch gar nichts, mit verminderter Intelligenz zu tun hat. Es zeichnet sich bei den Leistungstests (HAWIK bzw. WISC) am Computer oft ein sehr uneinheitliches Bild in den verschiedenen kognitiven Teilbereichen in Form von wilden Zacken ab, die die Abweichungen von der Norm deutlich zeigen, in manchen Bereichen an oder über der Grenze zur Hochbegabung, in anderen im unteren Durchschnitt, oder darunter.

Mein Ziel stets vor Augen quälte ich mich durchs Dickicht der Bestimmungen und deutsche Amtslyrik. Da die Eingliederungshilfe nach dem Subsidiaritätsprinzip eine nachrangige Hilfe darstellt, müssen zuerst alle vorrangigen Hilfsangebote der Schule ausgeschöpft worden sein. Die Jugendhilfe dient also hier als »Behelf« und das Jugendamt fungiert real als Ausfallbürge, da es keine Bildungseinrichtung ist und hier trotzdem Hilfe leistet, damit Bildung gewährleistet ist.

Keine Regelschule kann unter den gegenwärtigen personellen und konzeptionellen Bedingungen anbieten, was die theoretische Gesetzeslage vorgibt. Die Jugendämter springen also ein für das, was die Schulen nicht leisten *können*. Somit besteht eigentlich eine Art Konkurrenzsituation zwischen den Schulen und den Jugendämtern, bei der Zuständigkeiten hin und her geschoben werden. Wenn sie aber endlich bewilligt ist, kann eine Schulbegleitung *die* segensreiche Maßnahme schlechthin sein, wie bei unserem Jüngsten. Die Einzelbetreuung im Unterricht durch eine neben dem Kind sitzende Person war für Mario die Rettung. Sie holt das Kind zurück, wenn es geistig abwesend ist, wiederholt Arbeitsaufträge, die an ihm vorbeigerauscht sind und hilft Sozialkontakte anzubahnen. Ihm blieb dadurch die allzu frühe Erfahrung von Scheitern in der Schule erspart, eine Erfolgsstory nicht nur für ihn, der den Übergang auf ein Gymnasium schließlich allein meisterte, sondern auch in Sachen Präventionsarbeit.

Fast die erste Frage, die man uns auf dem Jugendamt im persönlichen »Prüfungsgespräch« (wie in einem Examen fühlte ich mich definitiv) stellte, war: »Wissen Sie, was so eine Einzelbegleitung kostet?« Wir waren aber nicht gekommen, weil wir im Sinne hatten, dem Sozialstaat Kohle abzugreifen. Es macht nämlich keinen Spaß, mit dem Gefühl zu leben, dem Staat auf der Tasche zu liegen. Ja, es ist teuer, ich weiß. Wenn man bedenkt, dass anfangs 19,25 Wochenstunden (die sukzessive abgebaut wurden von Jahr zu Jahr) à damals knapp 26 € bewilligt wurden, ist unschwer zu berechnen, was im Schuljahr zusammenkommt. Und ich glaube sofort, dass die Teams in den Jugendämtern unter hohem Rechtfertigungsdruck stehen bezüglich der von ihnen bewilligten Kostenmaßnahmen. Aber ich glaube auch, dass unser gesamtes System krankt an mangelndem perspektivischem Denken bezüglich Investitionen in *human resources*. Unweigerlich muss ich an die schier unglaubliche, in der ARD-Dokumentation »Hirschhausen und ADHS« genannten Zahl aus deutschen Gefängnissen denken: Unfassbare 40 Prozent aller jungen männlichen Insassen haben eine ADHS, die gar nicht oder reichlich spät, nämlich jetzt erst im Strafvollzug, therapeutisch behandelt wird. Sehr häufig wird die Straffälligkeit initiiert durch versuchte Selbstmedikation mit illegalen Drogen. Abgesehen von der individuellen Tragödie eines delinquenten Lebenslaufes mit Sucht, Beschaffungskriminalität, abgebrochener Schulausbildung, fehlender fachlicher Qualifikation ist jeder Fall einer zu viel für die Gesellschaft – und letztlich auch für die Staatskasse. Die Folgekosten im gesamten Justizsystem und Strafvollzug, neben der fehlenden *manpower* in Betrieben, sind definitiv ein Vielfaches vom Gehalt einer temporären Schulbegleitung oder einer anderen frühen Therapiemaßnahme. Wenn man es denn schon, zynisch genug, durch die ökonomische Brille betrachten möchte.

Wie heißt es in Brechts Lied von der Unzulänglichkeit menschlichen Strebens?

»Ja, mach nur einen Plan! Sei nur ein großes Licht! Und dann mach noch 'nen zweiten Plan, gehn tun sie beide nicht.«

Ist ja klar, unsere Geschichte bis zur Bewilligung der Schulbegleitung lief mal wieder nicht unbedingt nach Plan. Trotz eindeutiger Anzeichen beim Jüngsten auf drohende Schulprobleme und der eindeutigen Empfehlung der Grundschullehrerin, die das Vorschulprogramm im letzten Kindergartenjahr durchführte, war es nicht möglich, *prophylaktisch* eine Schulbegleitung zu beantragen. Das Kind muss erst in den Brunnen fallen, bevor Rettungsmaßnahmen ergriffen werden. Nach den Herbstferien ging der umfangreiche Antrag mit zahlreichen angeforderten Unterlagen raus, nach den Osterferien im April des folgenden Kalenderjahres saß die Schulbegleitung im Klassenzimmer. Sie finden das gar nicht ungewöhnlich lange für ein Bewilligungsprocedere in Deutschland? Dann stellen Sie sich bitte nur ganz kurz folgende, täglich wiederkehrende Szene visuell und akustisch vor: Ihr sechsjähriges Kind versteckt sich jeden Morgen schreiend unter dem Sofa. Die Hose, die Sie ihm angezogen haben, weil allein nichts geht, wird ungefähr siebenmal wieder von den Beinen gestrampelt, egal, wie »korrekt« Sie versucht haben, den Übergang in den Tag zu gestalten. Übergänge im Allgemeinen sind schwer für ADHS-Kinder, das ist Ihnen bekannt, deshalb haben Sie alle Sachen am Vorabend gerichtet, sanftes Licht, leckeres Frühstück, genug Zeit. Sie müssen ein weinendes, sich windendes Bündel irgendwie zur Schule schleifen, daheim bleiben ist keinesfalls eine Option. Hektik entsteht, weil Sie wissen, dass Sie zu spät kommen werden. Weshalb der Widerstand so groß ist? Das Kind erfüllt die Erwartungen nicht, spürt genau, dass es für das System nicht passgenau ist. Die Lehrkraft ist konstruktiv, Sie reagieren schnell und bearbeiten den Antrag auf Eingliederungshilfe gemeinsam und akkurat, Sie investieren gemeinsam Zeit in das Sammeln der angeforderten Unterlagen.

Das Kind hängt sich an den einzigen Kindergartenfreund, dem es verständlicherweise bald zu viel wird, fortan steht es weinend allein am Zaun, Ihnen bricht schier das Herz. Schule ist Leiden. Tränenüberströmt saß ich in der hintersten Bank im Schulgottesdienst, weil nichts von dem, was da vorne gesungen und gesagt wurde, bei uns zutraf: die Freude aufs Lernen, der Aufbruch in einen neuen Lebensabschnitt, die heile Welt, das Muntere, das Heitere. Bei uns war Kampf und Traurigkeit, nichts stimmte. Das Schlimmste: Ich hatte es kommen sehen, ich wusste, dass der Start nicht gelingen würde, denn ich kannte mein Kind. Aber, das ist mein größter Kritikpunkt: Es muss erst schiefgehen, dann können Sie die Hilfe beantragen. Sie müssen erst mal beweisen, dass Ihr Kind leidet. Ein unnötiger Umweg, den die ganze Familie mitgehen muss. Zehn verschiedene Unterlagen hatte ich einzureichen, neben dem ausschlaggebenden kinderpsychiatrischen Gutachten auch Atteste vom Augen- und HNO-Arzt, Berichte der Klassenlehrerin, der Schulsozialarbeit, Förderplan der Schule, Zeugnisse. Ich habe die Notwendigkeit der sorgfältigen Bedarfsprüfung der Einzelmaßnahme sowie deren Kostspieligkeit bereits erwähnt, aber auch für das Jugendamt gibt es zu beachtende Fristen, die in § 14 SGB IX geregelt sind. Nach einer Bewilligung müssen die Eltern selbst noch die Schulbegleitung über eine Institution wie beispielsweise den ASB suchen. Hätte ich gewusst, dass es auch für Ämter

Schule ist Leiden.

einzuhaltende Bearbeitungsfristen gibt, wäre uns eine monatelange Hängepartie erspart geblieben. Wir waren so sehr in der Bittsteller-Position, dass ich zahm wie ein Lämmchen war. Alles hätte ich gemacht, fühlte mich abhängig und ausgeliefert.

Es war unzulässig, unterschwellig die Bewilligung der Begleitung an die Bedingung der Medikamenteneinnahme zu koppeln. Steht natürlich nirgends. Ja, es wäre billiger, wenn das Medikament allein ausreichen würde. War aber leider nicht der Fall, es ist nämlich kein Zaubertrank, sondern versetzt das Kind nur erstmals in die Lage, zu kooperieren. Gespart wurde insgesamt durch die Verzögerung sicher nichts, denn ich war mittlerweile so erschöpft, dass ich erst mal eine Mutter-Kind-Kur beantragen musste, die kostet ja auch nicht nichts. Nur wird diese von der Krankenkasse bezahlt.

Neben dem Bescheid über die Bewilligung der Eingliederungshilfe bekam ich noch einen Hilfeplan mit der Begutachtung des Teilhaberisikos, der nichts anderes war als eine Zusammenfassung aller eingereichten Berichte mit der Aufforderung, die Schulzeugnisse unaufgefordert einzureichen, und dem Hinweis auf die Frist für den erneut zu stellenden Antrag für das nächste Schuljahr. Ja, die Begleitung muss Jahr für Jahr neu beantragt werden, was aufwändig, aber sinnvoll ist, da die Aufgabe einer Schulbegleitung ja ist, sich überflüssig zu machen, wenn die Selbstständigkeit je nach Entwicklungspotenzial zunimmt. Bei uns war das so; die Stundenzahl konnte Jahr für Jahr reduziert werden; auf dem Gymnasium kam Mario auf Anhieb komplett »ohne« zurecht. Wer hätte das in der ersten Klasse gedacht? Je früher die Begleitung in die Klasse kommt, desto besser, weil es noch keine Häme gibt seitens der Mitschüler. Je größer, desto peinlicher ist es den Kindern selbst, weil sie natürlich dadurch exponiert sind. Mit oder ohne Schulbegleitung anders zu sein, erzeugt Argwohn bei den anderen Kindern, bis hin zu Mobbing und sozialer Ausgrenzung in der Schule, was auch daher kommt, dass kein betroffenes Kind möchte, dass die Klasse »es« weiß, aus Angst vor noch mehr Hohn und Spott. Dass der Satz »ich habe ADHS« so selbstverständlich sein sollte wie ein Gipsbein und eine Transparenz ohne Stigma viel leichter wäre für alle Beteiligten, weil sie manch schräge Verhaltensweise oder die nochmalige Nachfrage beim Lehrer zum soeben behandelten Thema erklärt, davon sind wir noch ziemlich weit entfernt.

Ich bin überaus dankbar für die bewilligte Unterstützung, auch wenn sich diskutieren lässt über das *Wie*. Mein Fazit: Der Hindernisparcours des Antrags-Procederes ist ohne den Mut der Verzweiflung kaum zu schaffen. Die Hürden sind sehr hoch angesetzt für die Bedürftigen. Seien Sie wild entschlossen, die Hilfe steht Ihrem Kind zu, wenn es entsprechend schwer betroffen ist. Ihr Kind hat einen Rechtsanspruch darauf. Sie haben die Möglichkeit, einem ablehnenden Bescheid innerhalb einer Monatsfrist zu widersprechen und dann wird das zuständige Gericht die Entscheidung des Jugendamtes überprüfen. Das Verfahren selbst ist gerichtskostenfrei, allerdings nicht der dafür benötigte Fachanwalt. Lassen Sie sich kein schlechtes Gewissen machen, es geht hier nicht um das Erschleichen einer kostenintensiven Maßnahme. Im Gegenteil, wir tun alles dafür, damit es später für den Staat nicht richtig teuer wird, indem wir die Wahrscheinlichkeit erhöhen, dass unser Kind weder die Schule abbricht noch straffällig, sondern ein voll funktionstüchtiges Mitglied der Solidargemeinschaft wird, mit allen Chancen auf eine reguläre Erwerbstätigkeit.

Seien Sie wild entschlossen, Ihrem Kind steht die Hilfe zu.

Das Gras wächst nicht schneller, wenn man daran zieht, wie wahr. Auf ein ADHS-Kind, das mehr Zeit braucht als ein neurotypisches Kind, trifft das umso mehr zu. Die Schulbegleitung wirkte für die Entwicklung wie ein gesundes »Düngemittel«, das fruchtbaren Boden bereitete, auf den das vermittelte Wissen fallen konnte. Als Lukas, unser Großer, eingeschult wurde, hatte ich den Begriff »Schulbegleitung als Eingliederungshilfe« noch nie gehört, also habe ich beides im unmittelbaren Vergleich erlebt: ein ADHS-Kind »ohne« und zehn Jahre später eines mit einer Schulbegleitung. Der Unterschied war frappierend: Während sich für den Kleinen das Blatt früh wendete, klebte das frühe Schulversagen und der ganze damit verbundene Kummer am Großen wie an der Pechmarie in Frau Holle. Seine Erfahrung war: Ich genüge nicht, mit mir stimmt was nicht. Die frühe Frusterfahrung war für die gesamte Schullaufbahn prägend und behinderte die Entwicklung eines stabilen Selbstwertgefühls massiv. Wahnsinnig weh tat es, mitansehen zu müssen, wie das Kind gegen Wände lief. Das ist durchaus wörtlich zu verstehen, er hat nachmittags mehrfach seinen Kopf an die Wand gehauen und dabei geschrien: »Ich hasse mein behindertes

Es tat weh, mitanzusehen, wie das Kind gegen Wände lief.

Scheißgehirn!« Sein defizitäres Selbstempfinden schlug immer wieder um in Autoaggression bis hin zu Selbstverletzungen. »Du musst noch mehr üben«, stand oft als Kommentar unter seinen Hausaufgaben. Und immer wieder: »bemüht«. Was ist das für eine Art von Motivation? Was soll ein Kind darunter verstehen? Ich bemühe mich, aber es reicht nicht? Das Selbstwertgefühl musste später in teuren Therapien mühsam aufgebaut werden. Niemand brachte ihm bei, welche Prioritäten in der neuen Welt der Schule gelten, da vorausgesetzt wird, dass bei einem Kind der Filter automatisch »richtig« funktioniert für die Aufnahme des Wesentlichen. Wir setzen stillschweigend voraus, dass das Wesentliche der Schulstoff ist. Aber es ist eine Frage der Perspektive. Die Aufmerksamkeit unseres Sohnes richtete sich auf ganz andere Bereiche als auf die für uns wichtigen, erinnert hat er sich an das für ihn Spannende. So konnte er minutiös wiedergeben, wer wann welches Schimpfwort zu wem in der Pause auf dem Schulhof gesagt hat, nur an den Inhalt der Stunden zwischen den Pausen konnte er sich leider nachmittags nicht mehr so genau erinnern.

Natürlich müssen auch die ADHS-Kinder irgendwie lernen, an schwierigen Aufgaben dranzubleiben. Leistungsbereitschaft ist um Gottes willen per se nichts Schlechtes, sondern das Verlassen der Komfortzone dringend gefragt für die Weiterentwicklung. Es soll hier keine Kuschelpädagogik propagiert werden. Unterforderung wäre genauso verkehrt. Das richtige Ausmaß an Herausforderung ist aber schwer zu finden, weil unsere Kinder oft am Tempo und an der Fülle des Stoffes scheitern. Auch wenn man Kinder bzw. ihr Verhalten nicht zu früh pathologisieren sollte: Oft wird zu lange gewartet, bis sich schon massive Schulprobleme manifestiert haben, das kleine Selbstwertgefühl schon im Keller ist und das Kind auffällig (aggressiv) agiert. Erst wenn schon ungünstige Verhaltensmuster etabliert sind, wird re-agiert, es vergeht inzwischen kostbare Zeit in einem jungen Leben, mit Zeitfenstern für Entwicklungsschritte, die mühsam oder gar nicht mehr nachgeholt werden können.

Oft wird retrospektiv von Eltern geklagt, »es« hätte dem Lehrer früher auffallen müssen, er hätte was übersehen. Aber wie sollen in den viel zu großen heterogenen Schulklassen Lehrkräfte den Ursprung einer Störung der Aufmerksamkeit oder des Sozialverhaltens erkennen können? Vergessen wird: Es sind Pädagogen, keine Psychiater, außerdem sind ihnen ohne kooperierende Eltern die

Hände gebunden, wenn nicht etwas ganz Gravierendes auf Gefährdung des Kindeswohls hinweist. Eine Farce ist die Diskussion um die Erhöhung des Klassenteilers, der momentan schon bei 28 in Grund- und 30 in weiterführenden Schulen liegt. Ich habe mal spaßeshalber exemplarisch einen digitalen Pfad verfolgt, der zur pädagogischen Empfehlung im Umgang mit ADHS führt. Start war die Webseite des Kultusministeriums Baden-Württemberg → Schule → Schulartübergreifend → Arbeitsstelle Kooperation → Besondere Förderbedarfe → weiterführende Links → Handreichungsreihe → Förderung gestalten → Modul A-E → Modul D zum Download → Herausforderndes Verhalten: Empfehlungen zur Schul- und Unterrichtsentwicklung, erstellt vom Landesinstitut für Schulentwicklung, 89 Seiten. Der Inhalt ist richtig super und praxisorientiert. Aber wer hat die Zeit, sich wie ein Maulwurf bis dorthin durchzuwühlen? In Zeiten von Flickwerk, Vertretungsstunden, fachfremdem Unterricht ist dafür schlicht keine Zeit. »Die Lehrer« selbst sind übrigens am wenigsten »schuld« an der Misere und sie haben auch nicht vormittags recht und nachmittags frei. Die allermeisten von ihnen machen unter schwierigsten Bedingungen einen guten Job. Kein Wunder, dass der Beruf immer unattraktiver wird, wenn das a-soziale Klassenzimmer neuerdings zur gefährlichen Nahkampfarena wird. Wo sind die bitter nötigen Stellen für Schulsozialarbeiter, Schulpsychologinnen, Sprachförderkräfte?

Nun braucht nicht jedes ADHS-Kind eine Schulbegleitung, was können wir Eltern denn noch tun außer schulische Unterstützung (die Begleitung war übrigens keine pädagogische Fachkraft) zu beantragen, wenn nötig? Wir können versuchen, unsere Kinder nicht durch die defizitäre Brille zu sehen, sondern auf ihre Begabungen zu schauen. Den Focus auf das zu richten, was sie gut können, anstatt auf den Mangel, das ist gar nicht so leicht, weil uns die Brille immer wieder verrutscht. Ganz gemäß dem angeblich von Einstein getätigten Zitat: »Wenn du einen Fisch danach beurteilst, ob er auf einen Baum klettern kann, wird er sein ganzes Leben glauben, dass er dumm ist.« Ich habe beim ersten Kind den Fehler gemacht, es mit den Augen der Lehrerin zu sehen und sah dasselbe wie sie: einen schlechten Schüler. Hochverrat am eigenen Kind. Und nichts wurde besser. Die Grundschullehrerin damals gab mir durchaus das Gefühl, mit mehr häuslicher Anstrengung müsse das Ganze

> Den Fokus auf das richten, was sie gut können.

doch in den Griff zu kriegen sein. Dadurch lag die Verantwortung für das Lernen meines Sohnes bei mir.

In Deutschland gibt es bisher keinen klar definierten gesetzlichen Anspruch auf Gewährung eines Nachteilsausgleichs bei ADHS.[19] Je nach bildungspolitischer Couleur eines Bundeslandes findet man sogar das krasse Gegenteil: »Vor allem das Konzentrationsvermögen- und die mathematischen Fähigkeiten zählen allerdings zum Kern der Leistungsanforderungen und rechtfertigen daher keinen Nachteilsausgleich. So ist Konzentrationsvermögen ein wesentlicher Aspekt der Leistungsfähigkeit. Aufmerksamkeitsstörungen (AD(H)S) sind daher nicht über §§33,34 BaySchO nachteilsausgleichsfähig.«[20] *What?* Geplättet von so viel zementiertem Ausdruck von Ungleichbehandlung griff ich zum Telefonhörer, um denselben schwer verdaulichen Paragrafen nochmals mündlich von der bayerischen Schulbehörde serviert zu bekommen: Nein, natürlich könne es für die (mangelnde) Konzentrationsfähigkeit keinen Ausgleich geben, da diese ein zentraler Bestandteil des Unterrichts sei; die Schüler, so wörtlich, müssen da halt durch. Wie bitte? Was ist das denn für eine Logik? Wo doch gerade das Problem der Unaufmerksamkeit zu den drei Kernsymptomen der Diagnose ADHS gehört, welches die größten Lernprobleme verursacht bei nachgewiesener guter allgemeiner Intelligenz? Was denn sonst ist das Prinzip eines Nachteilsausgleichs, als das auszugleichen, was nachweislich aufgrund einer selektiven Verarbeitungsproblematik im Gehirn nicht geleistet werden *kann*? Ist nicht *das* das zentrale Feature eines Nachteilsausgleichs? Über das offen ausgesprochene Plädoyer für knallharte Selektion von dieser Stelle war ich absolut sprachlos.

Da konnten wir uns ja beinah glücklich schätzen, dass beide meiner ADHS-Jungs gleichzeitig eine auf »medizinischen Gründen beruhende Teilleistungsstörung«, eine Leserechtschreibstörung, im Gepäck hatten. Eine LRS ist sehr häufig mit einer ADHS verbunden und wenigstens dafür gibt es seit Jahrzehnten erprobte Vorgehensweisen in Sachen Nachteilsausgleich. Der Sinn eines NTA's ist, durch das Gewähren von Erleichterungen bei der Leistungserbringung Nachteile von Kindern auszugleichen, bei denen anzunehmen ist, dass sie dem Anforderungsprofil der Schule gerecht werden können, dies aber aufgrund einer besonderen Einschränkung oder Erkrankung nicht zu leisten imstande sind. Meines Erachtens ein für ADHS-Kinder voll und ganz zutreffendes Kriterium. Das tatsächliche Anforderungsprofil der Leistungserbringung darf hierbei nicht angetastet werden, die Aufgaben einer Klassenarbeit an sich werden also nicht leichter gemacht, sondern der Weg wird erleichtert, so wird mehr Zeit zur Bearbeitung eingeräumt. Aber wahrscheinlich sind meine Kinder Großeltern, bis das auch für ADHS umgesetzt wird. Vielleicht kommt es dann ihren Enkeln zugute. Immerhin gibt es das zentrale, im Auftrag des Bundesgesundheitsministeriums aufgebaute ADHS-Netz, dort findet man ein von namhaften Fachleuten (Prof. Dr. Manfred Döpfner, Dr. Johanna Krause, Prof. Dr. Dr. Tobias Banaschewski, Dr. Klaus Skrodzki) unterzeichnetes Schreiben an alle Kultusministerien, in dem die Forderung nach einem Nachteilsausgleich formuliert ist, sowie ein interdisziplinär erstelltes Eckpunkte-Papier von 2008 (!) zu »ADHS und Schule«, in dem seit Langem ein verbesserter Umgang mit ADHS gefordert wird.

Mehr und mehr wird klar, welch unterschiedliche Gesichter ADHS haben kann, dass es keine einmal fixierte Symptomatik gibt, sondern ein dynamisch veränderliches Spektrum. Noch dazu ist ADHS mit dem Wachstum Veränderungen unterworfen parallel zur langsameren Gehirnreifung. Manchmal kann es Wunder wirken, so wie bei uns, wenn ein Kind im Lauf seiner Schulkarriere nicht nur einmal, sondern sogar zweimal eine Klasse wiederholt, weil dann das Entwicklungsstadium zu dem der Kameraden passt. Also müsste die Voraussetzung für einen Nachteilsausgleich jedes Jahr neu bewertet werden, was übrigens bei LRS auch der Fall ist. Wobei es hier komplett unverständlich ist, da bei LRS kein Verschwinden der Symptomatik zu erwarten ist. Ich vermute, dass man den ungeheuren Aufwand der individuellen Begutachtung scheut, das bindet Arbeitskraft. Andererseits: Wird nicht immer wieder vollmundig von politischer Seite verkündet, wir dürften keine Schüler mehr verlieren?

LRS also, die berühmte Legasthenie von früher, wobei es schon eine -störung sein muss, -schwäche allein reicht nicht aus. Erinnern Sie sich an das (verglichen mit »Du Opfer«) nette Schimpfwort von früher »Du Legastheniker«, wenn jemand »zwei linke Hände« hatte? Bei LRS ist die Sachlage mit dem Notenschutz und dem Nachteilsausgleich klar, sollte man meinen. Von wegen! Die Formulierungen zum Nachteilsausgleich sind schwammig-nebulös gehalten, wohl um der individuellen Einzelsituation des Schülers gerecht werden zu können. Resultat ist aber reine Subjektivität, weil ab Klasse 7 alles Ermessenssache ist (»in besonders begründeten Ausnahmefällen, wenn … ein komplexes Feld an Ursachen für einen gestörten oder verzögerten Schriftspracherwerb vorliegt«) und die Entscheidung von der Klassenkonferenz unter dem Vorsitz des Schulleiters hinter verschlossenen Türen getroffen wird. Die Entscheidung wird verkündet, begründet wird sie nicht. Transparenz sieht anders aus. An jedem Gymnasium wird es sogar innerhalb einer Stadt unterschiedlich gehandhabt, man kommt sich ein bisschen vor wie auf einem Bazar in Marrakesch, Verhandeln ist alles. Obwohl LRS eine offizielle Diagnose ist, tragen die Krankenkassen die Kosten einer LRS-Lerntherapie nicht, sie bezahlen dann aber die Behandlung der möglichen psychischen Folgeerkrankungen. Das nennt man dann, glaube ich, Postvention. Immerhin könnte hier wieder das Jugendamt im Rahmen der Eingliederungshilfe nach §35a SGB VIII einspringen, selbstverständlich erst nach umfangreicher zeitintensiver Überprüfung.

Liebe Leute, Nachteilsausgleich heißt nicht Vorteilsnahme. Aber in einer Atmosphäre von Konkurrenz auf dem Gymnasium wittern Mitschüler sofort eine Bevorzugung: Wieso darf der Legastheniker länger schreiben? Etwas Abfälliges schwingt da noch immer mit. Wo ist die Solidarität, dass es normal ist, ein Handicap auszugleichen? Woher gewinnen schon Kinder die Einstellung, der andere könne unberechtigte Vorteile erzielen wollen? Woher die frühe Missgunst? Und wo bleibt der Respekt: »Mensch, da muss sich jemand viel mehr anstrengen, um das gleiche Resultat zu erzielen, Chapeau! Klar, kriegt er mehr Zeit, das ist ja wohl das Mindeste.« Natürlich ist korrekt, dass niemand wegen seiner ADHS/LRS/Dyskalkulie bevorzugt werden darf. Aber keine Sorge, davon sind wir himmelweit entfernt.

Wo ist die Solidarität, ein Handicap auszugleichen?

Von reformpädagogischen Schulkonzepten wird ja im Allgemeinen für ADHS-Kinder abgeraten, es heißt, sie bräuchten klare Strukturen und im Grunde den guten alten Frontalunterricht, auf jeden Fall reduzierte Reize und feste Rituale. Dabei ist Pauschalisierung hier fehl am Platz, schwer lassen sich generelle Aussagen treffen bezüglich eines bestimmten Schultyps. Wir haben die Erfahrung gemacht, dass es unabhängig von reformpädagogischen Sichtweisen auf kindliche Entwicklung allein die menschlichen Beziehungen zu integren Lehrer-Persönlichkeiten waren, die meine Kinder motiviert haben, sich anzustrengen und das Beste aus sich herauszuholen.

Aber ich erinnere mich leider ebenso an die Aussage eines Lehrers an einer, ausgerechnet, Waldorfschule: »Der Junge ist doch nicht beschulbar.« Dem würde ich zu gern das echt gute Abi-Zeugnis unter die Nase halten. Dagegen hat Lukas vier Jahre lang wider Erwarten wundersam profitiert von der Zeit in einer Montessori-Schule, ganz einfach, weil er dort auf eine begnadete Pädagogin getroffen war, die genau ermessen konnte, wie viel und welche Unterstützung er brauchte. Zu viel davon kann fast genauso schaden wie zu wenig, weil das Kind dadurch nicht die Erfahrung macht, etwas aus sich heraus schaffen zu können. Eigentlich passt der Leitsatz von Maria Montessori sehr gut zu ADHS: »Hilf' mir, es selbst zu tun.« Genau darum geht es ja. Anfangs viel mehr Hilfe benötigend als ein neurotypisches Kind, können sie aber mit der richtigen Unterstützung, wenn sie sie denn bekommen, ihr neuroplastisches Potenzial nutzen und sich enorm entwickeln. Leider musste der Große erst eine mühsame Odyssee mit mehreren Klippen in Form von Schulwechseln durchsegeln, um seinen Schulweg schließlich erfolgreich abzuschließen.

Viel entscheidender als das Label der pädagogischen Ausrichtung ist doch der Grundsatz: Lernen ist Beziehung. In einer Psychotherapie scheint die therapeutische Allianz, also der gelingende Beziehungsaufbau zwischen Therapeuten und Klienten, trotz gebotener professioneller Distanz ein ausschlaggebender Faktor für den Behandlungserfolg zu sein. Auch wenn natürlich eine therapeutische Zweierbeziehung nicht mit einer pädagogischen Gruppensituation verglichen werden kann: Ist nicht die Bedeutung des zwischenmenschlichen Aspekts in der Schule ähnlich groß? Wenn sich alle Beteiligten darauf einlassen.

Es wäre eine Geringschätzung, die allumfassende Problematik eines Lebens mit ADHS zu reduzieren auf eine reine Lernstörung in der Schule, aber Lernerfolg ist nun mal zentraler Bestandteil für die Entwicklung eines Selbstwertgefühls. Oft erfährt das Kind selektive Unterstützung, immerhin, im Leistungsbereich, damit es besser funktioniert. Aber auch wenn durch eine verbesserte Schulsituation Druck genommen wird, wird die existenzielle Dimension unterschätzt. Es geht um das gesamte Familiensystem, das trotzdem weiterhin belastet ist und unter enormer Anspannung steht. Mit Sprengkraft für die elterliche Beziehung, Zoff und Dauerstress unter Geschwistern. Mögen sich die entscheidenden Institutionen mehr gewahr sein, dass hinter jedem ihrer vielen zu bearbeitenden Fälle ein kleiner Mensch steckt. Jede Verzögerung in der Bewilligung einer Hilfe bringt unnötiges Leiden, sodass schließlich sogar die Gefahr von seelischer oder körperlicher Gewalt droht, unter der am Ende immer das Kind als schwächstes Glied in der Kette irreversiblen Schaden nimmt.

Prävention wäre das Zauberwort.

KAPITEL 4: RITALIN UND CO.

... Dieser ganz bestimmte Schlenker aus der Richtung, dieser Stich ins Unnormale, was nur einmal ist und auch nicht umzuändern: siehe, das bist du.

PETER RÜHMKORF, AUS: »AUF WAS NUR EINMAL IST«

Ein häufig gewählter Vergleich: Man stelle sich einen Diabetiker Typ I vor, der insulinpflichtig ist und der ohne Injektionen oder eine Pumpe mit diesem Stoffwechselhormon pathologisch hohe Blutzuckerwerte aufweist. Würde man zu ihm sagen: »Du musst dich halt ein bisschen mehr anstrengen, dann wird das schon wieder mit dem Blutzuckerspiegel. Reiß' dich zusammen, die anderen können das doch auch«? Die Absurdität ist offenkundig und doch passiert unseren ADHS-Kindern immer noch genau das!

Bei von Depression Betroffenen, immerhin hat es sich herumgesprochen, dass mit gutem Zureden allein herzlich wenig zu machen ist, weil es eben keine Frage des Willens ist. Aber unseren ADHS-Kindern wird manchmal noch immer suggeriert, sie könnten, wenn sie nur wollten. Vielleicht sind sie ja doch nur ein bisschen faul oder eben doch nicht so intelligent, wie wir Eltern meinen. Hier Dopamin, dort Insulin: Niemand würde auf die Idee kommen, dem Diabetiker genau die Medizin zu verwehren, die ihm hilft, ein gesundes Leben zu führen. Klar, der Vergleich hinkt, den Blutzuckerspiegel kann man exakt messen, während man keine zuverlässigen Aussagen über die Konzentration eines Neurotransmitters in definierten Arealen des Gehirns machen kann, allein schon aufgrund der Blut-Hirn-Schranke. Hier gibt es bisher keinen einzelnen Biomarker, sondern ein Mosaik aus verschiedenen Kriterien zur Diagnosestellung.

Also bleibt es ein Reizthema, eng verknüpft mit der Suche nach der »richtigen« Schule für unser Kind: die Fragestellung, ob wir ein Medikament, ein sogenanntes Stimulans, einsetzen wollen oder nicht. Meistens stellt sich diese Frage als Reaktion auf ein Schulversagen, oder zumindest infolge eines großen Schulkummers. Als

Mutter von ADHS-Kindern brauche ich am besten nicht nur juristische Sachkenntnis in schulrechtlichen Fragen, sondern auch noch eine medizinische Ausbildung. Was hilft gegen die Angst vor dem einen klischeebeladenen Medikament, das angeblich die Persönlichkeit meines Kindes verändert? Und woher kommt eigentlich diese Angst? Kein Klischee ohne ein Fünkchen Wahrheit. Es ist eine schwere Entscheidung und im Prozess der Entscheidungsfindung braucht es eine geduldige Fachberatung, die elterliche Bedenken und Ängste ernst nimmt, statt sie abzutun aus einer – sorry – ärztlichen Arroganz heraus. Nie werde ich vergessen, wie unser Großer einmal zwei Stunden lang in seinem Sessel verharrte, so ruhig, dass es sehr unheimlich war. Offensichtlich war er »nur« um wenige Milligramm überdosiert, doch das kann sich vorübergehend gravierend auswirken. Die Verantwortung für diese Entscheidung zu übernehmen, ist schwer, weil es zunächst so scheint, als würden wir Gott spielen. Weil sie sichtbar in den sensiblen Stoffwechsel der kindlichen Gehirne eingreifen, fürchten wir die Psychopharmaka. Dass die später konsumierten Substanzen wie hochdosiertes Coffein, Nikotin, Alkohol, Cannabis & Co als missglückte Kompensation wirklich gefährlichen Schaden anrichten werden, können wir im Kindesalter noch nicht sehen. Heute haben wir in unserer Familie einen ganz anderen Blick auf die Medikation, auch dank der differenzierten Wahrnehmung unseres erwachsenen Sohnes, der längst selbst entscheidet, seine Tabletten jeden Morgen zu nehmen, da nur sie ihm helfen, das Leben zu führen, das er für sich gewählt hat: Abitur zu machen, ein Studium zu schaffen und dabei seine Alltagsaufgaben eigenständig und einigermaßen strukturiert auf die Kette zu kriegen.

Der Autor der beeindruckend ehrlichen Reportage »Chaos im Kopf«, Christopher Bonnen, formulierte es nach seinem Selbsterkundungs-Experiment ohne Medikation so: »Es gibt kein ›ohne ADHS‹, nur ein ›ohne Tabletten‹. Ich bin kein anderer Mensch mit dem Medikament, aber eine Version meiner selbst, die ich lieber mag.«[21]

Aber wir Sorgeberechtigten tun uns weiter schwer mit der Entscheidung für eine Medikation. Warum noch? Neben den potenziell unheimlichen Nebenwirkungen, dem scheinbar wesensverändernden Eingreifen in die Natur unseres Kindes gibt es auch eine kollektive Komponente. Ist es eine Art gesellschaftspolitisches Statement der Anpassung an den *mainstream*, die wir mit dem Einverständnis in die Medikation abgeben? Machen wir damit (Sie erinnern sich: das Jugendamt wollte die Bewilligung der Schulbegleitung von der Medikamentengabe abhängig machen) das Kind fit für unser staatliches Schulsystem, das Abbild unserer Leistungsgesellschaft ist, und stimmen hiermit den herrschenden Gesetzen von Selektion zu, anstatt das potenziell krankmachende System selbst infrage zu stellen? Maximale Unterordnung, mehr geht eigentlich gar nicht? Ist das nicht Opportunismus? Gleichmacherei der natürlichen Andersartigkeit? Wir bilden uns selbst doch ein, aufrecht durchs Leben zu gehen, wie wollen wir dann ausgerechnet diese Haltung unseren eigenen Kindern vermitteln? Sollten wir nicht lieber an den äußeren Bedingungen etwas ändern, anstatt das Kind für diese passend zu machen? Mit der flüsternden dauerkritischen Stimme in meinem Kopf fühle ich mich etwas schizophren, stehe ich doch damit mit einem Bein im Lager derjenigen, die ADHS als Diagnose in Abrede stellen und die allein die zivilisatorischen und unnatürlich gewordenen Umweltbedingungen verantwortlich machen, durch die dem Wesen unserer Kinder überhaupt erst ein Krankheitswert beigemessen werden kann.

Offensichtlich lässt mich das Thema nicht los, die Argumente derjenigen, die Medikamente ablehnen, piksen mich und ich kreise immer wieder um diesen Komplex in den verschiedenen Kontexten des Lebens. Die Fragen halten meine Zweifel wach, sie sind erlaubt und sie sind gerechtfertigt. Es geht ja nicht »nur« um die 5 Prozent ADHS-Kinder, machen wir nicht allmählich alle Kinder krank durch immer mehr passiv konsumierte visuelle Medien *indoor*, immer weniger physische Bewegung *outdoor*, in immer jüngeren Jahren? Sind das noch Lebensbedingungen, unter denen Kinder ihre Talente entfalten können?

Nur eine historische Gedankenspielerei: Wäre Mozart heute ein Fall für die Kinderpsychiatrie und was wäre passiert, wenn man den kleinen Wolfgang Amadeus im Grundschulalter Medikamente gegeben hätte? Wäre die Welt um 626 wunderbare geniale Musikwerke ärmer geblieben? Was, wenn er aber als Mensch dadurch ein glücklicherer gewesen wäre, wenn er sich nicht so verausgabt und länger gelebt hätte? Musste er so getrieben sein, um seine überirdisch schöne Musik machen zu können, braucht also Kunst die persönliche Tragödie oder den Schuss Wahnsinn als Motor? Man sagt ja – und ich kann es nur bestätigen –, die Gedankensprünge der ADHS-ler, also ihr assoziatives Denkvermögen, befähigt sie, ungewöhnliche Themen zu kombinieren, zwischen denen sonst kein Mensch eine Verknüpfung herstellen würde. Ist das das Rezept für zündende Einfälle? Ohne hinter jedem ADHS-Kind einen möglichen Mozart zu vermuten, deckeln wir eventuell mit der Medikation die ganz speziellen Fähigkeiten in der Persönlichkeit unseres Kindes? Nehmen wir ihnen also etwas Wichtiges, ihre »Charakter-Spitzen«, weg?

Diese Fragen müssen erlaubt sein. Trotzdem: Ich finde mittlerweile eher, dass es umgekehrt ist. Dass wir sie zu dem befähigen, was sie sein können. Auch wenn wir ihnen als erwünschte Wirkung ihre exaltierten Extreme klauen, so stehlen wir ihnen doch damit nicht ihre tollen Talente, aber sie werden zufriedener. Weil sie befähigt werden, etwas strukturierter ihrer Spur zu folgen, um ihre Visionen umzusetzen und ihre Ziele überhaupt erreichen zu können. Sie werden mit Medikament nicht zu angepassten stummen Schafen. Wenn das der Fall ist, stimmt die Wahl des Mittels und die Dosierung nicht.

Sie werden mit dem Medikament nicht zu angepassten Schafen.

Nach gründlicher Prüfung blieb es somit die innere Entscheidung von uns Eltern: Wir leben jetzt, hier und heute, mitten in Europa, und wir wünschen unseren Kindern, dass sie innerhalb unserer geltenden Regeln und Gesetze gut klarkommen. Da wir weder planen, in den australischen Busch auszuwandern, noch umstürzlerische Tendenzen hegen, sind unsere Möglichkeiten der Systemveränderung begrenzt. Da selbst nach einem Schulwechsel und trotz therapeutischer Intervention unser Sohn Schwierigkeiten hatte, unter seinen Symptomen litt und außerdem unter seinen Möglichkeiten blieb (fieser Begriff: *underachiever),* war für uns der Zeitpunkt für ein pharmakologisches Eingreifen gekommen.

Zu welchen medizinischen Mitteln greifen wir aber, um unsere ADHS-Kinder bestmöglich zu unterstützen? Ein häufiger Vorwurf: Ritalin könne ja nicht heilen, sondern sei eine rein symptomatische, kompensatorische Therapie. Das ändert aber nichts an seiner akuten Wirksamkeit und gilt für viele andere Medikamente genauso. Übrigens ist der Begriff Ritalin nur der Handelsname eines einzigen Präparates mit dem Wirkstoff Methylphenidat, MPH. Dazu gibt es die hübsche Geschichte der Namensfindung: Der italienische Chemiker Leandro Panizzon, der die Formel bereits 1944 in der Schweiz synthetisiert hatte, testete die Substanz sowohl bei sich selbst als auch bei seiner Frau, damals ein übliches Vorgehen. Ihm fiel auf, dass seine Ehefrau Marguerite unter der Einnahme von Methylphenidat viel besser Tennis spielen konnte. So entdeckte er den konzentrationsfördernden Effekt von MPH und benannte das Medikament nach dem Spitznamen seiner Gattin, Rita. Da der Patentschutz längst abgelaufen ist, gibt es diverse andere Markennamen mit diesem Wirkstoff. Aber Ritalin hält sich hartnäckig als Synonym für MPH, so wie wir das Wort Tempo für alle Papiertaschentücher dieser Welt verwenden.

Noch ein häufig gehörtes Gegenargument: Womöglich gebe es eine Adaption im Gehirn mit der Folge, dass immer höhere Dosierungen nötig sind, so wie bei Süchtigen. Kann ich nicht bestätigen, wird auch nicht durch Daten belegt. Was allerdings stimmt: Dasselbe Medikament in derselben Dosierung kann beim selben Kind unterschiedliche Wirkung haben, das zeigt, dass unser Stoffwechsel nicht schematisch ist, sondern auch nicht messbare Faktoren in unserem Organismus als hochsensibles lebendiges System eine Rolle spielen. Dazu passt eine Aussage, die mich kolossal geärgert hat: »Um diese Tageszeit ist doch pharmakologisch im Blut gar nichts mehr nachweisbar«, entgegnete mir der Arzt in der kinderpsychiatrischen Hochschulambulanz, als ich ihm berichtete, dass der Zweitklässler seit Beginn der Medikation bis 22 Uhr 30 wach durch die Wohnung turnte. Ich hätte ihn gerne zu uns nach Hause eingeladen, um sich persönlich von der Wahrheit zu überzeugen, war aber nicht schlagfertig genug und außerdem zu höflich. Aber wieso sollte ich ihm Märchen erzählen?

Dass einer unserer Söhne als Jugendlicher trotz der Medikation eine schwere Krise durchlebte, steht auf einem anderen Blatt bzw. in Kapitel 10. Die Katze ist also aus dem Sack: Ich oute mich als längst überzeugt von der Effektivität der ADHS-Medikation gemäß den offiziellen S3-Leitlinien der AWMF, wobei hier die Empfehlung zur Pharmakotherapie je nach Schweregrad ausdrücklich nur dann gegeben wird, »sollte dies nicht konträr zu den Vorstellungen und Wünschen der Betroffenen gehen.«[22]

Aber das war nicht immer so: Ich habe früher die »chemische Keule« der Schulmedizin gescheut wie der Teufel das Weihwasser und bei unserem ersten Sohn alles, was der private Markt an Alternativen hergibt, ausprobiert: Globuli, sowohl komplex als auch »klassisch« als Einzelgabe, Tropfen, Heilkräuter, Tees, Nahrungsergänzungsmittel wie Omega-3-Fettsäuren, Mineralstoffe in Bärchenformat, Verzicht auf spezielle Nahrungsmittel und alle Entspannungsverfahren dieser Erde. Das Fass zum Überlaufen brachte ein absolut obskurer Ansatz eines in der Not konsultierten Heilpraktikers, der die völlig abgefahrene These vertrat, unser Kind sei von einer zweiten, dämonisch einwirkenden Seele besetzt und müsse »zur Befreiung« ein Fläschchen mit einem Heilwasser bei sich tragen. Da war bei mir wirklich die Grenze jeder Ratio zu okkultem Hokuspokus überschritten.

Die ADHS-Symptome unseres Kindes zeigten sich indes von allen diesen Versuchen gänzlich unbeeindruckt. Wahrscheinlich leiste ich lebenslänglich innerlich Abbitte: Was für eine Odyssee habe ich Lukas zugemutet, weit gereist sind wir für Therapien aller Art: ein jahrelanges Ausprobieren. Nachdem der erste Versuch mit dem typischen Einsteigermittel Medikinet mit unerwünschten (häufig auftretenden) Nebenwirkungen von Einschlafstörungen und Appetitlosigkeit bei vorhandenem Untergewicht einherging, fühlte ich mich mit meinen mütterlichen Bedenken überhaupt nicht ernst genommen. Erst daraufhin habe ich begonnen, alle alternativen Methoden abzugrasen. Das ist die große Gefahr bei einer unzureichenden Beratung von Eltern: Sie werden quasi in die Arme der alternativen Medizin getrieben. Ein großes Problem der ohnehin überfüllten Ambulanzen, denn ausführliche Aufklärung und einfühlsame Beratung kosten Zeit. Der Effekt der immensen Wartezeiten: Verzweifelte Eltern greifen nach jedem Strohhalm, wir sind verführbar, wenn der Leidensdruck hoch ist und wäre es nicht sowieso viel schöner und schonender, wir könnten dem Kind ohne Chemie helfen?

»Sie geben Ihrem Kind also Ritalin, weil Sie es sonst nicht mit ihm aushalten«, konstatierte die ausschließlich alternativmedizinisch arbeitende Ärztin, mich mit prüfendem Bick über ihre randlosen Brillengläser hinweg fixierend. Es war weniger eine Frage als vielmehr eine vernichtende Aussage über mein schwaches mütterliches Nervenkostüm. »Nein, weil das Kind es mit sich selbst nicht aushält!«, wäre eigentlich die adäquate Antwort gewesen. Heute würde ich aufstehen und direkt wieder gehen. Oder zumindest in ein herzhaftes Streitgespräch darüber einsteigen, ob nicht auch der Frieden im gesamten

»Sie geben Ihrem Kind also Ritalin, weil Sie es sonst nicht mit ihm aushalten?«

Familiengefüge ein legitimer Grund sein könnte für die Gabe dieses angeblichen Teufelszeugs. Damals rutschte ich ergeben tiefer in meinen Stuhl hinein und versuchte in den folgenden Monaten, mit einem ausgeklügelten Medikamentenplan aus eigens hergestellten Tröpfchen und den nach ausführlicher Anamnese ausgewählten Globuli das hochimpulsive, nahezu unbeherrschbare Wesen meines Sohnes auf sanfte Art in ausgeglichenere Bahnen zu lenken.

Aber obwohl die Sommerferien kamen und somit weder Reizüberflutung noch Schuldruck eine Rolle spielten, ließ der positive Effekt auf sich warten. Es war ein Schlüsselmoment: Wir waren in Italien, im *valle di Garfagnana*, das Wetter war schlecht und ich sank gegen Ende der Sommerferien auf der Steintreppe des Ferienhauses zusammen, heulend vor Erschöpfung, mit dem dritten Kind, damals noch ein Baby, im Arm. Ja, dann war es so, ich war wohl eine zu schwache Mutter, aber so konnte es nicht weitergehen. Diese Ferien waren der reinste Horror gewesen, wir fuhren zerstritten und erschöpfter denn je nach Hause mit der Erkenntnis, dass mit dieser Art der Behandlung sich die ADHS unseres Sohnes nicht nur kaum, sondern gar nicht beeinflussen ließ.

Seitdem versuche ich, den Blick pragmatisch auf die eine relevante Frage zu lenken: Wie geht's eigentlich dem Kind? Und: Was braucht das Kind *jetzt* für seine bestmögliche *Entwicklung*? Wenn ich diese Fragen zugrunde lege, muss ich keine mit scharfer Klinge geführten ideologischen Grundsatzdebatten mehr führen. Oder ist der Gedanke für uns so unangenehm: Wenn ich meinem Kind Tabletten gebe, manifestiere ich dadurch eine offenbar behandlungsbedürftige Diagnose?

Den entscheidenden Tipp für das absolut passende Medikament, das die Er-Lösung für die unerträgliche Stunde mit dem berüchtigten *rebound*-Effekt brachte, (unter diesem »Rückprall« versteht man die kurzzeitige Verstärkung der Symptomatik infolge der nachlassenden Medikamentenwirkung), kam nicht von ärztlicher Seite, sondern von einer freundlichen Apothekerin, mit der ich buchstäblich an der Apo-Theke ins Gespräch kam und die mir offen von ihren zwei betroffenen Söhnen erzählte, die mit Concerta (einem Retard-Präparat, das allmählich über 12 Stunden im Tagesverlauf den Wirkstoff freisetzt) am besten durch den Tag kamen. Das war's! Niemals wäre ich als Laie sonst auf die Idee gekommen, gezielt nach dieser Variante mit der besonderen Galenik, also dem Freisetzungsmechanismus des Wirkstoffs mit dem längsten Bogen im Tagesverlauf, zu fragen. »Die Änderung der Medikamente der Patienten von IR-MPH auf eine tägliche Dosis von OROS-MPH führte zu einer signifikanten Verbesserung der ADHS-Symptome, wie sie von Eltern bewertet wurden. In der Schule war die Wirksamkeit von OROS-MPH mit der von IR-MPH vergleichbar.«[23] IR steht für *immediate release* im Unterschied zu Retard-Präparaten. Kein Wunder, in der Schule ist ja auch bei den kurzwirksamen Varianten das Rebound-Phänomen kein Thema, weil es dann auftritt, wenn unsere Kinder nachmittags daheim bei uns Müttern (überwiegend) sind. Nach dem Ablaufen des Patentschutzes, in der Regel nach 20 Jahren, ist das Originalmedikament Concerta längst als Generikum, also als günstigeres Nachahmer-Präparat, erhältlich, sodass die leidige Kostenfrage keine Rolle mehr spielen dürfte. Außerdem ist Concerta seit 2022 auch für Erwachsene zugelassen (was 2023 noch nicht alle Fachärzte wussten, wie wir selbst erfahren haben). Jedoch: Methylphenidat ist nicht gleich Methylphenidat, das zeigt die praktische Erfahrung. Obwohl nur mit rudimentärem Basiswissen ausgestattet, erscheint mir die Frage nach der speziellen Art der Wirkstoff-Freisetzung, über die anscheinend nur das Original verfügt, ganz und gar nicht trivial: OROS steht für *»osmotic release oral system«*, eine Arzneiform zur langsamen und sukzessiven Freisetzung eines Wirkstoffes, indem diese durch den osmotischen Druck kontrolliert wird.

»Ein orales osmotisches System besteht aus einer Tablette, die mit einer semipermeablen Membran umhüllt ist. Die Tablette hat eine hohe Konzentration an Osmogenen, sodass Wasser aufgrund des Prinzips der Osmose durch die Hülle in die Tablette strömt. Hierbei wird der Wirkstoff gelöst und durch den osmotischen Druck aus einem Loch, das zuvor in die Hülle eingebracht wurde, nach außen gepresst.«[24] Die Hersteller der günstigeren »Concerta-Kopien«, die jetzt logischerweise wegen der Rabattverträge mit den Krankenkassen zuhauf über die Apo-Theke gehen, werben zwar damit, dass die jeweilige Pharmakokinetik bioäquivalent sei, aber aus der Praxis heraus kann ich nur sagen: Nö. Dass die subjektive Erfahrung hier variiert, ist kein bizarrer Spleen, sondern kann durchaus am jeweiligen Freisetzungsmechanismus des Wirkstoffes liegen. Das muss gar nicht heißen, dass ein bestimmtes Präparat besser oder schlechter ist.

Aber es wirkt anders, obwohl dasselbe drin ist. So viel Ehrlichkeit sollte schon drin sein.

Da die Freisetzung des Wirkstoffes am Morgen – bitte unbedingt etwas frühstücken! – relativ langsam anflutet, kann Concerta in Kombination mit dem schnell wirksamen Medikinet gegeben werden, das aber wiederum für Erwachsene offiziell nicht zugelassen ist, obwohl es den exakt gleichen Wirkstoff Methylphenidat enthält. Dafür konnte ich erst in einem zähen Briefwechsel mit der Krankenkasse eine temporäre *off-label-use*-Genehmigung bekommen, solange der Große die Schule besuchte. Mit dem Präparat Kinecteen, seit 2023 auch für Erwachsene zugelassen, steht ein weiteres Retard-Präparat mit langer Wirkdauer zur Verfügung.[25] Beide Jungs nehmen übrigens komplett verschiedene Medikamente, da ihre ADHS-Symptomatik sich anders ausprägt. Während der Große seinen Konzentrationsproblemen mit den zwei verschiedenen Präparaten von Methylphenidat, dem sogenannten Goldstandard, begegnet, bekommt der Kleine, dessen Schwierigkeiten in einer sehr ausgeprägten Impulsivität liegen, Elvanse mit dem Wirkstoff Lisdexamfetamindimesilat, einer sogenannte *Prodrug*, die erst durch die Aufspaltung im Magen-Dram-Trakt pharmakologisch aktiv wird. Die Verordnung beider Medikamente unterliegt dem Betäubungsmittelgesetz (was für Auslandsreisen wichtig ist), das hört sich anfangs schon furchteinflößend an. Sicher rührt daher auch ein Teil des Klischees, wir würden unsere Kinder mit Drogen ruhigstellen, außerdem enthält die Wirkstoffbezeichnung auch noch den Wortteil Amphetamin.

Unweigerlich wird fälschlicherweise von den Mitteln, die wenig vertrauenserweckend auf sogenannten BTM-Rezepten (Betäubungsmittel) ausgestellt werden, eine direkte Assoziation zu den illegalen Amphetaminen wie Kokain, Crack und der berüchtigten »Panzerschokolade« Pervitin des Zweiten Weltkrieges hervorgerufen. Dabei ist die chemische Formel mit der der illegalen Amphetamine vom Schwarzmarkt sowieso nicht identisch, wie immer behauptet wird. Die Medikation macht nicht »high«, sondern klar im Kopf.

Das eine ADHS-Medikament gibt es sowieso nicht, so wenig wie es allgemeingültige Empfehlungen gibt. Sondern es muss individuell erst der jeweils passende Wirkstoff gesucht und im Folgenden die Dosierung angepasst werden. Das braucht manchmal viel Geduld beim Ausprobieren, es ist ein schrittweises Herantasten nach dem *trial-and-error*-Verfahren.

Für Risiken und Nebenwirkungen fragen Sie, genau, Ihren Arzt oder die Apothekerin, am besten nicht Dr. Google. Denn dann wollen Sie fast jedes verschreibungspflichtige Medikament in den Giftschrank sperren und nie wieder rausholen. Das Spektrum reicht von horrorartigen Informationen wie: »sehr seltene mögliche Nebenwirkungen (betrifft weniger als 1 von 10000 Behandelten): plötzlicher Tod«[26], bis hin zu Aussagen wie: »Sie zählen zu den sichersten Medikamenten in der Psychiatrie.«[27]

Seriöse Fachleute verordnen niemals leichtfertig Psychopharmaka, als handle es sich um Traubenzückerle. Tragisch und in Familien mancher meiner Schüler mehr als nur einmal beobachtet: Wenn Eltern verängstigt in bestem Glauben ihrem Kind das Medikament vorenthalten, von dem sie womöglich lebensverändernd profitieren würden. Oder wenn einer der Ex-Partner bei gemeinsamem Sorgerecht die Zustimmung verweigert.

Zum plakativen Klischee von den Drogen gehört natürlich noch seine Steigerung: der Aberglaube, die Stimulanzien-Gabe bahne quasi den Einstieg in eine spätere »Suchtkarriere«. Es sei an dieser Stelle nochmal gesagt: Die Behandlung mit Stimulanzien im Kindesalter verringert das spätere Risiko einer Suchterkrankung.[28] Und logisch ist es obendrein: Nicht medikamentierte ADHS-Patienten leiden so massiv unter der inneren Unruhe (die sie nicht mehr wie als Kind ausagieren können, da ihr Bewegungsdrang im angesagten *couch-potato-lifestyle* effizient abtrainiert wurde), dass sie zu allen zugänglichen Mitteln im Sinne einer Selbstmedikation greifen. Die Suchtbiografien erzählen es zuhauf: Hinter so vielen tragischen Geschichten der Vergangenheit verbirgt sich eigentlich eine typische, nicht diagnostizierte ADHS. Das nützt leider den armen Suchtkranken nichts mehr, birgt aber viel Präventionspotenzial für die Zukunft. *Let's face it:* ADHS-Persönlichkeiten haben, leider, eine erhöhte Suchtaffinität. Dieser ist aber leichter zu begegnen mit Ehrlichkeit und einem frühen Therapiebeginn. ADHS-ler ertragen schwer Belohnungsaufschub, ihre Bedürfnisse wollen rasch erfüllt sein. Sie sind maximal schnell frustrierbar, sie wollen negative Gefühle eher betäuben, statt sie stoisch aushalten, was eigentlich zutiefst menschlich ist. Und sie sind auf der Suche nach Kompensationen für ihre

ADHS und Sucht hängen oft zusammen.

mangelnde Regulation emotionaler Dysbalancen. Dazu kommt, dass sie Enttäuschungen und Misserfolge nicht nur hochsensibel als solche empfinden, sondern von klein auf damit ständig konfrontiert sind. Weil ihnen aufgrund ihrer Aufmerksamkeitsprobleme vieles misslingt, was andere mit links schaffen.

Ganz andere Erfahrungen dagegen machen die Kinder (und auch die Erwachsenen) mit der Stimulanziengabe: »Wow, ich kann mich besser konzentrieren, plötzlich bei der Sache bleiben.« Sie erleben sich womöglich zum allerersten Mal als selbstwirksam (»ich lerne und es bringt was«), werden gelobt und verbuchen Erfolgserlebnisse, die allmählich ihr marodes Selbstwertgefühl verbessern. Sie kommen endlich leichter durch den Tag, der vorher ein Hindernisrennen war. Die Schrift wird besser, die Aufmerksamkeit sowieso, sie ecken nicht mehr ständig an, können warten, plappern nicht mehr rein, fallen nicht mehr vom Stuhl, werden sozial kompatibel, finden Freunde, werden plötzlich zu Kindergeburtstagen eingeladen. Sie sind auch im Sport besser, weil sie motorisch geschickter werden, das heißt, sie werden plötzlich in die Mannschaft gewählt, statt auf der Bank als Letzter hocken zu bleiben. Die immense Erleichterung und Freude, die eintritt, wenn mit dem richtigen Medikament in der richtigen Dosierung endlich Linderung in allen Lebensbereichen eintritt. Eine sich selbst verstärkende Dynamik, die diesmal in die positive Richtung weist. Das war und ist bei meinen Kindern für mich das schlagkräftigste Argument für eine Medikation. Es geht ihnen viel besser und sie leben ein ganz normales Leben ohne Katastrophen und Totalabstürze.

»Geht mal in die Liebe, dann löst sich alles«, dieses Zitat habe ich in den sozialen Medien gefunden. Nein, sorry, Liebe allein wird nicht genügen, um die Probleme eines Lebens mit ADHS adäquat zu lösen. Dabei ist das noch das Netteste, was so über ADHS-Behandlung zu lesen ist. Andere Kommentare überschlagen sich in bekannter Netz-Manier in Hetze und Häme über die raffgierige Pharmaindustrie und von ihr gekaufte Schulmediziner, die mit ihr unter einer Decke stecken und nur fette Kohle machen wollen, aber dafür in Kauf nehmen, dass unsere armen Kinder zu Drogenzombies werden.

Dagegen ist nach reiflicher Prüfung und trotz der zwei Herzen im Gepäck bzw. in der Brust mein persönliches Credo: Unsere Jungs bekamen durch ihre Medikamente die Möglichkeit einen ihrer Intelligenz angemessenen Schulabschluss zu machen, ein Studium zu beginnen, soziale Integration und Anerkennung zu erfahren, die unabdingbar ist für die Entwicklung von Selbstwertgefühl. Sie erleben, ihre Bemühungen sind nicht umsonst. Ihr Leben findet *jetzt* statt und diese Medikation ist das Beste, was wir momentan zur Verfügung haben. Aber warum noch konnte dieses »Ritalin«-Thema derart eskalieren, bis hin zu einer Art Glaubenskrieg? Vielleicht auch, weil sich hinter der vordergründigen Frage nach der medizinischen Ausrichtung nichts weniger offenbart als die geheimnisvolle Frage nach dem Wesenskern unseres Menschseins? Sie scheint ja plötzlich obsolet geworden, die seit der griechischen Antike existierende dualistische Trennung zwischen Körper und Geist: Unser Geist hat im Gehirn sein Zuhause, heißt es aktuell. Es existieren biochemische Korrelate für unser psychisches Empfinden, ehemals als rein immateriell geltende, geistige Denkprozesse manifestieren sich als physiologische Vorgänge. Deshalb wirken Psychopharmaka ohne Budenzauber, auch wenn die Psychiatrie selbst offen zugibt, dass deren spezifische Wirkmechanismen aufgrund der ungeheuren Komplexität des Gehirns vielfach noch unverstanden sind. Andererseits: Sind wir nicht doch noch so viel mehr als »nur« unser molekularer Körper? Das ist wahrhaftig eine Glaubensfrage. Und könnte einer der Gründe sein, warum die Debatte um eigentlich sachliche Themen so heiß und emotional geführt wird.

Die Medikation ist das Beste, was wir im Moment zur Verfügung haben.

Zum Schluss ein wichtiges pragmatisches Argument in der Abwägung »für oder wider Medikation«: die stark erhöhte Unfallgefahr. »Menschen mit der Aufmerksamkeitsdefizit-/Hyperaktivitätsstörung ADHS haben im Verlauf ihres Lebens ein erhöhtes Risiko, auf nicht natürliche Weise zu sterben … Menschen mit ADHS geraten durch ihre Unachtsamkeit und Impulsivität immer wieder in gefährliche Situationen. Frühere Untersuchungen haben gezeigt, dass sie im Straßenverkehr häufiger in Unfälle verwickelt sind. Nicht durchdachte und übereilte Reaktionen verleiten sie häufiger zu riskanten Verhaltensweisen, die sich schnell als Fehler herausstellen, manchmal mit fatalen Folgen. Auch die Neigung zu einem Suizid ist erhöht ... die Gesamtmortalität ist doppelt so hoch wie im Rest der Bevölkerung und unbeabsichtigte Verletzungen sind die häufigste Todesursache im jüngeren Lebensalter.«[29]

Die Unaufmerksamkeit, mangelnde Risikoeinschätzung plus Impulsivität verhindern umsichtiges Handeln im Straßenverkehr, beim Klettern, beim Schwimmen; sie leben ohne Medikation einfach so viel gefährlicher und das hat nichts mit Helikopter-Mentalität zu tun!

Ein Frühsommerabend vor etlichen Jahren: Ganz bewusst wollte ich cool den Impuls der Kontrolle unterdrücken und habe entgegen meinem mulmigen Gefühl alle drei Kinder allein auf einen fremden Spielplatz gelassen, während wir Erwachsenen beim Grillen saßen. Der Abend endete in der Notaufnahme der Chirurgie mit der Operation eines gebrochenen Unterarmes beim Jüngsten.

Das mächtige und menschliche Gefühl der Angst um unsere Kinder, ein starker archaischer Schutzreflex, lässt sich nicht ausschließlich mit der Macht der Vernunft besiegen, der Versuch der Kommunikation á la »Ratio versus Emotion« läuft ins Leere. Wir brauchen ein ebenso mächtiges Gefühl, das wir der Angst zur Seite stellen können. Das ist das Vertrauen. Deshalb ist die vertrauensvolle therapeutische Beziehung zu kompetenten Experten die unabdingbare Grundlage für eine gelingende Behandlung. Es braucht unsererseits Mut, sich einzulassen und ganz viel Geduld auf der Seite jener Profis, die die Medikation verschreiben, wenn sie wollen, dass kleine und große Patienten sie auch wirklich ausprobieren. Das Fenster der Einsicht öffnet sich nur dann, wenn das Wohlergehen des Kindes im Mittelpunkt steht. Dafür sollte man jedes Dogma rechts oder links liegen lassen. Es ist kein Doping, es ist Medizin. Es ist auch kein Wundermittel, mit dem man alle Probleme weghexen kann. Und gute Schulnoten sind kein Grund, ein Medikament *nicht* zu probieren, Leidensdruck kann sich auf vielfältige Weise äußern.

Jemand, der nicht betroffen ist, wird nie erahnen, wie unerträglich die innere Anspannung, die Unruhe, die Getriebenheit sich anfühlen. Das ist Stress pur, wie permanent auf der Flucht zu sein. Der elterliche Versuch, unser heranwachsendes Kind von Drogen fernzuhalten, indem man ihm die Medikation vorenthält, wird mit Karacho scheitern.

Wenn aber genug Vertrauen in das medizinische Fachpersonal da ist, dann trauen wir uns zumindest, das empfohlene Medikament auszuprobieren. Nur als einen ersten Schritt, denn längst ist doch klar, dass die Medikation niemals die alleinige Therapie sein kann, sie ist vielmehr die Voraussetzung für alles, was folgt, das Fundament der multimodalen Therapie.

Nun kann's losgehen. Denn jetzt fängt die Arbeit erst an …

Kapitel 5: Multimodale Therapie

Mein meistgesprochnes Wort als Kind war »Nein«.
Ich war kein einwandfreies Mutterglück. Und denke ich an
jene Zeit zurück –
Ich möchte nicht mein Kind gewesen sein.
MASCHA KALÉKO, AUS: »INTERVIEW MIT MIR SELBST«

Warum fallen mir in der Rückschau bloß immer die Urlaubssituationen als Erstes ein? Wahrscheinlich, weil die Hoffnung auf eine erholsame Auszeit von Jahr zu Jahr wuchs, besonders dann, als die Kinder »aus dem Gröbsten raus waren«, wie man so schön sagt. Leider erwies sich diese Hoffnung bei uns als trügerisch, auch als wir längst kein Wickelkind mehr hatten. Das Energieniveau rutschte immer mehr bedenklich ins Minus, trotzdem sehnten wir uns Jahr für Jahr erschöpft der dringend nötigen Auszeit entgegen, man soll ja immer an die Möglichkeit der positiven Veränderung glauben. Ich lernte das erst mühsam und widerwillig: Für das Verreisen mit ADHS-Kindern, die so sehr auf eine Halt gebende gleichbleibende Struktur angewiesen sind, die hypersensibel auf Ortswechsel aller Art reagieren, besonders auch klimatischer Natur, geschweige denn mit einem Wechsel der Zeitzonen, bezahlt man einen hohen Preis. Wenn man einen Wohlfühlort gefunden hat, ist es eigentlich schlau, keine Experimente mehr zu machen, sondern stoisch auch bei Urlaubsreisen eine immer gleiche Routine mit demselben Reiseziel einzuhalten. Wir waren aber nicht schlau, sondern stur in unserem Wunsch, die Welt weiter kennenzulernen, ausnahmsweise mit dem Flugzeug. Das Schul- bzw. Kindergartenjahr ist geschafft, es sind mal wieder Sommerferien: Wir freuen uns wie Bolle auf eine Reise, in der Hoffnung, dass es auf einer schönen Insel mit Sonne, Strand und Meer für alle entspannter werden würde. Natur soll ja Wunder bewirken. Stattdessen: Schon auf dem Hinflug eine nicht enden wollende Schreiattacke, unser Jüngster strampelt im Sitz, schreit, schlägt, traktiert im Wechsel mich oder die Rückenlehne des Vordermanns. Diverse Fluggäste drehen sich genervt nach uns um: »Ts, ts, warum hat diese Mutter ihr Kind nicht im Griff? Es stört! Wer sich nicht benehmen kann, sollte zu Hause bleiben.«

Warum sich das Gewitter in seinem Kopf diesmal so unheilvoll zusammengebraut hatte? Der Druckausgleich hatte nicht funktioniert und er hatte einen irren Druck in den Ohren, aber sagen konnte er das nicht. Am Zielort angekommen, könnte die Diskrepanz zu den anderen Familien nicht krasser sein: Urlaubsstimmung allerorten wie in der TUI-Werbung, die anderen Gäste chillen entspannt auf ihren Liegestühlen, während zu ihren Füßen friedlich die lieben Kleinen im Sand buddeln. Ich aber rase in der Mittagshitze um die halbe Insel und suche verzweifelt mein schwer erziehbares Kind, das nach einem Totalausraster aus unbekanntem Anlass einfach vom Tisch abgehauen ist, fort. Der Rest meiner Familie ist übrigens abgetaucht, wortwörtlich, ich aber renne den ganzen Strand entlang und bete, dass Mario nicht alleine raus ins Meer gegangen ist. Die Angst kommt ja immer noch dazu, er hat sich schon öfter in Gefahr gebracht. Wir haben auch schon mal die zehn Stockwerke im Wiener Aquarium »Haus des Meeres« nach ihm abgesucht und ihn dann abends kurz vor der Schließung draußen gefunden. Von Städtereisen, selbst mit Kinderprogramm, kann man nur abraten. Als ich ihn auf irgendeiner schief gewachsenen Kokospalme wie Mogli den Stamm umklammernd entdecke, fange ich erst mal an zu heulen. Obwohl doch in jedem Ratgeber steht: »Bleiben Sie ruhig, wenn eine Situation eskaliert, auch wenn es schwer ist.« Es ist nicht schwer, es ist unmöglich! Ich bin auch nur ein Mensch, und jetzt gerade kann ich nicht mehr. Ich brauche doch auch mal Zeit für mich! Trotz aller Mutterliebe habe ich eine wahnsinnige Wut auf mein eigenes Kind, das mir hier gerade den Urlaub verdirbt, auf dem Fuß gefolgt von einem schlechten Gewissen über dieses mächtig negative Gefühl. Ich bin am Rande des Nervenzusammenbruchs oder schon längst drüber. Wie erzieht man so ein Kind, das seinem eigenen Neuronenfeuerwerk ohnmächtig ausgeliefert ist? Im Mittelalter hätte man Exorzismus-Zeremonien abgehalten, um das von Dämonen besessene Wesen zu »befreien«, später wäre ein solches Kind mit drakonischen Strafmaßnahmen der schwarzen Pädagogik gefügig gemacht worden. Klar, mit dem autoritären Instrumentarium der Vergangenheit kann ich jedes Kind seelisch zerstören. Unseres hasst sich selbst schon genug für seine unkontrollierba-

Wie erzieht man ein Kind, dass seinem Neuronenfeuerwerk ausgeliefert ist?

ren Ausbrüche, wenn verbal und oder körperlich sein Wutvulkan explodiert. Die Schimpfwort-Kaskaden der Verbalinjurien haben uns auch schon an das Tourette-Syndrom denken lassen. Ungebremst würde der Weg von der Selbstabwertung in die Selbstzerstörung führen, beide Jungs haben sich schon selbst verletzt. Ich bin ratlos und überfordert: Wie geht man richtig um mit solchen Aggressionen, solch extremen Emotionen, besonders wenn man selbst als braves angepasstes Mädchen mit Hang zur Perfektion und großem Leistungswillen erzogen wurde? Da prallen Welten aufeinander, *Clash of Cultures,* nie hätte ich mir das Ausmaß dieser Lebensaufgabe träumen lassen. Manchmal überkommt mich ein Hang zum Jammern: Ausgerechnet ich brave Ballettmaus werde konfrontiert mit solchen wilden hemmungslosen ungezügelten und auch unverschämten Monstern, die noch dazu meine sind, und die ich über alles liebe! Es bleibt kein Stein auf dem anderen, weil mein kleiner, äußerlich so zarter blonder (B)engel so extrem in seinen Wutausbrüchen ist, dass er nicht mehr sozial kompatibel ist. Wir *müssen* ihm beibringen, dass *jeder* lernen muss, sich zurücknehmen zu können. Rücksichtnahme ist eine gute Idee, damit eine soziale Gesellschaft nicht vor die Hunde geht, ADHS ist keine Entschuldigung! Aber wie? Mit Gewalt, auch psychischer, ganz sicher nicht. Kein stabiles Fundament für ein sich entwickelndes kleines Selbstwertgefühl, Fehlverhalten durch angedrohten Liebensentzug zu ahnden.

Aber wer unterstützt mich, wenn das eigene Kind unausstehlich ist (auch wenn dahinter spürbar eigene Not steckt)? Wer hört mir zu? Ich selbst brauche Hilfe, und zwar dringend!

Und genau darum braucht es die Multimodale Therapie – das Schlagwort schlechthin unter den Empfehlungen für eine zielführende ADHS-Behandlung. Multimodal, das hört sich gut an, geschäftig, effektiv. Ist aber immer handgestrickt und bedeutet ganz simpel, dass die Therapie des Kindes auf mehreren Säulen ruht und das ist gut so. Es macht Sinn, dass interdisziplinär von verschiedenen fachtherapeutischen Richtungen auf das Kind geschaut wird, was ich als enorme Entlastung meiner Erziehungsaufgabe empfunden habe. Besonders die im Rahmen der Verhaltenstherapie vorgesehenen Elternstunden wirkten Wunder, weil es dort Verständnis auch für meine Situation gab. Mir wurde dort geholfen, auch wenn längst nicht alle Tipps auf Anhieb klappten, weil die Umsetzung mühsam ist und man dafür einen langen Atem braucht. Multimodal nach den offiziellen *guidelines* heißt, dass es mindestens 4 Säulen gibt: »Die sogenannte beratende Psychoedukation, also Information über das Störungsbild ADHS, sowohl für die Patienten als auch für deren Angehörige, steht an erster Stelle: Neben der Aufklärung über mögliche Beeinträchtigungen sollte dabei der Fokus auch auf die individuellen Stärken und Ressourcen gelegt werden, beispielsweise besondere sportliche Kompetenz, Spontaneität, Kontaktfreudigkeit oder Kreativität, um diese für den Patienten und seine psychosoziale Umgebung erfahrbar werden zu lassen.« [30] Es folgt die kognitive Verhaltenstherapie, *bei Bedarf* die Medikation und zuletzt der bunte Strauß voller »ergänzender Maßnahmen«. Da ADHS ein Chamäleon ist, das die schillerndsten Farben annehmen kann, muss die Therapie so individuell abgestimmt sein, wie es die Komplexität der Probleme eben vorgibt. Das macht allgemeine Ratschläge für flankierende Maßnahmen so schwierig, es ist immer eine Einzelfallentscheidung, die temporär an den Entwicklungsstand angepasst werden muss. Bei uns war das wegen der grob- und feinmotorischen Entwicklungsverzögerung die jahrelange Ergotherapie, in der auch schöpferisch und künstlerisch gearbeitet wurde, unser Keller ist bevölkert von Wesen aus gebranntem Ton, Pappmaschee oder Holz, von einer ägyptischen Grabstelle über Orcas bis hin zu einer Horde fleischfressender Dinosaurier und chinesischer Drachen. Das wirklich Tolle ist, dass all diese wohltuenden Maßnahmen Kassenleistungen sind und bei entsprechendem Bedarf auch sehr langfristig verordnet werden können. Das wirklich Schwierige ist, dass es in meiner alleinigen Verantwortung lag, die für jedes Kind passenden Maßnahmen zu beantragen, zu terminieren und zu koordinieren, vom Finden der Therapieplätze und einem beharrlichen Durchhaltevermögen in den Warteschleifen ganz abgesehen.

ADHS ist ein Chamäleon und entsprechend muss die Therapie aussehen.

Viel Zeit und Energie habe ich über Jahre investiert, es ist ein eigener Job als Koordinatorin, zumal bei mehreren Kindern. Ich träume sehnsüchtig von interdisziplinären ambulanten Kompetenzzentren, in denen der Service und alle Hilfsangebote für eine Familie unter einem Dach zusammengefasst werden könnten, ohne ewige Wege, Zuständigkeiten, Rezepte, so wie es in anderen Bereichen der ambulanten Rehabilitation längst existiert. Warum gibt's so was nicht für unsere ADHS-Familien? Und warum sind manche Hilfen so schwer aufzuspüren wie gut versteckte Ostereier, nur dass die Suche danach nicht so viel Spaß macht? So gibt es etwa seit 2017 dank des neuen Pflegestärkungsgesetzes die Möglichkeit, bei der Krankenkasse einen Pflegegrad für sein Kind zu beantragen, wobei der Grad der Selbstständigkeit entscheidend ist.[31]

Aus unserer Erfahrung heraus ergibt sich ein Erklärungsversuch, warum ausgerechnet die Verhaltenstherapie sich als effektiv erwiesen hat. Besonders ADHS-Kinder vergessen und verlieren ja ständig etwas: ihre Turnbeutel, Trinkflaschen, Vesperdosen mit dem ungegessenen Inhalt, Regenjacken, selbst ihnen wichtige Utensilien wie Spielzeug, Kuscheltiere. Warum vergessen aber auch viele von uns Großen zum Beispiel gerne, wo wir unseren Hausschlüssel oder das Handy abgelegt haben? Genau, weil wir parallel schon etwas tun und/oder weil wir die Dinge nicht *immer an derselben Stelle* ablegen, sondern mal hier, mal dort. An derselben Stelle wird der Vorgang irgendwann zur Routine und würde zuverlässig funktionieren. Alltägliche Abläufe immer gleich zu absolvieren, erspart unserem Gehirn im Alltag jede Menge Stress, weil wir diesen Vorgängen keine bewusste Aufmerksamkeit mehr schenken müssen. Automatisierte Bewegungsmuster sind tief in uns, in unserem Kleinhirn, abgespeichert, somit muss weniger »Hirnschmalz« in anderen Arealen wie dem Arbeitsspeicher aktiv sein.

Manches läuft dann von selbst, eben wie am Schnürchen. Diese Routinen einzuhalten, morgens, mittags, abends, ist also nicht stupide, sondern besonders für Menschen mit ADHS eine ziemlich gute Idee. Leider aber ist das wiederholte Einüben dieser Routinen, der Weg hin zu den Automatismen, für sie tatsächlich total langweilig, da sie ja eben allzu gerne mit immer neuen Reizen stimuliert werden wollen zur Selbst-Aktivierung. Deshalb wird in der Verhaltenstherapie bewusst mit Belohnungsanreizen gearbeitet, die also nicht nur wirkungs-, sondern auch sinnvoll sind. Wer kennt nicht die berühmte Punkteschlange, in welchem Haushalt hängen keine Listen mit Smileys oder Sternen hinter bunten Magneten an der Kühlschranktür? Ich fand das alles, ehrlich gesagt, früher ziemlich doof und wehrte mich innerlich dagegen, weil ich immer an die alte klassische Konditionierung und den sabbernden Pawlow'schen Hund mit seinem triefenden Speichel denken musste. Mein Kind war doch kein Haustier! Bis ich meinen Widerstand aufgab und verstand, dass es bei der operanten Konditionierung darum geht, erwünschte Verhaltensmuster durch angenehme Konsequenzen positiv zu verstärken. Das macht aus meinem Kind kein willenloses, nach Belohnung lechzendes Wesen, sondern bedeutet Lernen am Erfolg. Das eingeübte Verhalten wird müheloser und weniger anstrengend. Außerdem werden die Belohnungshilfen schrittweise abgebaut, wenn sich Muster etabliert haben. Es hat unser Leben einfacher gemacht, dass über den Zeitpunkt der Hausaufgaben nicht mehr diskutiert werden musste. Klingt läppisch, ist aber für uns ein Meilenstein gewesen: Erst wird gelernt, dann gespielt oder später gezockt, auch wenn bei dieser Reihenfolge vielleicht manch frisch gepaukte Vokabel aus dem Kurzzeitgedächtnis wieder rauspurzelt durch die nachfolgenden starken Sinnesreize. Besser wäre eine längere Pause zwischen Lernen und Zocken.

Wobei (kognitive) Verhaltenstherapie heutzutage so viel mehr beinhaltet als »nur« das Einüben veränderter Handlungsweisen, außerdem spielt die vertrauensvolle Beziehung zum Therapeuten/Therapeutin eine riesige Rolle. Wir trafen auf tolle Persönlichkeiten, engagierte empathische Menschen, die weit über ihre Fachkompetenz hinaus für uns wichtige Bezugspersonen wurden, besonders in kritischen Phasen. Eine weitere, im wahrsten Sinne des Wortes frühe Möglichkeit der Unterstützung ist die Frühförderung. Frühförderstellen sind auch in mobiler Version in den Kindergärten unterwegs, sodass lästige weite Anreisen entfallen. Niederschwelliger kann ein Hilfsangebot nicht sein. Bei uns initiiert durch eine engagierte Erzieherin, die mich in einem Elterngespräch ehrlich auf die dringende Notwendigkeit einer Hilfestellung in Sachen sozialer Interaktion aufmerksam machte. Es stimmt zwar, dass die für eine ADHS-Diagnose relevanten Probleme erst in der Schule unter Leistungsdruck richtig manifest werden, Auffälligkeiten werden jedoch oft bereits im Kindergarten deutlich, gerade in der sozialen Interaktion.

Unser Kleiner war sehr früh das typische Wutmonster, wie auf der beschriebenen Flugreise. Frust oder Enttäuschung führten bei ihm unreguliert zu aggressivem körperlichem Ausagieren in Form von Beißen, Schlagen, Treten. Gipfel der Eskalation war die Mutation zum kleinen tollwütigen Tier, das einmal sogar seine eigentlich heißgeliebte Erzieherin ins Bein biss, ein echter Schock. Natürlich wäre ich am liebsten vor Scham im Erdboden versunken. Mein Kindergartenkind, eine beißwütige Bestie. Eine Katastrophe. Wie reagiert man da richtig? Wie stellt man rechtzeitig die Weichen, dass aus diesem eruptiven Wutvulkan kein gemeingefährlicher Schlägertyp wird? Wir Eltern verhauen zu Hause weder uns noch unsere Kinder mit der Bratpfanne und gehen auch logischerweise dazwischen, wenn es unter den drei Jungs zum Nahkampf kommt. Wir lassen unsere Kinder auf ein schmerztolerantes, mit Kügelchen gefülltes Wutkissen eindreschen, statt aufeinander, und schicken sie zum Kampfsport, wo sie lernen, Aggressionen zu kanalisieren und auf faire Weise abzuarbeiten. Und dann passiert trotzdem so was! Unser kleiner Unhold bekam also wöchentliche Einzeltermine in seiner KiTa, in Form von Heilpädagogik und Ergotherapie, zusätzlich gab es Hausbesuche und Elterngespräche. Diese Art von »Sozialhilfe« wurde explizit unter der Voraussetzung gewährt, dass wir Eltern an der Förderung des Kindes durch aktive Elternarbeit mitwirken, *fair enough*. Im Procedere der Antragstellung auf diese frühe Form der »Eingliederungshilfe« bekam ich tatkräftige Unterstützung durch die Erzieherin, auch sie hatte einen großen Anteil an der rechtzeitigen therapeutischen Intervention. Auch in den KiTas als erste Bildungseinrichtungen ist es also der Aufmerksamkeit und Sachkenntnis der Fachkräfte zu verdanken, wenn ein Kind, sollte es nötig sein, professionelle Unterstützung erfährt.

Die verdrießliche Schulddebatte holt uns hier nochmal ein. Sobald ich als Elternteil schon eine Vorverurteilung erfahren habe, werde ich mich schützen wollen und möglichst niemandem einen ehrlichen Einblick in das Ausmaß meiner Überforderung gewähren. Es kostet doppelt so viel Überwindung, trotzdem nach außen zu treten mit der Botschaft: Bei uns daheim brennt die Hütte! Den Faktor Scham kann man gar nicht hoch genug bewerten und leider stellt genau er die größte Hürde dar, warum Eltern sich nicht trauen, sich als überfordert zu outen. Das wird erst besser werden, wenn das Gespenst der Schuldzuschreibung nicht mehr durch unsere Alltagswelt wabert. Ja, ich gebe zu, man wird hypersensibel, besonders, wenn man schon abwertende Kommentare eingeheimst hat. Fremde Personen hineinzulassen in seine privaten Räume, und damit meine ich nicht nur die Wohnung, kostet Überwindung. Doch auch Hausbesuche, wie bei uns, können dazugehören, was sinnvoll ist und eigentlich sehr schön für das Kind, wenn es spürt: Alle ziehen an einem Strang. Ich kenne die Empfindlichkeit zu gut, und fühlte mich oft wie durchleuchtet: »Na, liegt es nicht doch ein kleines bisschen daran, wie du mit dem

Der Faktor Scham spielt eine große Rolle.

Kind umgehst?« Es wird nur gelingen, mehr Eltern zur Kooperation zu bewegen, wenn jedes Gefühl von Abwertung oder belehrender Besserwisserei verschwindet; dafür braucht es Fingerspitzengefühl der pädagogischen oder therapeutischen Fachkräfte, damit auch skeptische Eltern Vertrauen fassen.

Was ist eigentlich offizieller Expertenkonsens bezüglich empfohlener therapeutischer Interventionen? Ich konsultiere dazu erneut vertrauensvoll die S3-Leitlinien im Register der interdisziplinären Kapazitäten der AWMF: Neben einem sehr hilfreichen »differentialtherapeutischen Entscheidungsbaum« zur psychosozialen/pharmakotherapeutischen Behandlung von Kindern und Jugendlichen mit ADHS findet man Ernährungs-Empfehlungen, wie Verzicht auf künstliche Farbstoffe und den Hinweis, eventuellen Nahrungsmittelunverträglichkeiten mit Ernährungsprotokollen auf die Spur zu kommen. Es kann einen Zusammenhang geben zwischen bestimmten Nahrungsmitteln und responsivem Verhalten. Die viel gehypten Omega-3/6-Fettsäuren dagegen werden mangels Nachweises nicht zur Nahrungsergänzung empfohlen, schreibt das Fachgremium in der Kurzfassung ganz pragmatisch. Einleitend steht folgender gewichtiger Satz: »Der Behandler sollte Patienten aller Altersgruppen und ihre Angehörigen auf die Wichtigkeit und Bedeutung einer ausgewogenen und vollwertigen Ernährung sowie regelmäßiger Bewegung bzw. sportlicher Betätigung hinweisen.«[32] Das ist allerdings so generell gehalten, dass es sich wohl unbestritten auf *alle* Diagnosen anwenden lässt. Dabei ist diese Empfehlung alles andere als trivial und der Behandler »sollte« nicht nur den Hinweis geben, dass der Lebensstil eine gravierende Auswirkung hat, er *muss* es tun, und zwar in aller Deutlichkeit. Leider ist hier mal wieder das Kind auf seine familiäre Umgebung angewiesen, nichts wird so sehr imitiert wie das Ernährungsverhalten der Eltern und die Kinder sind dem ausgeliefert, was daheim auf den Tisch kommt. Unser physischer und psychischer Gesundheitszustand ist aber untrennbar verbunden mit unserer Lebensweise, unserem Ernährungs- und Bewegungsverhalten, das ist die leider unbequeme Wahrheit für jene, die nur eine Pille schlucken wollen und ansonsten nichts verändern möchten. Die für unseren Metabolismus existenzielle Bedeutung *aller* Substanzen, die wir unserem Körper zuführen oder zumuten, kann man gar nicht überbewerten. Umso mehr fand ich folgenden Tatbestand unglaublich frustrierend: Obwohl ich mir einbildete, dass unsere Kinder halbwegs gesund aufwuchsen und wir doch so viele Punkte bereits beherzigten (genug Schlaf, reizarme Umgebung, ausgewogene Ernährung, Bewegung an der frischen Luft, kritischer Umgang mit Medien, feste Strukturen), zeigten sich die ADHS-Symptome meiner Söhne ganz schön unbeeindruckt von meinen Bemühungen um einen gesundheitsfördernden Lebensstil. Ihn aufgeben ist aber keine Option, hemmungsloser Hedonismus sicher keine Lösung. Wäre sonst die Symptomatik nicht viel krasser? Und es gibt ja noch genug andere krankheitsfördernde Konsequenzen für den Organismus, die ein Lebensstil nach der Devise *All you can eat* provoziert. Du bist, was du isst, das gilt nicht nur bei ADHS.

Ach, die Grundsatzdebatte ums richtige Essen, der Religionsersatz unserer Tage: Die existenzielle Frage nach der »einzig wahren« Ernährung ist so fundamentalistisch geworden, dass man hier eigentlich nur ins ideologische Fettnäpfchen tappen kann. Ernährung ist ein so hochkomplexes wissenschaftliches Feld, dass ich mich überhaupt nicht trauen sollte, dazu etwas beizusteuern, weil man es nur falsch machen kann. Mut zur Lücke, ich sag' trotzdem was dazu, weil uns in den ADHS-Familien besonders der Zuckerkonsum massiv betrifft. Denn zweifellos kann Ernährung einen großen Einfluss auf die Zappeligkeit unserer Kinder haben, nicht umsonst heißt es: Gib dem Affen Zucker. Aber Vorsicht: Essen kann zum Machtkampf werden, gesundes Essen zur Doktrin. Nichts ist unlustiger, als wenn Mahlzeiten nur noch therapeutisch gesehen werden. Trotzdem kann es nicht nur Pizza und Pommes geben und Zucker ist tatsächlich eine industriell eingesetzte Droge mit gravierenden Auswirkungen auf unseren Hormonhaushalt. Klar, dass es auch beim komplexen Thema Essen besonders schwer für ADHS-ler ist, sich im Bereich von Maß und Mitte aufzuhalten. Entweder sie neigen zu Übergewicht oder sie sind so dünne Heringe wie meine Jungs, bei denen dann ganz physisch die Nerven blank liegen und jedes isolierende Fettpölsterchen fehlt.

Vorsicht: Essen kann zum Machtkampf werden.

»Der Mensch ist, was er isst«, nie hätte ich gedacht, dass das Zitat nicht vom ersten Oecotrophologen, sondern von Ludwig Feuerbach, dem Religionskritiker des 19. Jahrhunderts stammt. Er kritisierte damit die damals in der Philosophie übliche platonische Überhöhung der Seele über den Körper, sollte heißen: Biologie toppt Geist, wir sind nichts anderes als an Materie gebundene biologische Wesen, der Natur unterworfen. Sehr modern, dieser frühe Gastrosoph. Heute wissen wir längst: Die Ernährung in der Kindheit spielt eine große Rolle für das gesamte weitere Leben, nichts prägt unsere Essgewohnheiten so sehr wie die frühen Muster unserer Kindheit. Wurde ich zum Beispiel gezwungen, immer den Teller leer zu essen, kann das fatale Folgen in Form einer Essstörung haben.

Auch wenn wir schon etliche andere Baustellen in unserem Alltag haben, finde ich es zumindest wichtig, sich mit dem Thema glykämischer Index zu befassen, damit der Blutzuckerspiegel nicht Achterbahn fährt, sowie die vielen E-Zusätze, künstliche Farbstoffe, so weit wie möglich zu vermeiden, weil diese in der Diskussion stehen, an der Entstehung von Hyperaktivität beteiligt zu sein. Unser Gehirn wiegt zwar nur 2 % unseres Körpers, verbraucht aber 20 % unserer gesamten Energie für seine Stoffwechselfunktionen und der Energieträger darf ausschließlich Glucose sein. Um gut denken zu können, sind unsere grauen Zellen existenziell angewiesen auf einen konstanten Blutzuckerspiegel, der durch das Junk-Food, das wir uns reinpfeifen, aber wilde Zacken fabriziert, ein Stress für das ganze System, der wiederum den Cortisolhaushalt und die Blutfettwerte negativ beeinflusst, ein Dominoeffekt.

»Kindgerechte Ernährung bei ADHS«[33] ist der Titel eines Buches, das sich lohnt im Regal stehen zu haben. Aber ach, wie oft bin ich beim Thema Ernährung gescheitert in bester Absicht. Kleine Kostproben aus dem Kosmos der Nahrungsaufnahme: Die Familie soll sich zumindest einmal am Tag zu einer gemeinsamen Mahlzeit versammeln, so war mein Ziel: Ich mache also Bandnudeln in Lachssahnesoße. Das Kind mag zwar Nudeln und das Kind mag auch Lachs, aber heute nur als Trennkost und lieber ohne Soße. Und wehe, es verirrt sich ein Dillfähnchen als Topping darauf. Dann wird konsequent gar nichts angerührt. Dazu presse ich Orangen aus, damit die flüchtigen Vitamine frisch und direkt geschluckt werden können. Das Kind mag aber das Fruchtfleisch nicht. Ich gieße den Saft durch ein Sieb, jetzt ist er okay. Vermutlich denken Sie jetzt an Machtspielchen und Tyrannei, aber so einfach ist es nicht, glaube ich. Man darf nicht vergessen, dass tatsächlich Appetitmangel eine doofe Nebenwirkung der Medikamente sein kann und die Lust aufs Essen per se sehr geschmälert ist, wenn schlicht das echte Hungergefühl fehlt. Außerdem, wer vermag denn schon von außen zu beurteilen, ob nicht auch die subjektive Reizverarbeitung seiner geschmacklichen Sinneswahrnehmungen eine andere ist? Ob die ohnehin feine Zungensensorik durch grobe Partikel und raue Oberflächen leichter irritierbar ist bei unserem Kind? Immerhin hat es Augen wie ein Adler, Ohren wie ein Luchs und eine Nase wie ein Trüffelschwein. Seine Sinne sind hochsensitiv, das weiß ich, also versuche ich einfach nur, entgegenkommend zu sein. Aber: »Das Leben ist wie eine Schachtel Pralinen, man weiß nie, was man kriegt«, Lieblingszitat aus einem meiner Lieblingsfilme, in dem Tom Hanks so herrlich naiv den legendären Forrest Gump spielt.

Ein anderer Abend, wieder habe ich liebevoll und aufwändig ein nicht nur gesundes, sondern wirklich leckeres Schmorgericht zubereitet, obwohl auch ich schon einen langen Tag hinter mir habe. Ich zünde noch eine Kerze an und rufe die Familie zu Tisch. Einer nach dem anderen trudelt ein, die Großen sind dankbare Esser, aber der kleine Kostverächter Mario kommt und ich sehe schon am Blick auf die Pfanne und der gerümpften Nase: Das wird nix. Unser Suppenkasper stochert lustlos in den Gemüsenudeln rum, er isst gnädig einen Pilz, pickt dann erst was Grünes raus, um anschließend die roten Paprika auszusortieren, die er längs um den Tellerrand drapiert wie eine Girlande aus Antipasti. Der Große knufft ihn in die Seite: »Jetzt iss' halt mal gescheit!« Und peng, die Rakete geht los ohne Countdown. Der Kleine schreit: »Lass mich, du Arsch«, er haut zuerst den Großen und reißt ihn dann so am Pullover, dass dessen Schulternaht aufplatzt. Sein noch volles Glas kippt um, so wie ächzend der altersschwache Holzstuhl gleich hinterher, die Lehne kracht aufs Parkett und es splittert ein kleiner Keil ab. Der Mittlere lacht sich kaputt, was unser Rumpelstilzchen noch verrückter toben lässt, es rennt aus dem Raum und haut die Türe hinter sich zu. Super, der Esstisch wird zu einem weiteren Schlachtfeld, ich denke an das wohlbekannte Bild im Struwwelpeter, auf dem der Zappelphilipp nach hinten kippend das Tischtuch mit sich reißt. Der Große mault: »Ich hab's doch nur gut gemeint«, und ich, wer sonst, habe am Ende den Salat. Astreine Stimmung am Tisch beim Rest der Mannschaft, Projekt »harmonische Mahlzeit im Familienkreis« gescheitert. Da sich solche Szenen häufen, wird das Thema Essen zur aufgeladenen Konfliktzone. Kein Wunder natürlich, dass es gerade abends eskaliert, wenn alle müde sind, vielleicht noch ein kleiner Rebound-Effekt querschießt. Noch dazu droht der nächste Übergang zum Ins-Bett-Gehen, der wiederum ein weiterer Akt im Drama ist, da das

Kind alles andere als von selbst selig ins Reich der Träume hinüberschlummert.

Ach, ist unser Leben nicht kompliziert?

Manche Tipps sind einfach völlig realitätsfremd oder kennen Sie ein Kind, das die »gesunde« dunkle Bitterschokolade einem Kinderriegel vorzieht? Außerdem, Vorsicht Vorbild, ich bin selbst süchtig nach Schokolade und muss nach der halben Tafel die andere Hälfte vor mir selbst verstecken. Also Süßigkeiten in Maßen, keine sinnlosen Verbote, selten Softdrinks, kein buntes Zuckerzeug, meist frisch gekochtes, möglichst vielseitiges Essen und das Ganze ein Balanceakt zwischen Pragmatismus und dem Idealbild der empfohlenen Ernährungspyramide. Ich entlaste mich damit, dass die Jungs sehr selten krank sind und ein gutes Hautbild haben.

Mein persönliches Fazit: Ernährung ist nicht alles, aber ohne gesunde Ernährung ist alles nichts. Deren essenzielle Bedeutung für die Hirnfunktionen ist in den Fokus gerückt durch die neue Popularität unseres Darm-Mikrobioms und den Wechselwirkungen über die Darm-Hirn-Achse. »Es wird deshalb auch im Zusammenhang mit ADHS diskutiert, dass Veränderungen oder Dysbalancen im Mikrobiom der Betroffenen zur Pathophysiologie der Erkrankung beitragen können.«[34] Keine spezielle ADHS-Diät bringt Linderung oder gar Heilung, aber selbstredend müssen zunächst Allergien und echte Unverträglichkeiten abgeklärt werden. Völlig verrückt, dass ausgerechnet in unserem reichen Land Mangel- oder Fehlernährung bei Kindern herrscht, wobei Süßes als Suchtfaktor von der Genussmittel-Industrie bewusst zur Konsumsteigerung eingesetzt wird. Übrigens gibt's noch viele weitere gutgemeinte Tipps zur Nahrungsergänzung wie »m&m«, womit ausdrücklich nicht die bunt überzogenen Erdnüsse gemeint sind: »Gib ihm doch Magnesium«, hörte ich des Öfteren als Empfehlung, da dieser wichtige Mineralstoff zweifelsohne eine Schlüsselrolle bei der neuromuskulären Koordination spielt. Und: »Melatonin ist super!« Ja, zum Einschlafen. Ist natürlich keine Nahrungsergänzung, sondern ein Hormon, das als Medikament zugelassen ist.[35]

Wirklich sehr ungern gebe ich zu, was ich an aberwitzig vielen verschiedenen Therapieformen ausprobiert habe mit unserem ersten »Versuchskaninchen«. Sie werden gleich völlig zu Recht den Kopf schütteln: Kinesiologie, auch als kinesiologische Lernförderung, Homöopathie, Anthroposophie, darunter Heileurhythmie, Kunsttherapie, dann Marburger Konzentrationstraining, Gruppentherapie, Hypnose, analytische Psychotherapie, neurophysiologische Therapiemethoden wie RIT (Reflex-Integrations-Training), Meridianmassage. Ich möchte kleinlaut zur Verteidigung anbringen, dass wir ja nicht alles auf einmal ausprobiert haben, sondern im Laufe vieler Jahre. Rückblickend würde ich milder sagen: Es war einfach ein Akt der Verzweiflung. Und vielleicht kann meine wilde Liste als Warnung dienen vor dem Therapie-Hopping auf der Suche nach der »richtigen« Methode. Was haben wir an (Lebens-)Zeit und vor allem auch Geld vergeudet, wenn ich beispielsweise an schweineteure Urintests denke mit nachfolgenden, ebenfalls sehr kostspieligen Rezepturen für ganz bestimmte Nahrungsergänzungsmittel, die angeblich die Neurotransmitterproduktion beeinflussen. Wie wird kalkuliert mit der Verzweiflung von Eltern und mit ihrer Hoffnung, teure alternativmedizinische Mittelchen würden nebenwirkungsfrei heilen, wozu die Schulmedizin nicht imstande ist. Für was sind Eltern bereit, mehr Geld auszugeben als für die Gesundheit und die »Rettung« ihrer Kinder? Mich haben derartige Heilsversprechungen in meiner Naivität an der Nase herumgeführt, alles hätte ich getan, gekauft, probiert. Dabei gibt es ja durchaus seriöse ergänzende und finanziell von den Krankenkassen abgedeckte Therapieformen, die nötig oder sinnvoll sein können wie Logopädie, Ergotherapie, Physiotherapie, auch Osteopathie. Ich konnte damals schlicht und ergreifend den Wald vor lauter Bäumen nicht mehr sehen.

Therapie-Hopping ist auch nicht die Lösung.

Apropos ergänzende Maßnahmen: ist Neurofeedback vielleicht die neue heilbringende Supermethode? Vor einigen Jahren in Reportagen renommierter Tages- und Wochenzeitungen hochgepriesen als neue nebenwirkungsfreie therapeutische Intervention, hat die Methode mittlerweile einiges von ihrem neuen Glanz verloren und wird wohl als alleinige Methode nicht zum erhofften Erfolg führen. Dennoch ist sie zu Recht aufgenommen in den Katalog seriöser Behandlungsmethoden. Die Schwierigkeit dürfte eher sein, überhaupt einen Platz zu finden, an dem über ein Kassenrezept abgerechnet werden kann. Und ansonsten wird's teuer und mal wieder ungerecht. Wir sind wöchentlich 120 Kilometer weit in eine Hochschulambulanz gefahren, weil damals nur dort die von mir gesuchte Kombination aus Verhaltenstherapie und Neurofeedback angeboten wurde. Im Gesamtpaket im Rahmen der Psychotherapie angewendet, lässt sich deshalb ein selektiver Effekt nicht ableiten. Abgesehen davon, dass Lukas es spannend fand, »verkabelt« zu werden mit Elektroden am Kopf, die seine Hirnströme ableiten, konnte ich bei ihm einen wertvollen Aha-Effekt feststellen: »Wenn ich mir etwas Schönes vorstelle – und dazu muss ich mich nicht mal besonders anstrengen –, dann hat das einen unmittelbaren sichtbaren Effekt auf das visuelle Geschehen auf dem Bildschirm vor mir, das Flugzeug fliegt, wie ich es will. Ich selbst kann das bewirken, ich bin der Chef über meine Gedanken! Ich bin unter bestimmten Voraussetzungen (Ruhe, Fokus, Einzelsituation) meinem Kopfkarussell nicht mehr ohnmächtig ausgeliefert.« Allein dieser Moment der Selbstermächtigung hatte einen hohen therapeutischen Nutzen. Einmal erfahren, lässt sich diese Art von Konzentration reproduzieren durch bestimmte innere Bilder oder auch äußere Gegenstände als »Anker«. Vielleicht hatte er zum ersten Mal im Leben überhaupt das Gefühl, was das eigentlich heißt: »sich zu konzentrieren«. Das Wichtigste, wie immer, ist sowieso der Transfer in den Schulalltag. Mit der Zeit verwässerte sich dieser Effekt, aber dennoch fanden wir das Neurofeedback ergänzend sinnvoll. Nach ein paar Jahren hat er eine Session von 10 Sitzungen wiederholt, diesmal mit mäßigem Effekt, wahrscheinlich war die Zahl der Wiederholungen zu gering.

Wie gut übrigens, dass in unserem Land etliche Therapien bezahlt werden, wenn, ja, wenn man einen Therapieplatz ergattert. Wenn jetzt jemand der Meinung ist, dass das hohe Kosten für die Allgemeinheit erzeugt, würde ich gerne einen Perspektivwechsel bezüglich der Folgekosten von nicht therapierter ADHS einbauen. Zu Recht hat Prof. Alexandra Philipsen in der bereits erwähnten Doku über ADHS die Frage andersherum gestellt: Was kostet uns ADHS, wenn sie nicht diagnostiziert und behandelt wird, weil besonders die jungen Erwachsenen im *gap* der Unterversorgung landen? Millionen von Euro jährlich.

Die Abendschleife, krönender Abschluss eines langen Tages: Endlich Ruhe! Nicht nur in der Wohnung am Abend, sondern im kindlichen Kopf. Das Anstrengendste ist, so sagt unser Großer heute, dass im Kopf nie Ruhe einkehrt, immer muss er »etwas« denken. »Der Kopf ist rund, damit das Denken die Richtung wechseln kann«, sagte der Künstler Francis Picabia, ein schönes Sinnbild.

Das Anstrengendste ist, dass im Kopf nie Ruhe einkehrt.

Aber wenn es keine eindeutige Richtung gibt, sondern Einbahnstraßen, Sackgassen, Kreisverkehre, Baustellen, Umleitungen? Neuronale Datenautobahnen und winzige kleine Trampelpfade im Gedankenlabyrinth, in dem man sich verfranzt. Interessanterweise kann man mit Schwarztee oder Cola den Geist etwas herunterfahren oder sogar mit ein paar Milligramm von kurz wirksamen Methylphenidat. Ebenso sind alte Hausmittel willkommen, ein warmes Fußbad mit Salz, gefolgt von einer kurzen Massage mit Lavendelöl und ab in die Wollsocken, wirkt auch bei gestressten ADHS-Kindern. So wie die Wärmflasche unter der Bettdecke sind das keine Wunderdinge, aber sie werden nicht mehr praktiziert, weil oft angenommen wird, das Einfache hilft nicht, es muss was Neues her. Vorlesen, auch wenn das Kind längst lesen kann, bleibt ein wunderbares Abendritual zum Runterkommen, beten je nach gusto oder den Tag Revue passieren lassen. Logisch läuft auch das Hinübergleiten in den Zustand der Entspannung leichter mit einem guten Gefühl, dazu helfen schon tagsüber positive, bewusst gesetzte Verstärker im täglichen Leben: visuelle Signale wie Daumen hoch, kurze Anweisungen, ganz viel Lob, Zuwendung, natürlich Bewegung und Kontakt, vor allem Blickkontakt und Körperkontakt. Über das dadurch ausgeschüttete Bindungs- oder auch »Kuschel«-Hormon Oxytocin gibt es mittlerweile ganze Bücher und eigene therapeutisch eingesetzte Interventionen.

Warum man Kinder mit ADHS vielleicht ein kleines bisschen mehr loben muss als andere? Simpel: Sie erfahren viel mehr Frust und Misserfolg; irgendwie muss das Minuskonto ja wieder ausgeglichen werden. Die Kinder spüren sowieso, ob wir es ehrlich meinen. Damit meine ich nicht absurde Lobeshymnen für Selbstverständlichkeiten. Das Schulkind putzt sich morgens allein die Zähne? Sorry, das ist eine hygienische Selbstverständlichkeit und muss nicht jeden Tag mit Beifall quittiert werden. Die Kinder spüren sowieso ganz genau, ob wir es wirklich ehrlich meinen.

Kinder mit ADHS muss man ein kleines bisschen mehr loben.

Es geht bei der Bewältigung von ADHS nicht nur um alle möglichen oder unmöglichen Therapieformen, sondern um das Sezieren unseres gesamten Lebensstils, das Ineinandergreifen aller Faktoren wie Bewegungsverhalten, Ernährungsgewohnheiten, Medienkonsum, Tagesstruktur, Schlafrhythmus, Familienregeln, Kommunikationsstil, unser gesamtes elterliches Verhalten kommt auf den Prüfstand, leider anstrengend. Von 168 Wochenstunden verbringt das Kind den Löwenanteil bei uns.

Ein echtes Problem besteht im heute herrschenden Überangebot an (digitaler) Information, deren Seriosität ich als Laie nicht unbedingt erkennen kann. Welcher der unzähligen, sich teilweise widersprechenden Quellen kann ich vertrauen? Das fragen sich nicht nur Jugendliche. Zumindest kann man am jeweiligen Impressum schon mal eine mögliche interessensgeleitete Intention des Urhebers erkennen und darf skeptisch gegenüber ideologisch klingenden Heilsversprechen sein, die keine Alternative zulassen mögen. So verkündet eine Homepage Folgendes: »Laut einer aktuellen Übersichtsarbeit ist Homöopathie bei ADHS sowohl einem Placebo als auch einer Standardtherapie deutlich überlegen.«[36] Gleich im nächsten Satz wird das »überlegene« Mittel empfohlen. Das Motto »trau, schau, wem« kann auch vor echt gefährlichen Manipulationsversuchen schützen: So gibt es einen Zusammenhang zwischen ADHS, Scientology und deren Anti-Ritalin-Kampagne »Stop labeling children«. Nicht nur in den USA spielt es eine Rolle, dass Scientology psychiatrische Diagnosen und deren Behandlung massiv ablehnt. Klar, stellen doch Psychopharmaka und Psychotherapie eine Konkurrenz dar zu den Praktiken ihrer eigenen »Auditings« zur geistigen Klärung. So landete ich eines Tages bei »Fakten über Ritalin-Missbrauch«. Autor des Artikels war, wie sich herausstellte, der Pressedienst der Scientology Kirche Hamburg e.V. Nicht immer ist es so eindeutig wie hier, woher der Wind weht. Allmählich mutierte ich durch *learning by doing* zur ADHS-Fachfrau mit einem wachsenden Bewusstsein für die »lebenslängliche« Dimension. Und irgendwann unterwegs habe ich endlich entschieden, nicht jedem neu aufkommenden Therapie-Trend nachjagen zu müssen und zu wollen, mag er auch noch so interessant klingen wie »Emoflex« oder »binaurale Musik«.

Für uns haben sich folgende Therapiebausteine als effektiv erwiesen:

- Frühförderung im Kindergarten noch *vor* Diagnosestellung
- Medikamentöse Stimulanzien-Therapie
- Schulbegleitung während der ersten Jahre
- Psychotherapie auf Basis der Kognitiven Verhaltenstherapie
- Ergotherapie mit und ohne Therapiehund

- Selbsthilfe: der (organisierte) Austausch mit anderen betroffenen Familien
- Die Betrachtung des ganzen Familiensystems
- Lerntherapie für die assoziierte LRS

... und ein wortwörtlich bewegter Lebensstil.

KAPITEL 6: BEWEGUNG

Movement never lies.
It is the barometer telling the state of the soul's weather to all who can read it.
MARTHA GRAHAM, AMERIKANISCHE CHOREOGRAFIN

Was hat ADHS mit der Schwerkraft zu tun?

Nichts braucht ein Mensch mit ADHS so sehr wie festen Boden unter den Füßen als Gegengewicht zu den Zentrifugalkräften seines Kopfkarussells. Was vielleicht profan klingen mag, hat es in sich, es gibt da nämlich einen Schatz von zu wenig genutzten, ganz einfachen Dingen zu entdecken. Angefangen mit der Anerkennung der Tatsache, dass unser aller Körper jede Millisekunde unglaubliche Anpassungsleistungen vollbringt, um unser labiles Gleichgewicht aufrechtzuerhalten und die dafür adäquate Spannung, den Muskeltonus, exakt stimmig aufzubringen. In jedem Moment, egal wo wir gehen, stehen, sitzen oder liegen, arbeitet unser gesamtes Muskelsystem unbewusst, um unseren Körper ökonomisch seiner Unterstützungsfläche anzupassen. Da wir sonst alle immer und überall runter- oder umfallen würden, der Schwerkraft folgend. Unser biologischer Körper dealt also lebenslang optimal mit diesem physikalischen Naturgesetz, ohne dass wir eine Sekunde bewusster Denkarbeit daran verschwenden müssen. Ein Moment der dankbaren Würdigung unseres Körpers für diese sensationelle Leistung ist also angebracht. Den mühsamen Kampf der vertikalen Aufrichtung gegen die Schwerkraft können wir auf niedlich anrührende Art bei Kleinkindern beobachten, die beginnen, sich an Stuhlbeinen hochzuziehen und die ersten tapsigen Schritte tun. Welch erhebender Moment: Unser Kind kann freihändig laufen! Damit verbunden: erste Autonomiebestrebungen. Sehr ermüdend für die Eltern, wenn der größte Spaß für den Lütten im Biergarten darin besteht, wahlweise den Parkplatz oder den Teich anzusteuern statt des Sandkastens. Weniger niedlich der gleiche

Nichts braucht ein Mensch mit ADHS so sehr wie festen Boden unter den Füßen.

Kampf eines alkoholisierten Erwachsenen, wenn das Zellgift Alkohol die motorischen Zentren inklusive des Speicherplatzes für automatisierte Bewegungsmuster im Kleinhirn vorübergehend lahmlegt.

Die Stimulation des Gleichgewichtssinnes bei ADHS als Therapie-Methode ist in den Fokus gerückt durch diese Connection: »Verbesserte Kleinhirnfunktion = verbesserte ADHS-Symptomatik«, wie meine persönliche kleine ADHS-Bibel sagt.[37] Was hochtrabend klingt, meint durchaus schlichte Dinge wie: balancieren auf einem Baumstamm oder übers weiche Moos, hüpfen auf einem Bein, Positionen aus dem (Kinder-)Yoga wie der Baum, Barfußpfad, Wackelbrett.

Dagegen ist in weniger spielerischen Situationen, die per se mit Stress verbunden sind, eine gesicherte stabile Ausgangsposition unabdingbar. Zu wenig beachtet und untrennbar mit dem Faktor Sicherheit verknüpft, ist die irrsinnig wichtige Bedeutung der Füße, insbesondere der Fußsohlen und ihrer Stellung auf dem Boden. Fernab von jedem Hokuspokus gibt es neurophysiologische Erkenntnisse über die Bedeutung eines guten Bodenkontaktes, in unserer Sprache sinnbildlich verankert in folgenden Wendungen: für etwas geradestehen, auf dem Boden der Tatsachen stehen, bodenständig sein, in seiner Heimat verwurzelt. Nicht gerade Eigenschaften, die man bei aller liebevollen Absicht einem ruhelosen leicht verpeilten ADHS-ler zuschreiben würde. Andauernd findet neuronale Rückkoppelung von den Füßen nach »oben« statt, um unsere Balance zu gewährleisten. Drei wesentliche Parameter sorgen dabei für unser Gleichgewicht: unsere visuelle Kontrolle, das Gleichgewichtsorgan im Innenohr und – hier kommen die Fußsohlen ins Spiel – unsere Propriozeption. Die Propriozeptoren sind diejenigen Nervenrezeptoren, die für unsere Körpereigenwahrnehmung zuständig sind, sowohl innerhalb unseres physischen Systems als auch gegenüber unserer Umgebung. Diese Messinstrumente der Tiefensensibilität, Wunderwerke im Dauereinsatz, geben uns permanent Rückmeldung über unseren eigenen Körper, unsere eigene Lage im Raum, sie kreieren sozusagen das Empfinden des Körpers von sich selbst (wenn ich die Augen schließe, kann ich ja dennoch genau beschreiben, wie meine Gelenke zueinanderstehen, welchen Winkel sie einnehmen) und messen permanent, in welcher Relation sich unsere Position im Raum gegenüber der Einwirkung der Schwerkraft verhält. Nur so kann der Muskeltonus auf die jeweilige Raumsituation blitzschnell angepasst werden. Die Muskelspindeln in unserer Skelettmuskulatur reagieren auf Dehnungsreize, die bei jeder Lageveränderung einwirken. Sonst würden wir jedes Mal kollabieren, wenn wir vom Stuhl aufstehen. Diese Feinjustierung findet permanent unterbewusst statt. Die Rückmeldung aus den Fußsohlen ist dabei besonders wichtig, auch die Bodenbeschaffenheit spielt eine wichtige Rolle.

ADHS-Kinder fallen oft durch linkische unkoordinierte Bewegungsmuster auf, das Gangbild wirkt merkwürdig schräg, sie rollen nicht über ihre Fußlängsachse ab, scheinen nicht im Boden verankert zu sein, scheinen fast zu schweben, den Boden nicht wahrzunehmen. Sie sind ja auch meist schnell unterwegs, springen, hüpfen, fliegen mehr, als dass sie gehen. Runterkommen im wahrsten Sinne des Wortes, den eigenen Stand spüren, eine Sensibilität für die Fußsohlen und den Kontakt zum Boden zu entwickeln, ist essenziell. Die Rückmeldung Richtung Gehirn wird dann lauten: »Hey, du stehst sicher, es kann dir nichts passieren.«

Die gerade angesagten Riesentreter mit den luftgefüllten, aber starren Plateausohlen sind hier besonders kontraindiziert, abgesehen davon, dass sie doch eher nach Slapstick-Kostüm aussehen. Der Boden ist weit weg, nicht spürbar. Was unsere Kinder noch viel mehr als alle anderen brauchen, ist Halt, Stabilität, Sicherheit. Setzen Sie sich doch mal mit geschlossenen Augen hin und lassen Sie die Füße ein Weilchen baumeln in der Luft, dafür müssen Sie sich erhöht auf einen Tisch setzen. Anschließend setzen Sie sich aufrecht auf einen Stuhl, wieder Augen zu, diesmal sind beide Fußsohlen parallel circa hüftbreit satt aufgestellt. Wie fühlt sich der Unterschied an für den gesamten Körper? Ich finde: krass. Übrigens freut sich auch unser venöses Blutgefäßsystem über festen Boden unter den Füßen. Kleine Veränderung, große Wirkung, es erdet. Stehen die Füße gut am Boden und sind die Knieachsen ordentlich einsortiert, fällt die Beckenaufrichtung leichter, die Wirbelsäule justiert sich locker darüber ein und ein stolzer Impuls von wahrer Größe erreicht unseren Scheitel. Vermutlich hat Karl Lagerfeld etwas in dieser Richtung gemeint mit seinem Spruch, dass man in Jogginghosen die Kontrolle über sein Leben verliert. Ich hatte mal einen Schüler, der immer in hellgrauen ausgebeulten *sweatpants* ins Theateratelier zum Bewegungs-Workshop kam. Ist es Zufall, dass er sich während eines Ausflugs fallen ließ wie ein nasser Sack, sobald er eine Sitzgelegenheit erspähte? Er konnte sich buchstäblich kaum auf den Beinen halten, weil sein schlapper Grundtonus es kaum schaffte, der Schwerkraft zu trotzen. Vielleicht spielen tatsächlich die Klamotten weit über ihre Optik hinaus eine maßgebliche Rolle, wer weiß das schon. Was man aber weiß: Die Haltung ist untrennbar mit dem Selbst(wert-)gefühl verbunden und mehr noch, die Wirkung ist reziprok, wir zeigen nicht nur unsere Befindlichkeit in unserer Körperhaltung, sondern können auch die innere Gestimmtheit über veränderte Körperhaltungen beeinflussen. Die physische Aufrichtung hat somit einen Rückkoppelungseffekt auf unsere emotionale Befindlichkeit und unser gesamtes Energieniveau.

Die Körperhaltung ist untrennbar mit dem Selbstwertgefühl verbunden.

Wie kann man diese scheinbar trivialen Erkenntnisse spezifisch für ADHS-Kinder nutzbar machen, ohne in Optimierungswahn zu verfallen? Will man uns sowieso schon gestressten Familien noch mehr Therapie aufschwatzen? Es geht aber nicht um zusätzliche Physiotherapie, zu deren Durchführung man dann wieder mit dem Auto zur Praxis fährt. Oft wird Bewegung bei ADHS unter ferner liefen als »was es sonst noch so gibt« erwähnt. Statt ihr eine Hauptrolle zu geben, ihr gebührt mindestens der Rang einer Primadonna! Wir sind eigentlich steinzeitliche Bewegungstiere, früher haben wir meist um die 24 Kilometer am Tag zurückgelegt, heute sind es je nach Tätigkeit ungefähr 4500 Schritte, nicht mal die Hälfte der magischen 10.000 Schritte, die je nach Schrittlänge 6 bis 8 Kilometer entsprechen.[38] Sind diese auch nicht mehr als ein hartnäckiges Überbleibsel eines japanischen PR-Gags während der Olympiade 1964, ist zumindest die heutige WHO-Empfehlung ernst zu nehmen, Kinder sollten sich mindestens eine Stunde am Tag intensiv körperlich bewegen.[39]

Am besten draußen, wo der Blick in die Ferne schweifen kann, aus dem weiteren wichtigen Grund der »Myopie-Prophylaxe«, wie ich neulich von unserer Augenärztin lernte.[40] Also ab ins Grüne, um der grassierenden Kurzsichtigkeit zu begegnen, auch wenn meine Jungs leider bereits sehschwach sind. Nie hätte ich gedacht, dass sogar zwischen Sehkraft und ADHS ein Zusammenhang zu bestehen scheint, aber Dopamin ist auch am visuellen System beteiligt.[41] *It's as simple as that:* »Leben ist Bewegung«, sagte der Begründer der Osteopathie, Andrew Taylor Still. Bewegung in sämtlichen Körperzellen auf molekularer Ebene, fürs Auge nicht sichtbar, wohl aber für die Hände eines erfahrenen Osteopathen spürbar. Selbst innerhalb einer isolierten Zelle, der kleinsten biologischen Einheit unseres Organismus, gehört die Möglichkeit der »Lokomotion«, also der Fortbewegung, zu ihren Grundeigenschaften dazu, entweder innerhalb des Zellplasmas, und/oder gegenüber ihrer Umgebung mithilfe von Flagellen oder Cilien. Ohne von all diesen Details Kenntnis zu haben, hat bereits Aristoteles gesagt: »Das Leben besteht in der Bewegung«, oder nochmal 150 Jahre früher bereits Heraklit: »panta rhei, ouden menei«, alles fließt, nichts bleibt. Mein Vater, seit über 20 Jahren tot, wäre sicher stolz zu sehen, dass doch etwas hängen geblieben ist von seinen Bemühungen, mich für die antiken Weisheiten der Altphilologie zu begeistern.

Die existenzielle Bedeutung physischer Bewegung für unsere psychische Gesundheit wird immer noch kolossal unterschätzt, obwohl es natürlich allgemeine vage Empfehlungen gibt wie etwa, körperliche Ertüchtigung diene der Depressionsprophylaxe und -behandlung. Keine psychosomatische Klinik ohne *nordic walking*-Gruppe, selbst für jugendliche Patienten, aber *come on,* das ist doch freudlos, dieses Scharren der schleifenden Stöcke über den Asphalt. Wo ist bitte da der Spaßfaktor?

Es muss nicht eine einzige betriebene Sportart sein, obwohl natürlich ein Team und ein bestimmter Termin die Motivation bedeutend erhöhen. Joggen ist viel zu langweilig für einen jungen ADHS-ler, weil der Kick fehlt. Es wird eskalieren in einen Dauersprint bis zur totalen Erschöpfung. Obwohl es sich anbieten würde, weil man das immer und überall und ohne Begleitung tun kann. Wenn aber Joggen als so langweilig empfunden wird, dass man zur Anregung lieber ein Schwätzchen hält mit dem Kleindealer im Park, ist es sicher nicht die richtige Sportart. Von was hängt die richtige Wahl also ab? Wie immer im Leben liegt es an den Menschen selbst, an den Trainerpersönlichkeiten, denen unser Kind begegnet. Trifft es auf einen coolen Typen mit dem richtigen Ton, einer Mischung aus *bootcamp spirit* und Menschenliebe, dann ist alles möglich und er/sie kann mit absoluter Disziplin rechnen, weil unsere Kinder begeistert sind. Das impliziert wieder eine hohe Verantwortung. So ein Trainer kann der *game changer* sein, wenn zu Hause die Stimmung kriselt. Er ist Vorbild, Mentor, fast schon Therapeut. Er zeigt ihnen, wie sie ihre Lust am extremen Auspowern in gesunder Weise ausleben können, ohne Hochrisiko, ohne Kampf gegen den Körper.

Warum noch ist Bewegung so megawichtig für heranwachsende ADHS-Menschen? Ab der Pubertät kann sich die motorische Hyperaktivität in eine innere Unruhe und Anspannung verändern, die nicht mehr körperlich ausagiert wird. Auch bei meinen ADHS-Jungs wuchs die Anziehungskraft des Sofas, sie mutierten zu buckligen Faultieren mit sparsamem Bewegungsradius. Das erzeugt eine ungeheure Diskrepanz zwischen innerem Antrieb und äußerlicher Erstarrung, das Handy in der Hand vergrößert die Disharmonie noch. Zusätzliche visuelle Reize fluten das Gehirn in rasantem Tempo, aber es gibt immer weniger Anlass, diese motorisch zu transformieren. Warum sollte ich mich selbst bewegen, wenn ich genauso Avataren dabei zuschauen kann? Die wachsende Anspannung kann das Leben zur Hölle machen. Entweder ich greife zu Drogen oder ich mache Sport. Da ist nicht viel dazwischen möglich. Wobei auch exzessiver Sport zur Droge werden kann.

Sie mutieren zu buckligen Faultieren auf dem Sofa.

Mit Nachdruck möchte ich der Vorstellung entgegentreten, Menschen mit ADHS seien tendenziell eher disziplinlose Gesellen. Gerade im Spitzensport ist ihr Anteil womöglich überdurchschnittlich hoch: »Impulsivität kann im Leistungssport sogar von Vorteil sein.«[42] Auch ihr Bewegungsdrang und ihre Fähigkeit zum Hyperfokus machen extreme körperliche Leistung möglich. Problematisch wird's erst, wenn das Korsett des strengen Trainingsplans plötzlich wegfällt.

Wenn wir uns noch mal das »unterstimulierte« ADHS-Gehirn und seinen ursprünglich zu niedrigen Aktivitätszustand vergegenwärtigen und die Hibbeligkeit als Versuch der Kompensation ansehen, kann man nur folgern, dass Bewegung als regulierender Faktor eine enorme Bedeutung zukommt.

Unhappy Triad ist eigentlich ein Begriff aus der Sport-Traumatologie und meint eine Knieverletzung mit der unseligen 3er-Kombination aus Riss des vorderen Kreuzbandes, Riss des Innenbandes und einer Läsion des Innenmeniskus. Ich finde, der Begriff passt perfekt auf die Verbindung von Zocken, Zucker und Rumhocken. Während des Daddelns wird Tiefkühl-Pizza (ja, auch da ist Zucker drin) gemampft und die Gründe, sich aus seinem Gaming Stuhl zu erheben, reduzieren sich auf den Gang zum Klo. Oder um dem Lieferservice zu öffnen, der die online georderten Burger & Co bringt. Ohne Bewegung können wir eine Verbesserung der ADHS-Symptomatik vergessen, wobei die Palette der empfohlenen Sportarten mal wieder widersprüchlich ist. Deutlich sichtbar am Beispiel Trampolinspringen: Von manchen hochgelobt zur Förderung der Tiefensensibilität, des Gleichgewichtssinns und der Koordination, von anderen verteufelt als lebensgefährlich inklusive Risiko eines Schädelhirntraumas. Ich würde sagen, es ist etwas dazwischen, immerhin enthält unsere Bilanz zwei abgebrochene Schneidezähne, etliche Beulen, Prellungen, Schürfwunden und immerhin auch Knochenbrüche im Bekanntenkreis. Wenn man denn schon Trampolinspringen als Sportart empfehlen möchte, dann als Training im Verein.

Ohne Bewegung ist keine Verbesserung der ADHS zu erreichen.

Im Angebot der »spezifischen« Empfehlungen bei ADHS ist so vieles, angefangen von allen Ballsportarten im Turnverein bis zu Reiten/Voltigieren. Letzteres ist zweifellos super, weil man in einem Aufwasch Sport plus Beziehung zum Tier hat, aber wer hat schon einen Reitstall vor der Haustür? Und wer kann sich das leisten? Außerdem ist es leider immer noch ein Mädchensport, so wie Tanzen auch, was jammerschade ist. Ein Klassiker sind auch die Kampfsportarten. Unser familiäres Spektrum beinhaltet Tischtennis, Tennis, Badminton, Boxen, Kraftsport, Fechten. Radfahren sowieso das ganze Jahr über als tägliches Verkehrsmittel und Schwimmen, am liebsten in warmem Wasser.

Für mich persönlich ist jede Form von Bewegung ganz einfach meine Art von Selbstmedikation: Wenn ich mich nicht bewegen kann oder darf, werde ich depressiv verstimmt, innerhalb von wenigen Tagen. Was soll eine hyperaktive Bewegungspädagogin auch anderes sagen mit ihrer *Déformation professionelle*? Aber ich bin nicht allein: »Akute und chronische körperliche Aktivität zeigten einen positiven Effekt auf Verhalten und Kognition bei ADHS-Patienten.«[43] Und: »Insbesondere Verbesserungen in kognitiven Funktionen, Aufmerksamkeitsleistungen, Impulsivität und Hyperaktivität könnten Sport zu einer vielversprechenden Behandlungsoption für die Aufmerksamkeitsdefizit-/Hyperaktivitätsstörung (ADHS) machen.«[44] Der selbst von ADHS betroffene Psychiater E.M. Hallowell geht noch weiter: »Ärztinnen und Ärzte sollten immer Sport verordnen.«[45] Würde nicht auch schlichtes Zu-Fuß-Gehen reichen? Andererseits: Kennen Sie ein Kind, das gerne zum Wandern, Walken oder Spazieren geht? Da muss es zumindest ein interessantes Ziel geben: eine Burgruine, der Gasthof mit den besten Spätzle, eine Forschungsaufgabe mit der Becherlupe (was sitzt unter der Baumrinde?), irgendeine kleine *challenge.* Einfach so durch den Schwarzwald latschen, das habe ich als Kind gehasst. Aber wenn wir dabei leuchtend gelbe Pfifferlinge im Unterholz fanden, sah die Sache schon ganz anders aus. Ich frage mich oft, wo der Kipppunkt ist; der Moment, in dem das bewegungsfreudige Entdeckerkind in uns zum Sitzsack wird, für das es das Schwerste ist, sich aufzuraffen. War früher das Stillsitzen auf der Bank zur Strafe im Sportunterricht eine Qual, ist es heute die Androhung von: »Schatz, wir gehen aber noch raus.« Den *einen* Wendepunkt gibt es sicher nicht, es ist ein jahrelanges »Sitztraining«, das natürlich mit dem ewigen Rumsitzen in der Schule seinen Anfang nimmt. Nicht umsonst heißt es bereits: Sitzen ist das neue Rauchen.[46]

Wir müssen es dann später mühsam wieder umdeuten: Bewegung sollte wieder als Belohnung, nicht als Bestrafung erlebt werden. Wenn ich am Nachmittag gepaukt habe, darf ich abends ins Training. Besser wäre sogar umgekehrt. Wir sind aufnahmefähiger nach einem Frischekick Sauerstoff und werden wach, wenn wir den Puls einmal ordentlich nach oben gebracht haben. Nur zögerlich setzt sich die anscheinend bizarre Erkenntnis durch, dass körperliche Mobilität auch etwas mit geistiger Agilität zu tun hat, dass die motorische Entwicklung das kognitive Lernen vorantreibt. Und wie so oft nimmt man mit Befremden zur Kenntnis, wie lächerlich wenig von dem, was die Hirnforschung über Lernprozesse weiß, in der Schule von heute umgesetzt wird mit dem immer noch vorherrschenden Bulimie-Lernprinzip. Reinschaufeln, auskotzen, dann abspalten, da negativ besetzt. Es ist schier unmöglich, von einem Tag auf den anderen eine ganze Seite neue Vokabeln auswendig zu lernen, die dann aber erst in einem noch größeren Paket 3 Wochen später zur schriftlichen Abfrage gelangen. Speziell für unsere Kinder ist es sinnvoller, sich jeden Tag regelmäßig nur fünf Wörter vorzunehmen,[47] die dann auch wirklich durch gründliches Visualisieren auf Lernkärtchen und Buchstabieren (als *challenge* auch mal rückwärts) vom Kurzzeit-Arbeitsspeicher ins Langzeitgedächtnis transkribiert werden können, *ready, steady, go.* Verschiedene Kanäle nutzen, visuell, akustisch, nicht nur hören, sondern selbst sprechen, dabei rumlaufen, mit Bewegungen kombinieren, so vieles ist möglich.

Natürlich lässt sich der Begriff Bewegung noch weiter fassen. Beweglichkeit, ganzheitlich gedacht, ist damit gemeint. Die übt man zum Beispiel auch beim Theaterspielen, weit ab von technischen funktionalen Bewegungsabläufen.

Welche Art von Bewegung gut ist für unsere ADHS-Familie, das ist so individuell, wie wir Menschen es eben sind. Wir gehen nicht in den Mokassins des anderen, deshalb sind all die allgemeinen Tipps oft so sinnlos. Weil sie auf unsere unterschiedlichen Bedürfnisse nicht zutreffen. Jeder Mensch muss selbst herausfinden, welche Bewegungsform ihm guttut. Das kann doch niemand anders wissen! Wir brauchen Angebote, Anreize, nicht Verordnungen. Rückengerechtes Gerätetraining im Fitnessstudio ist eben nicht für jeden was, auch wenn es aus orthopädischer Sicht Sinn macht, die arme Wirbelsäule, die meist im Profil mehr einem Fragezeichen als einer korinthischen Säule gleicht, etwas besser mit ihrem sie umgebenden Muskelkorsett zu stabilisieren. Mein zwei Meter großer Sohn, lebender Beweis, dass Metylphenidat nicht, wie oft befürchtet, zwangsläufig das Längenwachstum hemmt, hasste das Fitnessstudio leidenschaftlich, es war ihm wirklich zuwider ohne faule Ausrede, das habe ich irgendwann akzeptiert. Er fand Bankdrücken einfach sterbenslangweilig und somit fehlte die Motivation komplett. Also musste es einen anderen Weg geben, für eine bessere Aufrichtung zu sorgen. Sport muss richtig Spaß machen, damit man dauerhaft dabeibleibt. Eine bestimmte Sportart sollte nie unter therapeutischen Gesichtspunkten ausgewählt werden, die dafür eigens angeschaffte Ausrüstung können Sie gleich bei ebay wieder reinstellen. Klar ist Tischtennis super, um sich zu fokussieren. Aber das sind andere Ballsportarten genauso. Und wenn das Ballgefühl nicht so ausgebildet ist, weil die Koordinationsprobleme noch im Vordergrund stehen, sollte man nicht gleich das üben, wo das Defizit liegt, sondern da anfangen, wo die Stärken sind. Was kann das Kind richtig gut? Stärken stärken, das macht stark. Da darf es zum Strahlen kommen. Um dann mit frischem Mut vielleicht auch in Ballsportarten mindestens eine drei zu kassieren. Echte Tausendsassas sind selten, die wenigsten sind in allem gut.

Stärken stärken, das macht stark.

Bewegung ist ja nicht nur Schwitzen, sie geht weit darüber hinaus. Bewegung kann mit Musik stattfinden, sie kann künstlerisches Gestalten beinhalten. Sie ist integrativer körperlicher Ausdruck unseres Menschseins mit all unseren Facetten, sie bedeutet nonverbale Kommunikation, sie findet in Gemeinschaft statt. Sie kann wichtiges Ventil für ungeliebte Emotionen ohne Selbstdestruktivität sein, unser Rumpelstilzchen darf stampfen, ohne sich entzweizureißen. Wir können die Grundidee von Beweglichkeit als innerer Haltung übertragen auf unser ganzes Leben: Wir alle sind permanent in einem dynamischen Prozess, das fühlt sich völlig anders an, als verharren zu wollen in einem einmal erreichten Zustand, besonders im turbulenten Zusammenleben mit Kindern. Letztendlich geht es sogar um die Anerkennung unserer Vergänglichkeit: Ja, alles fließt … *Das* meine ich im Innersten mit Bewegung, nämlich weit mehr als nur die banale Auswahl einer spezifischen Sportart für ADHS. *Carpe diem, seize the day.* Bewegung ist Synonym für Leben, in einem ganz allumfassenden Sinn.

KAPITEL 7: GEGENANZEIGEN

Wo wir nicht helfen können, sind wir doch schuldig zu lindern.
JOHANN WOLFGANG VON GOETHE

Es stimmt, im Exzess können sich sogar die guten Dinge ins Gegenteil verkehren, es gibt mittlerweile den Zwang, sich gesund zu ernähren (Orthorexie), und auch Sport kann in eine Sucht ausarten. Beinahe alles kann man autodestruktiv gegen sich selbst richten, nach dem Prinzip »früher Junkie, jetzt Extremsportlerin«, es ändert sich nur das Suchtmittel.

Was ist das für ein Konstrukt, unser »Selbst«? Und wie lernen wir, über ein gewisses Maß an Selbst-Bestimmung zu verfügen? Joachim Bauer, Autor spannender populärwissenschaftlicher Literatur über das menschliche Nervensystem, spricht von unseren »neuronalen Selbst-Netzwerken« mit Sitz im Stirnhirn. In dieser Region sind wohl wichtige Aspekte unserer Persönlichkeit anatomisch zu verorten. Die Reifung dieser Hirnareale lässt, durch externen Input gerade auch in Form sozialer empathischer Zuwendung, ein Selbst-Bewusstsein erst ganz allmählich in uns entstehen und so formt sich in Folge ein eigenes Abbild unseres »Selbst«. Die Rede ist weiterhin von einem »Selbst-Beobachter«, der es uns ermöglicht, unsere Handlungen von einer Meta-Ebene aus zu betrachten und zu reflektieren.[48] Diese selbst-reflexiven komplexen Steuerungssysteme sind noch »jung« in der Geschichte unserer Evolution und reifen daher zuletzt aus, erst mit ungefähr 25 Jahren.

Genau *diese* Fähigkeit der Selbst-Beobachtung scheint bei ADHSlern ganz *besonders* zögerlich zu entstehen und eventuell auch spärlicher ausgebildet zu bleiben. Wie oft tat meinen Söhnen hinterher etwas leid, was sie gesagt oder getan haben, in wie viele Fettnäpfchen sind sie getreten, wie viele Leute haben sie mit unpassenden Kommentaren unbedarft vor den Kopf gestoßen. Und wie oft haben wir hinterher dieselben Probleme besprochen, wieder und wieder, als könnten sie Korrekturen schlech-

Die Fähigkeit zur Selbstbeobachtung entwickelt sich verzögert.

ter internalisieren, beratungsresistente Futterverwerter von Kritik, ebenso wie von Lob. Beim allerersten Erziehungsberatungstermin, den wir in Anspruch nahmen, weil der damals sechsjährige Lukas sehr eifersüchtig auf sein neugeborenes Brüderchen war, war er hinterher schwer begeistert, weil es einen sprechenden Affen (in Gestalt einer Handpuppe) gab und ein Konzentrationsspiel mit blauen Bechern, ähnlich dem Hütchenspiel. Ich habe diesen Termin nie vergessen, weil der freundliche Psychologe in diesem Gespräch den einprägsamen Begriff von der elterlichen »kaputten Schallplatte« prägte: Es sei durchaus richtig, geduldig wieder und wieder dieselben Dinge zu repetieren, quasi mit dem Tonabnehmer in der Rille der guten alten LP hängen zu bleiben. Das zu wissen, hilft in der Kommunikation enorm: stete Wiederholung in klaren kurzen Sätzen, Aufforderungen im (netten) Imperativ, statt Fragen im Konjunktiv à la »könntest du …?«. Nicht, weil das Kind zu doof wäre, es sonst zu kapieren, sondern weil es sowieso simultan viele andere Eindrücke aufnimmt, ohne sie nach Priorität sortieren zu können. Weil die neuronale Verarbeitung von einprägsamen Botschaften, wie beim Vokabellernen, die stete Wiederholung braucht, damit positive Verankerungen sich einen Weg bahnen können im neuronalen Dschungelgeflecht. Mehr und intensiver als andere müssen wir sie füttern mit guten Botschaften.

Trotzdem: Liebe allein reicht leider nicht bei dem Versuch, unseren Kindern doch noch zu einem gütigen, aber ehrlichen Selbst-Beobachter zu verhelfen. Wir müssen sie auch, bis sie es selbst verzögert gelernt haben, schützen vor so mancher Unbill am Wegesrand. Hm, ob Rotkäppchen vielleicht ein früh beschriebenes Exempel von AD(H)S war? Leider handelt es sich beim Abkommen vom Wegesrand heutzutage weniger um die Tätigkeit des Blumen-Pflückens, aber das sollte eventuell ja schon damals eine Allegorie sein für andere Gefahren im Wald des Lebens.

Was sind denn nun die wahrhaftig gefährlichen Übel, die manifesten Schaden anrichten, und was sind die denkbar ungünstigsten Strategien für unsere Heranwachsenden, ihre Rastlosigkeit zu kompensieren? Und mit allem anderen klarzukommen, was sie außerdem im Gepäck haben: die innere Anspannung, eine hohe Sensibilität, das Unstete, ein wenig ausgeprägter Taktgeber für einen gesunden Tagesrhythmus, eine mangelnde Wahrnehmung für basale Bedürfnisse wie Hunger, Durst, Schlaf. Wie kommen sie klar mit ihrer

Begeisterungsfähigkeit, die aber oft schnell erlischt und in Lustlosigkeit umschlägt? Diese resultiert in einer ständigen Suche nach neuen Stimuli und einer großen Aversion gegen jede Form von Langeweile.

Der größte Aufreger: Wahnsinn in Tüten

Beziehungsweise: der Wahnsinn in *der* Tüte, im wahrsten Sinne des Wortes. Zumindest hieß es früher so: 'ne Tüte rauchen, heute Joint, Spliff, Blunt, *whatever*. Leider muss ich beim Thema Cannabis kurz jede höfliche Contenance sausen lassen und einmal richtig auf die, Verzeihung, Kacke hauen. Nichts kann mich wütender machen als diese Thematik und das neue Egal in der Politik, wenn's um unseren Nachwuchs geht. Zukunftsängste, Depressionen, Ess-, Angst- und Zwangsstörungen, wohin man schaut. Jetzt brauchen wir schon *mental health coaches* für unsere Jugendlichen. Natürlich sind niederschwellige schnelle Hilfsangebote wie die »Nummer gegen Kummer« unschätzbar wichtig. Aber wer hat die armen Kids mit Schreckensszenarien aller Art denn erst in einen derart labilen Zustand gebracht? Okay, zugegeben, für globale Klimakrise und weltweite Kriege kann man im nationalen Gesundheitsministerium nichts. Trotzdem: Wer Angst sät, erntet sie. Apokalyptische Endzeitstimmung, von oberster Stelle ausgesendet und medial am Flackern gehalten, auf kleiner, aber steter Flamme. Wer soll da als junger Mensch mit wachen Augen und voller Aufbruchsstimmung in eine strahlende Zukunft schauen?

Aber Hilfe naht ja nun zu rechter Zeit: Um den milden Schleier der Gleichgültigkeit über den unaushaltbaren Zustand dieser Welt auszubreiten, ist ja seit 1.4.2024 Cannabis legal, ausdrücklich kein Aprilscherz. Sollte ein großer Wurf werden, *die* Wende in der gescheiterten Drogenpolitik der letzten Jahrzehnte, und wurde uns als Meilenstein für eine moderne Version derselben verkauft, mit der die Prävention gestärkt und der Gesundheitsschutz verbessert wird. Echt jetzt? Sorry, aber das ist wahrlich grotesk. Bei diesen Euphemismen kann ich nur hysterisch auflachen. Wer je die Wesensveränderung eines Jugendlichen durch dieses Scheißgras mitgemacht hat, wer je in völlig weggetretene Augen (s)eines Kindes geblickt hat, das eigentlich direkt in die Notfallambulanz der Psychiatrie gehört, und wer je gebetet hat, dass dieser Albtraum folgenlos vorbeigehen möge, der wird nie wieder behaupten, dass dieser Mist ein harmloses Feierabendvergnügen ist und dass das immer leicht debil wirkende Kiffergrinsen nur eine gängige Variante unseres neu entdeckten Hedonismus darstellt.

Der Konsum des angeblich weichen Grases kann flugs zur Sucht werden mit gefährlichen Folgen, Schluss, aus, Ende. Man kann gar nicht drastisch genug klarstellen, dass die anscheinend politisch gewollte Verharmlosung (was erlaubt ist, kann ja wohl nicht schaden) für vulnerable Gruppen katastrophal ist. Wen's erwischt mit einer irreversiblen Psychose und deren lebenslänglichen Folgen, der hat halt Pech gehabt?

Der Konsum des angeblich weichen Grases kann schnell zur Sucht werden.

Der Zusammenhang zwischen Hanf und ADHS liegt auf der Hand: Unsere Kinder sind noch viel gefährdeter als andere. Weil sie einen Zustand von Betäubung eher anstreben, um ihr *monkey mind* (wer möchte schon gerne eine Horde frecher Kapuzineräffchen durch sein Dachstübchen toben lassen?) für ein paar Stunden zu neutralisieren. Zu dieser ehrlichen Selbsteinschätzung zu gelangen, braucht es aber Entwicklungszeit, das bedeutet eine lange Phase von erhöhter Vulnerabilität, in der sie stets auf der Suche nach einem Kick sind für ihr ausgehungertes Belohnungssystem. In der sie ziemlich viel ausprobieren, scheißegal, ob's schädlich ist, eben das typische Hochrisikoverhalten. Also eine Phase, in der ihnen das Maßlose innewohnt.

Zwar reduziert sich durch eine rechtzeitige Medikamentengabe die Gefahr für unsere Kinder, zu Drogenkonsumenten zu werden oder gar ins Drogenmilieu abzurutschen. Aber die psychische Grundtextur wird kein Medikament der Welt wegzaubern können. Dem Argument, dass der *thrill* durch das bisherige Verbot entfiele, ergo gäbe es weniger Konsumenten, kann man mit der viel größeren Verfüg- und damit Verführbarkeit begegnen. Und leider wird der Reiz des Verbotenen für manche ein Kick bleiben, dann werden halt Teile wie MDMA eingeschmissen. Wer glaubt im Ernst, der Schwarzmarkt würde durch drei weibliche Hanf-Pflänzchen in deutschen Vorgärten ausgetrocknet werden? Apropos Eigenanbau im Gemüsebeet: Kinder dürfen natürlich keinen Zugang haben. Wie soll das gehen, hinter einer mit Stacheldraht bewehrten Mauer?

Wieder werden wir Eltern mit einem neuen, sorry, beschissenen Problem alleingelassen. Bevor ich aber noch ausfälliger werde, bringe ich mal besser eine seriöse fachliche Stellungnahme dazu ins Spiel.

So schaute, schon lange vor dem neuen Gesetzesentwurf, die klare Position des Vorstandes von ADHS Deutschland e. V. aus, der sich in seinem Papier auch gegen eine allgemeine Empfehlung einer medizinisch verordneten Cannabis-Therapie ausspricht (die verordnet werden darf, wenn sich keine andere Therapie als wirksam erwiesen hat). In diesem Papier heißt es, »dass die Erkenntnisse jahrzehntelanger Forschung zu psychoaktiven Substanzen, u. a. dem Cannabis, klare Risiken des THC-Konsums aufgezeigt hat: Toleranz- und Suchtentwicklung, gesundheitsschädlicher und bisweilen gefährlicher Mischkonsum mit anderen Drogen (auch Alkohol und Nikotin), Auswirkungen auf die Hirnentwicklung sowie Beeinträchtigung der psychischen Stabilität bis hin zu psychotischen Reaktionen … Eine generelle Empfehlung des Einsatzes von Cannabis zur Behandlung der ADHS als Standardtherapie oder regelhafte Alternative zu anderen, bereits etablierten und wissenschaftlich evaluierten Behandlungsformen kann jedoch nicht erfolgen. Hierfür sind die Risiken der Einnahme von Cannabis angesichts des bislang dürftigen Wirknachweises zu groß.«[49]

Bevor man den Gesetzesentwurf auf den Weg gebracht hat, hat man doch ganz gewiss ganz viele medizinische Praktiker an der Basis befragt, oder etwa nicht? Hat man sich etwa nicht die jungen Patientengruppen in der Psychiatrie angeschaut, deren Psychose eine Folge von »Ist-doch-nur-Kiffen« ist? Fehlanzeige! Stattdessen lesen wir von einem dramatischen Anstieg der cannabisinduzierten Psychosen, schon jetzt.[50] »In den aktuellen Studien zu diesem Thema zeichnet sich eine Tendenz für die sogenannte Trigger-Hypothese ab. Das heißt, Cannabiskonsum ist sehr wahrscheinlich nicht Verursacher, aber Auslöser (engl. trigger) einer Psychose, wenn die Personen anfällig sind für psychotische Erkrankungen.«[51] Das reicht doch wohl als gefährdendes Momentum, oder?

Und der Jugendschutz? Was ist mit den jugendlichen Hirnzellen, die sich noch in der Reifung befinden? Dieser Prozess ist übrigens keineswegs mit Erreichen der sogenannten Volljährigkeit abgeschlossen, das weiß auch der Gesetzgeber. Wie supergut dieser »Schutz« funktioniert, sieht man ja bei Alkohol und Zigaretten, da wird eben der volljährige Bruder oder Kumpel vorgeschickt zum Besorgen des Stoffs.

Ganz abseits vom etwas kaputten Kiffer-Image: Sich »einen durchzuziehen«, ist auch unter Studierenden gang und gäbe; aber nicht in der ursprünglichen Intention, etwa weil sie Hippies wären und ihre Graswolke demonstrativ lässig dem spießigen Establishment entgegenqualmen wollten, sondern weil sie so unter Druck stehen, dass sie am Freitagabend nach einer weiteren vollen Woche auf der Jagd nach *Credit Points* erst mal Dampf ablassen müssen. Wie burnout-gefährdete Arbeitnehmer brauchen sie dringend irgendetwas, um runterzukommen von dem zu hohen Energielevel ihres getriebenen Daseins.

Was bleibt uns anderes übrig, als uns selbst intensiv auseinanderzusetzen mit unseren Kindern, frühe Aufklärung zu betreiben, dass es keine Option sein kann, sich vor Langeweile, Dekadenz oder Zukunftsangst das Hirn wegzublasen mit dem nun legalen Halluzinogen.

Welche Motivation auch immer hinter dieser Legalisierung steckt, speziell für unsere Jugendlichen mit ADHS bleibt sie ein unseliges Signal. Gibt es so etwas wie ein Recht auf Rausch, abgeleitet aus dem Recht auf freie Entfaltung seiner Persönlichkeit?[52] »Nein«, sagt dazu die höchste Instanz: »Für den Umgang mit Drogen gelten die Schranken des Art. 2 Abs. 1 GG. Ein ›Recht auf Rausch‹, das diesen Beschränkungen entzogen wäre, gibt es nicht.«[53] Natürlich darf sie in diesem Kontext nicht fehlen, diese uralte Frage, ob nicht Rauschzustände zu den fundamentalen Bedürfnissen des Menschen zählen. Ist das nicht die legitime, aus archaischer Zeit kommende Suche nach Grenzerfahrungen? Wohl wahr, die treibt uns Menschen an, aber eine solche Erfahrung ist auch auf weniger (selbst-)zerstörerische Weise möglich. Leider gibt es Einzelfälle von absolut tragischer Eskalation, in denen es im psychotischen Wahn nach jahrelangem THC-Missbrauch sogar zum Tötungsdelikt gekommen ist.

Live fast – die young?

Für alle, die noch immer glauben, ADHS-Medikamente seien doch auch nichts anderes als Drogen, nochmal der alles entscheidende Unterschied in Kürze. *Medikamente wirken lediglich ausgleichend auf die Dysregulation des Neurotransmitters Dopamin: »… sie führen nicht zu einem Dopaminüberschuss.* Da kein Dopaminüberschuss entsteht, kann weder ein Rauschzustand noch eine Fehlregulation der Dopaminrezeptoren bzw. Transporter hierauf erfolgen.«[54]

Abseits der Hanfplantagen drängen sich mir noch viele andere Fragen zu dem gesamten Komplex des Betäubungsverhaltens auf: Drogen zu nehmen, egal welche, soll furchtlos und verwegen sein, so ein von bestimmten Kreisen transportiertes Image? Ist es nicht viel eher feige, einfach abzuhauen aus der »echten Welt«? Haben wir nicht sowieso kraft unseres wunderbaren Vorstellungsvermögens die Chance, alle Abenteuer in unserem (klaren) Kopf zu erleben? Was ändert sich an meinen irdischen Problemen, außer, dass ich durch einen (wahrscheinlichen) Absturz noch ein handfestes neues dazu bekomme? Ich frage auch den Deutsch-Rap bzw. seine Protagonisten, ob sie wissen, was sie tun, wenn sie junge Menschen dazu verleiten, womöglich nicht mehr als dieselbe Person aufzuwachen, weil sich im Hirn gehörig was verschoben hat, eventuell irreversibel. Sie wollen die personifizierte Provokation schlechthin sein, produzieren aber mit ihren Worten eine wirklich lebensgefährliche Wahrnehmungsverschiebung: Durch ihre kaputten Drogentexte, in denen der Konsum gefeiert wird, wird Jugendlichen suggeriert, es sei cool und *nice*, sich chemische Cocktails aller Art reinzupfeifen, von Codein, genannt Lean, über Tilidin bis hin zu Fentanyl, einem tödlichen synthetischen Opioid. 2 mg davon reichen für das Jenseits. Wahlweise Xanax oder andere Benzodiazepine, am besten als halluzinogene Giftmischungen. Hauptsache, es ballert zu und weg. Diese Rapper sind aber keine tollen Kerle, sie brauchen schlicht und einfach Kunden für Klicks. Wie armselig, die Verführbarkeit von jungen Suchenden auf diese Weise auszunutzen. Aber klar, das ist alles von der Kunstfreiheit gedeckt. Als besorgte Mutter finde ich das zum Kotzen. Leute, wacht auf! Das Bedürfnis nach Transzendenz, mal auszusteigen aus unserem jämmerlich menschlichen Klein-Klein ist verständlich, aber doch nicht so! Die lästigen Gedanken werden wiederkommen, Ruhe im Kopf wird's so nicht geben.

Ist es nicht etwas feige, aus der realen Welt abzuhauen?

Doch, Angst ist manchmal sehr wohl ein guter Ratgeber. Dem Himmel sei Dank haben meine großen Kinder nicht zu chemischen Drogen gegriffen, aber meine Angst davor bleibt da, eines meiner Kinder ist noch klein. An gewisse Zusammenhänge können wir uns wohl alle erinnern: Wer als Schüler schon raucht, rollt bald eher nicht nur Nikotin in sein Blättchen, und wer anderen Gras aus seinem Kiffer-Täschchen (das sind die Dinger, die wir uns damals als Wimmerl zum Skifahren umgeschnallt haben, heute zum typischen Stoff-Beutel mutiert) anbietet, der hat auch andere Substanzen im Gepäck, die er verticken möchte. Auch wenn man nachvollziehbar die bisherige Einstiegsdroge THC vom finsteren Underground des zerstörerischen Drogenhandels entkoppeln möchte, bleibt es mehr als fraglich, ob dieser fromme Wunsch wahr werden wird.

Und was ist mit dem viel zitierten Vergleich: Ist nicht ebenso wie Cannabis, nur etwas eleganter, der perlende Charme von Champagner ein perfider Verführer zur Sucht? Oder die zünftige Maß Bier, am besten in Kombination mit Korn oder Wodka? Ist Alkohol etwa harmloser, nur weil wir ihn alle gepflegt zu uns nehmen? Wohl kaum, bei einer Quote von 1,5 Millionen Alkoholabhängigen im Land und unfassbar vielen Toten. Laut WHO sterben jedes Jahr weltweit 3 Millionen Menschen durch Alkoholkonsum.[55] Die Fraktion der THC-Verharmloser behauptet ja gerne: Zu Tode gekifft hat sich noch niemand, tot gesoffen haben sich aber unzählige Menschen. Was wohl leider nicht ganz der traurigen Wahrheit entspricht: Woher will man denn wissen, ob nicht etliche jugendliche Suizide eventuell als Folge eines Horrortrips nach Konsum von hochkonzentriertem THC entstanden sind? Wir können nicht mehr fragen. Fest steht: Beides kann irreversible Schäden verursachen, Mischkonsum sowieso. Bei Alkohol macht die Dosis das Gift, Kiffen dagegen bleibt ein Nervenzellexperiment mit ungewissem Ausgang, selbst ein einmaliger Konsum kann schlimme Folgen haben. Eins ist sicher: Wir lösen nicht ein altes Problem durch Hinzufügen eines neuen.

Bitte, bitte schauen Sie hin, nicht weg, wenn Ihr (ADHS-)Kind mit Gras in Kontakt kommt, was leider nur eine Frage der Zeit ist, legal hin oder her. Man riecht es, man merkt es, man sieht es ihnen an – wenn man es sehen *will.* »Was ich nicht weiß, macht mich nicht heiß«, wäre hier wahrhaftig das Verkehrteste. Lieber früh intervenieren, statt scheinbar lässig tolerieren. Wenn das »Kind« erst mal volljährig ist, haben Sie schlechtere Karten, mit ihm zusammen die Drogenberatungsstelle aufzusuchen. Sie können sich aber so oder so erst mal allein dort den Rat der Profis holen.

Mein Standpunkt ist: nicht verharmlosen, nicht abwarten, nicht laufen lassen. Im Kontakt bleiben. Ich bin Lukas ordentlich auf die Nerven gegangen. Trotzdem war es gut, ehrlich zu sagen: »Ich habe

Angst um dich. Ich sehe, dass du es nicht im Griff hast. Du machst dir selbst was vor.« Irgendwann folgte bei ihm die schlichte Akzeptanz: »Ich bin ADHS-ler und deshalb belüge ich mich selbst, wenn ich glaube, dass ich gelegentlichen Konsum von Gras im Griff haben würde, also Finger weg *forever.*«

»Nur« Tabak zu rauchen, das ist leider ebenfalls eine sehr beliebte Methode der Selbstregulation unter Menschen mit ADHS.[56] Vielleicht Schönfärberei, natürlich kann auch Rauchen zum Tod führen, aber zumindest behält man dabei (wenn das Nervensystem den Nikotinmissbrauch gewöhnt ist), einen einigermaßen klaren Kopf. Man kann und darf sich danach auch noch ans Steuer setzen. Forscher des renommierten Institut Pasteur in Paris konnten in Genversuchen am Mausmodell zeigen, dass Nikotin einen positiv aktivierenden Effekt auf neurokognitive Funktionen hat, sie untersuchten das allerdings in Bezug auf Schizophrenie.[57] Auf die vorliegende »Hypofrontalität« der Patientenmäuse (= verminderte Durchblutung des präfrontalen Cortex, also des stirnseitig gelegenen Teils des Frontallappens der Großhirnrinde, eine auffällige Parallele zu ADHS) hatten Nikotin-Infusionen eine stimulierende Wirkung, so können sich rauchende menschliche Patienten mit ihrem Tabakkonsum gewissermaßen selbst therapieren, allerdings mit allen schädigenden Nebenwirkungen. Was man gesichert weiß: Nikotin beeinflusst durch diverse neurochemische Reaktionen den Dopaminhaushalt[58], direkt und indirekt, indem es für eine Down-Regulation von Dopamintransportern sorgt, sodass die Dopaminmenge im synaptischen Spalt ansteigt, ein günstiger Effekt auf die ADHS, im Übrigen analog zur willkommenen Wirkung des Medikaments Methylphenidat. ADHS und Nikotin gehen Hand in Hand, Rauchen »hilft« tatsächlich, sich zu regulieren, das musste ich nach zahllosen Appellen, mit denen ich meinen Sohn nervte, einsehen.

Über die erfolgreichsten Strategien, mit dem Rauchen aufzuhören, gibt es zahllose Schriften. Sie sind selbstredend vollkommen nutzlos, wenn junge Menschen nicht aufhören *wollen,* da sie über Jahre hinweg keine spürbaren organischen Folgen wahrnehmen. In dem Fall muss man sagen: leider. Der arme Körper kann in der Jugend enorm viel kompensieren. Ist Großbritannien also nichts als ein überbehütender »Nanny-Staat« mit seinem geplanten Tabakkaufverbot für alle Heranwachsenden?

Was ich nie kapieren werde, sind absurde Widersprüche wie dieser: Eine Gruppe von jungen Leuten arbeitet tapfer an ihrem positiven Selbstkonzept in einer Selbstfürsorge-Gruppe, danach stürzen zwei Drittel nach draußen, um sich 'ne Kippe anzuzünden. Immerhin »nur« Nikotin. Man kann wohl unmöglich alles Schädliche auf einmal verbieten? Schadensbegrenzung.

Man kann wohl unmöglich alles Schädliche auf einmal verbieten?

Noch eine kleine Ergänzung der »(dos and) don'ts«, diesmal für uns Eltern: Niemand redet darüber, keiner würde es zugeben – weil es nicht erlaubt ist, aber viele von uns tun es, sei es aus Verantwortungsgefühl, zu privaten Forschungszwecken, zum Wohle der Kinder oder schlicht aus Neugier: Wir testen heimlich das Medikament, zumindest die Eingangsdosis, bevor wir es dem Kind geben, weil wir wissen wollen, ob nicht doch etwas dran ist an den Horrormärchen um Ritalin & Co. Ist es vielleicht doch eine Art bewusstseinsverändernde Droge?

Wenn wir selbst jedoch nicht an dieser Dopaminfehlregulation leiden, werden wir natürlich etwas anderes spüren als die wahrhaft Betroffenen: außer leichtem Kopfweh und einem kurzzeitig erhöhten Puls, je nach Dosierung eine etwas übersteigerte Wachheit wie ein Luchs auf der Pirsch. Diesen Doping-Effekt machen sich manche Studenten vor wichtigen Klausuren im Sinne eines Neuro-Enhancements zunutze. Das nennt man Missbrauch, denn sie brauchen es nicht. Daraus wird dann die angeblich schädliche Wirkung für alle abgeleitet und von Kinder-Doping gefaselt, was natürlich Quatsch ist.

Jeder Klick ein Kick – homo digitalis

Unter Schauspielkollegen, denen eine besonders große »Durchlässigkeit«, sozusagen eine erhöhte Permeabilität der Poren als berufsbedingtes Handwerkszeug abverlangt wird, kursierte einst der Spruch: »Wer immer offen ist, ist nicht ganz dicht.« Der Satz ist zwar böse und gemein, aber ich muss oft an ihn denken, weil er auf eine fiese Weise genau das Problem unserer Kinder einfängt: immer (zu) offen zu sein. Deswegen sind sie noch lange nicht »nicht ganz dicht«, also deppert. Längst ist klar, dass auch diese Annahme zu

Bei ADHS-lern scheint der Anteil der Hochbegabten größer zu sein.

den alten Mythen gehört. Vielmehr nimmt man inzwischen an, dass unter ADHS-lern der Anteil an Hochbegabten höher liegen könnte als beim Durchschnitt.[59]

Abgekoppelt also von ihren kognitiven Fähigkeiten liegt in ihrer aufsaugend-naiven Neugierde auf die Welt mit all ihren Reizen ein riesiges Problem, weil die selektierende Filterfunktion fehlt, sowohl nach Priorität als auch nach Kriterien des Selbstschutzes: Tut mir das gut, will ich mich dem überhaupt aussetzen? Dieser fehlende Schutzmechanismus muss mühsam kompensiert werden und beinhaltet leider schmerzhafte Erfahrungen von zu kindlicher Gutgläubigkeit, der Gefahr, verarscht, ausgenommen oder gar missbraucht zu werden. So sind sie auch den zahllosen Verführungen und Gefahren des *world wide web* noch stärker ausgeliefert, als das sowieso schon bei *allen* Kindern und Jugendlichen der Fall ist.

Schon klar, wenn man über die digitalen Medien schimpft, hat das immer einen gruftigen Beigeschmack, es klingt nach dem Lamento der Ewiggestrigen, in meinem Fall dem einer weißen alten Frau. Eine Ü50-Jährige, also ein hoffnungsloser Fall von digitaler Immigration, sie ist einfach zu alt, um zu verstehen, welch gigantische Vorteile diese schöne neue Welt uns bietet: Das Netz mit seinem unfassbaren Wissensschatz, Datenbanken und Chat-GPT, all die nützlichen Social-media-Kontakte, die 24/7 auch nachts verfügbare Online-Kommunikation, *augmented* und *virtual reality,* die neuen Erlebniswelten. Nein, ich bin nicht zu alt, ich bin skeptisch und ganz ehrlich: Das, was ich um mich herum an Effekten sehe, überzeugt mich trotz Bemühungen um Objektivität absolut nicht. Im Gegenteil, in meinem persönlichen Umfeld überwiegen die Nachteile bei weitem. Ich habe Probleme dazubekommen, die ich nie gehabt hätte, hätten diese neuen omnipotenten und -präsenten Mächte nicht in unser Kinderzimmer Einzug gehalten. Ja, ich verstehe, dass sie nicht mehr verschwinden werden und dass es *nur* um den richtigen Umgang damit geht, aber genau *der* fällt ADHS-lern unendlich schwer. Ich kann für unsere Familie keinen Zugewinn an Lebensqualität erkennen, über den ich mich freuen würde. Und ich sehe kein Gesetz, in dem steht: Es *muss* digitalisiert werden, zum Wohle aller. Aber alle tun so, als ob. Einfach nur, weil wir von einer gigantischen Werbemaschinerie infiltriert sind, die uns weismacht, unser Leben sei ohne Google, Apple und Co. *useless,* und somit machen wir uns weiter und weiter in jedem Lebensbereich abhängig, weil wir unseren eigenen Herzschlag nicht mehr spüren, sondern dafür die *smart watch* brauchen.

Ich finde das alles grauenvoll und bin deshalb oberkritisch, weil ich beobachte, wie meine ADHS-Kinder suchtartig vor den Bildschirmen versacken und mit glasigem Blick erst Stunden später auftauchen würden, wenn sie nicht dauernd Zoff bekämen mit mir, der alten Spaßbremse. Diese Rolle habe ich mir nicht freiwillig ausgesucht. Wenn wir es nicht massiv regulieren, werden sie ganz früh zu Medienjunkies. Ihr Suchtpotenzial ist krass und diejenigen Experten, die den Software-Entwicklern der Games und Apps verraten, wie sie die Verweildauer der Konsumenten immer noch weiter nach oben treiben können, sind die Dealer der heißen Ware Aufmerksamkeit.

Wenn wir nicht eingreifen, werden sie früh zu Medienjunkies.

Ich versuche mich also zu wappnen und atme tief durch, bevor ich in den Ring steige, um dem Jüngsten den Bildschirm zuzuklappen: Eskalation pur, schreien, heulen, um sich schlagen, das volle Programm. Mir ist klar: Wenn ich jetzt nachgebe, habe ich verloren. Ich rufe mir die bestärkenden Worte des Kinderpsychiaters ins Bewusstsein: »Fahren Sie eine Doppelstrategie. Manche Dinge sind absolut nicht verhandelbar wie ein regulierter Medienkonsum, das rechtzeitige Erledigen von Hausaufgaben oder ein respektvoller Umgangston. Aber beharren Sie bei Kleinigkeiten nicht permanent auf Ihrem Recht, Sie werden aus dem Nörgeln sonst nicht rauskommen. Sie wollen zum Wohle Ihres Kindes entscheiden? Das heißt eben in wichtigen Belangen nicht nachzugeben. Mit der inneren Haltung: Entschlossenheit statt Härte. Damit sind Sie verlässlich für Ihr Kind.«

Damit gehört das Thema Medienkonsum definitiv nicht zu den dauernd neu verhandelbaren Belangen. Also halte ich durch und warte, bis das Neuronengewitter abzieht. Die Zeitschaltfunktion ist die einzige Chance, das Drama zu neutralisieren. Tägliches Verhandeln ist hier zwecklos, genauso wie das Aufstellen pädagogisch gut gemeinter Sanduhren mit rieselndem Inhalt in bunten Farben, der das Verrinnen der Zeit sichtbar machen soll. Ohne klares Limit könnten die lieben Kleinen sonst auch sehr kreativ uns Eltern gegeneinander ausspielen nach dem Motto: »Papa hat's aber erlaubt.«

Endlich ist das alarmierende Thema in den abendlichen Talk Shows der Nation angekommen: Es geht noch um weit mehr als *nur* um die Quantität, wir sind vielmehr durch hochproblematische Inhalte konfrontiert mit neuen Schwierigkeiten. Dazu braucht es nicht mal ein Darknet, der Schrecken ist leicht zugänglich und kommt ganz von selbst auf die Displays unserer Kinder: verstörende Bilder von Gewalt, Pornografie, Tierquälerei, wir alle kennen mittlerweile die abscheulichen Listen. Wenn das nicht eine Büchse der Pandora ist …

Deshalb geht es uns *alle* an, ob mit oder ohne ADHS, und müsste spätestens seit Erscheinen des aufrüttelnden Buches von Silke Müller »Wir verlieren unsere Kinder« als TOP 1 auf jeder pädagogischen Agenda dieser Gesellschaft stehen: die digitale Parallelwelt unserer Kinder, in der ihnen eine derart abgründige Verrohung droht, dass einem in Schockstarre die Worte wegbleiben. Seien Sie froh, wenn Sie einen guten Draht zum Kind haben, das sich Ihnen anvertraut, wenn Inhalte rumgeschickt werden, bei deren Anblick man sich übergeben möchte. Während wir Alten nämlich politisch korrekt über zu viel oder zu wenig *wokeness* palavern, tun sich in den Klassenchats unserer Kinder, an Gymnasien so selbstverständlich wie an anderen Schularten auch, dunkelste Abgründe dessen, wozu Menschen fähig sind, auf. Es ist absolut verstörend, was selbst noch unter Volljährigen, die es besser wissen müssten (und, *by the way,* voll strafmündig sind), gepostet wird an sexualisierter Gewalt, antisemitischen »Witzen«, rassistischen und diskriminierenden Inhalten, völlig schmerzfrei. Selbst noch in der Oberstufe, in der man doch allmählich eine Art von Geschichtsbewusstsein sowie die Entwicklung eines ethisch-moralischen Verhaltenskodex erwarten dürfte, bei jungen Menschen, die kurz vor der Allgemeinen Hochschul-»Reife« stehen. Das ist umso bestürzender, sind sie doch keine Kinder mehr, denen man immerhin zugestehen könnte: »Denn sie wissen nicht, was sie tun.« Im Moment spielen sich Szenen ab wie diese: Über'm Tisch grinst man dem Geschichtslehrer ins Gesicht, unterm Tresen wird der Judenwitz weitergeleitet. Ekelhaft.

Für unsere Jugendlichen mit ADHS und ohne angemessenen Selbstschutz, die mit den (zu) offenen Poren, ist das alles *noch* verstörender. Sie sind *noch* mehr überfordert als alle anderen, die so etwas einfach wegklicken oder sofort löschen. Weil Unkenntnis nicht vor Strafe schützt, mögen sie sogar diejenigen sein, die naiv irgendeinen dieser widerlichen Beweise in ihrer Galerie haben und sich damit strafbar machen, da sie ein seltsames »Talent« haben, sich in heikle

Situationen zu manövrieren. Doch es geht um weit mehr als um die möglichen juristischen Konsequenzen, es geht um das Wertvollste, was wir haben: die Menschenwürde.

Mental overload

Mal ganz abgesehen von gewaltverherrlichenden Inhalten, auch was das »harmlose« Gedaddel (gegen dessen Niveau die Teletubbies regelrecht intelligente Unterhaltung darstellten) angeht, darf man kontraproduktive Effekte befürchten. Ab der weiterführenden Schule, an der Tablets flächendeckend eingesetzt werden, läuft es momentan so, dass die Lehrkraft vorne am *white board* (die grünen Tafeln sterben aus) den Entertainer geben muss, um in Konkurrenz mit dem digitalen Endgerät die geschätzte Aufmerksamkeit der werten Schülerschaft zu gewinnen. Und Sie können sich vorstellen, wer meist gewinnt. Das ist keine besonders übertriebene Darstellung: Unterricht verkommt derzeit zu einer optionalen Veranstaltung, die Schülerschaft wählt stets, ob sie ihre Konzentration dem Lehrstoff und der ihn vermittelnden Person oder alternativen Inhalten auf der glänzenden Oberfläche vor der Nase widmet. Aber die höheren Klassen haben doch sicher längst verstanden, dass das nicht zielführend ist? Weit gefehlt, je älter, desto dreister das Desinteresse am Unterricht und die damit verbundene Respektlosigkeit der Lehrkraft gegenüber. Die automatisch angenommene Gleichung, dass schuleigene Tablets selbstverständlich nur für schulische Zwecke benutzt werden, ging bis jetzt nicht auf.

Noch »besser« ist diese Variante: Die Jungs und Mädels stellen gleich hinter das aufgeklappte, schräg stehende Tablet noch das Handy zum Zocken, Glotzen, Shoppen oder Chatten. Doppel-Whopper. Das Einzige, was hier trainiert wird, ist der zum Scheitern verurteilte Versuch der geteilten Aufmerksamkeit. Wer zwei Hasen gleichzeitig jagt, fängt gar keinen. Ich habe neulich versucht, mit Fünftklässlern einen Workshop in einem Museum zu gestalten, nicht ohne den Kardinalfehler begangen zu haben, sie ihre Handys nicht in der Garderobe einschließen zu lassen – weil sie angeblich Bilder von den Kunstwerken in der Kunsthalle machen wollten. Einmal und nie wieder.

War es nicht vorher abzusehen, dass Schüler sich von den Tablets ablenken lassen? Und gewiss hat man sich vor deren Einführung Gedanken über die körperlichen Folgen gemacht? Die Aufmerksamkeit richtet sich singulär auf einen kleinen Bildschirm, jeder ist absorbiert, statt dass alle gemeinsam zur Tafel schauen, die Augen werden auf kürzeste Distanz dauerbeansprucht (so triggert man eine Kurzsichtigkeit!), die gesamte Nackenmuskulatur muss den nach vorne verschobenen und geneigten 7 Kilogramm schweren Schädelknochen zur Justierung des Kopfes andauernd gegen die Schwerkraft verteidigen. Was macht der erhöhte Muskeltonus mit der Blutversorgung des Gehirns, der Wirbelsäule, der Beckenstellung, der Verkürzung der *hamstrings,* der Position der Füße für einen guten Bodenkontakt? Wir sind *ein* Wesen, keine Maschine aus Einzelteilen, es folgt ein Rattenschwanz von physiologischen Reaktionen. Das Führen eines Sticks auf einer Bildschirmoberfläche ist ein anderes haptisches Erleben als das Schreiben mit Füller auf Papier, selbst wenn man auf der digitalen Oberfläche mit der Hand schreibt, statt tippt. Nebeneffekt: Auf der eisglatten Fläche mutiert das Schriftbild zu dem eines Erstklässlers. Das wegen der erhöhten Reibung langsamere Schreiben auf Papier scheint viel mehr unserem natürlichen Tempo zu entsprechen. Okay, dafür gibt's inzwischen *paperlike* Screen-Folien zum Draufkleben, trotzdem nicht das Gelbe vom Ei. Da Wichtiges aufzuschreiben und farbig zu markieren, ein sehr guter Lernkanal für ADHS-Schüler ist (wenn sie denn, nach Jahren, ihre Abneigung gegen Schreiben überwunden haben), ist Eintippen kontraproduktiv. Schreiben heißt Visualisieren, heißt wichtige motorische Hand-Auge-Koordination, heißt neuronale Verknüpfung mit grafischer Darstellung und hat somit Chancen zur Verankerung im Langzeitgedächtnis.

Mein Sohn bekam in der Oberstufe Schwierigkeiten, weil er noch, inzwischen völlig verpönt, einen Block beschrieb und gern Kopien ausgedruckt haben wollte – so viel Zusatzarbeit wegen *eines* Schülers! Er wurde dann quasi zum I-Pad genötigt, obwohl es offiziell (noch) eine Wahlmöglichkeit geben sollte. Aber hey, *good news*, im letzten Elternabend erfuhr ich, dass jetzt am Lehrerpult ein Schalter installiert wurde, mit dem man das WLAN wieder ausschalten kann. Bliebe noch das kleine Problem mit den mobilen Daten, die die Schüler per Flatrate frei nutzen können.

Kein Wunder, dass unsere Kids, nicht nur die kleinen, auch die großen, immer schlechter schreiben und lesen können. Natürlich war früher nicht alles besser, als alles aus Holz war, aber es ist eben auch nicht automatisch alles gut, nur weil es neu ist. Allein schon die Berichterstattung, die ich durch meine Kinder geliefert bekomme, lässt mich zweifeln am segenbringenden Fortschrittsglauben: »Mama, viele stellen ihr Handy vor das aufgeklappte I-Pad und zocken während des Unterrichts.« »Kriegen die Lehrer das nicht mit?« »Nö, manche nicht. Die sehen das von vorne ja nicht, wir sind so viele.«

Überlassen wir Apple und Microsoft das kostbare Feld der Bildung?

Nur ein Satz zum digitalen Lernen allein zu Hause vor dem Bildschirm während der Corona-Zeit: ein makabrer Witz für unsere Kinder mit ADHS, quasi eine Kontraindikation. Ungefähr so, als ob man sie in der Wüste Nevadas mit ein paar Jetons aussetzen würde: »Da vorne ist das Las Vegas, das Mirage und so, aber spiel' nicht zu viel, okay? Du weißt doch, Glücksspiel kann süchtig machen.«

Es mündete bei uns in eine Katastrophe, der Anschluss an die Klasse ging komplett verloren, alle Kompensationen gingen flöten, rasante Talfahrt. Um der Wahrheit die Ehre zu geben, muss ich erwähnen, dass ich auch eine konträre Geschichte kenne, die eines ADS-Kindes ohne Hyperaktivität, das sich ungemein freute über das Alleinsein zu Hause und sich dort besser konzentrieren konnte.

Hat der Einzug der digitalen Medien in die Kindheit das Leben wirklich besser gemacht? Leichter, schöner, vielfältiger? Was ich von einem echten Fortschritt erwarten würde. Wo ist der pädagogische Nutzen, der Mehrwert an menschlichem Miteinander?

Natürlich ist es eine einzige undifferenzierte Simplifizierung, alles in einen großen Topf zu schmeißen und als Teufelszeug zu deklarieren, das weiß ich wohl. Computerspiele kann man off- und online spielen, visuelle Social Media über Stunden zu konsumieren oder mal Musik streamen ist nicht dasselbe, Zeit plus Inhalt ergeben erst den toxischen Cocktail. Es macht logischerweise einen gewaltigen Unterschied, ob wir zusammen für ein Referat im Netz recherchieren, ob ich nach getaner Arbeit dem Kind zu Hause an einem fest installierten Gerät seine Zock-Zeit genehmige oder ob es mit gesenktem Kopf auf das Minidisplay starrend von der Schule zum Bus und nach Hause trottet, ohne eine Millisekunde Verschnaufpause für die grauen Zellen, mit einem mobilen Smartphone, das immer am Start ist, niemals schläft.

Und *was* inhaltlich auf dem Desktop erscheint, spielt ebenfalls eine Rolle, schon klar. Trotzdem kann ich aus der Beobachtung heraus flapsig verallgemeinern, dass der Effekt auf meine ADHS-Kinder immer ähnlich ist, sie tauchen komplett ab, in einen Hyperfokus par excellence, Zeit und Raum um sich herum vergessend. Auch wenn sie das selbst vehement verneinen und die Computerspiele als schiere Entspannung für sich deklarieren, »mal runterkommen, Mama«: Für ihr Gehirn ist es der reinste Stress, die schnellen Bilderwechsel verarbeiten zu müssen. Und dann noch die leidige Konzentrationsspanne. Es dauert viele Jahre (»kaputte Schallplatte«), bis der junge Erwachsene in einem *inner self-talk* reflektieren kann: »Du bist sowieso schon ein Spezialist im assoziativen Denken, hast das Themenhopping perfektioniert und genau das will ja diese App: durch immer neue Verknüpfungen deine Verweildauer erhöhen. Warum ist sie kostenlos? Weil du mit deinem Userverhalten bezahlst. Der Influencer ist dein Zeitdieb, deine kostbare Zeit ist sein Geld. Am besten: Lösch' den Scheiß. Oder knall' dir zumindest ein Zeitlimit rein.«

Sie tauchen komplett ab, Zeit und Raum um sich vergessend.

Nachweislich haben die schwarzen Monster-Maschinen mit dem verharmlosenden Namen Handy selbst dann eine ablenkende Wirkung, wenn sie ausgeschaltet vor uns liegen oder sogar in der Tasche stecken, weil unser Gehirn damit beschäftigt ist, den Reiz durch die potenzielle Ablenkung zu unterdrücken.[60] Völlig ungeachtet des anderen Problems, dass diese Spione in den Taschen unser gesamtes Verhalten ausspähen, um es den Datenkraken zum Fraß vorzuwerfen. Damit wir daraufhin mit personalisierter Werbung zu noch mehr Konsum verführt werden.

Auch Shopping in Maßen und der einigermaßen rationale Umgang mit Geld muss von unseren Heranwachsenden sehr mühsam erlernt werden, sie sind verstärkt anfällig für Kaufanreize durch geschickt gemachte, uns auf ästhetische Weise manipulierende Werbung. Die Impulsivität lässt sich hier gut ausnutzen, sie sind eine besonders verführbare Zielgruppe, prädestiniert für die Schuldenfalle; ihr Sparschwein, später ihr Konto, ist immer leergeräumt. Bedürfnisaufschub gehört bekanntermaßen nicht zu den ihnen in die Wiege gelegten Stärken. Ein noch größerer Flachbildschirm, eine

Konsole mit noch besserer Auflösung, HDMI 2.0, 4K, 5G, schneller, höher, weiter. Das inhaltsleere Wachstums-Versprechen des Kapitalismus, man könne sich auch als kleiner Mann (durch Ratenkauf) all das leisten, was das Herz angeblich begehrt, fällt auf besonders fruchtbaren Boden. Und dennoch: Impulskontrolle beim Einkaufen kann durch häufiges Spiegeln ihres Verhaltens, später durch Selbst-Reflexion mit einem Schuss Skepsis erlangt werden. Allein das Wissen um die eigene erhöhte Anfälligkeit kann zum Selbstschutz beitragen, das gilt nicht nur für Drogen, sondern genauso für das liebe Geld. Wer will denn schon die Schulden seines Kindes abbezahlen? Also lohnt es sich auch in unserem elterlichen Interesse, das Thema »Umgang mit Geld« früh auf die Agenda zu setzen, auch um zu verhindern, dass unsere Kids finanziell übers Ohr gehauen werden. Natürlich *müssen* unsere Kinder auf diesem Gebiet irgendwann selbstständig und unabhängig von uns werden. Um frei ihr eigenes Leben führen zu können.

Was trägt noch dazu bei, dass unsere ADHS-Kinder besonders gefährdet sind für die Verlockungen digitaler Medien?

Da ADHS ein Synonym für permanente Reizüberflutung bedeutet, ist als »Gegengift« eigentlich nur eins effektiv: Reizreduktion! Reizarmut wäre noch besser, aber Armut, das klingt schon so blöde nach Mangel, damit ist gewiss kein Blumentopf zu gewinnen. Schon die Reduzierung ist in unserer hektischen Welt ein Paradoxon, wo doch die Sinnes-Reize in allen Lebensbereichen immer mehr zunehmen, nicht »nur« die digitalen Welten betreffend. Kein Jugendlicher möchte sich freiwillig auf ein WLAN-freies Bergidyll einlassen, auf gepflegte Langeweile im Kurort-Ambiente von Bad Reichenhall – wo es übrigens wunderschön ist, was schon Richard Wagner zu schätzen wusste. Keine bahnbrechende Neuigkeit, unseren Kindern täte ein Leben wie früher besser: raus an die frische Luft, um die Häuser toben mit Freunden und in den Ferien ab in die Sommerfrische, zu Heidi und Ziegenpeter auf die Alm. Liegt die Begründung für die hohe Zahl an Neudiagnosen also etwa doch in unserem modernen Großstadtleben, das die Kinder zu sehr stresst?

Bei permanenter Reizüberflutung hilft eigentlich nur Reizreduktion.

Man hat anno dazumal ein ADHS-typisches Verhalten schlicht als Ungezogenheit, die mit eiserner Härte bestraft wurde, verkannt und die armen Kinder als Prototypen aus dem »Struwwelpeter«

abgestempelt, die nie eine Chance hatten auf dem Arbeitsmarkt, weil sie es nicht mal bis zu einem Schulabschluss schafften und in erhöhtem Maße straffällig wurden. Heute würde man mit leichtem Zynismus sagen: *low performer.* Unser überfordernder Lebensstil ist zwar einerseits Gift, andererseits haben wir aber heutzutage Therapiemöglichkeiten wie nie zuvor. Wir haben es mit einer Verstärkung der Symptomatik durch die Medien zu tun, aber sicher entsteht ADHS nicht kausal durch Medienkonsum.

Was aber leider stimmt: Die Apps und Games liefern in perfekter Art und Weise alles, wonach ein ADHS-Gehirn lechzt: schnelle Kicks, immer neue Challenges und noch dazu sind sie immer verfügbar, was für eine super Ablenkung vom Schulstress. Genau hier beginnt der Teufelskreis. Denn die (An-)spannung erhöht sich, neurovegetative Stressreaktionen erfolgen, die kleinen (oder großen) Zocker schlafen schlecht und wenig, was Unwohlsein erzeugt, die Ausschüttung von Stresshormonen weiter in die Höhe treibt, auf deren Pegel man unbedingt am nächsten Tag (oder sogar in der Nacht) mit neuen Belohnungsreizen besänftigend einwirken muss. Eigentlich ein klassischer Suchtkreislauf, nicht ganz unähnlich dem des Säufers im »Kleinen Prinzen«, der trinkt, um zu vergessen, dass er sich schämt, dass er trinkt.

Ich habe ja schon alles Mögliche ausprobiert, meine kleinen privaten Studien angestellt, einmal dachte ich: Jetzt lasse ich es mal laufen, mal schauen, wann der Lütte von alleine aufhört. Von wegen, nach weit über 3 Stunden habe ich es nicht mehr ausgehalten. Das Kind war den Rest des Tages mega gereizt, aggressiv statt entspannt. Es bleibt ein hartnäckiger Mythos, dass das so chillig daherkommende Zocken im tiefergelegten Gaming-Sessel dem entspannenden Runterfahren dient, das Gehirn regt sich auf statt ab, selbst bei einem »normalen« Zeitlimit von einer Stunde täglich. Das Stressniveau wird künstlich am Laufen gehalten: genug ist nie genug, das nächste Level, der nächste Gegner, die nächste Trophäe, raffiniert ausgeklügelt wird das Belohnungssystem angeteasert, der Speichel fließt. Flugs gesellen sich die Lust auf Süßes und die motorische Apathie als unheilige Dreieinigkeit dazu. Haben Sie mal in die Augen Ihres Kindes gesehen, während es am Zocken ist, oder ganz kurz danach? Sein starrer Blick ist wie eingefroren.

Viele der allgemeinen Tipps zum vernünftigen Umgang mit digitalen Medien klappen in unserer ADHS-Familie einfach nicht, das bleibt frustrierend. Neulich las ich zum Beispiel, das Einrichten eines täglichen Zeitlimits sei unfair – ertappt! – und gängele die Kinder, weil sie mittendrin unterbrochen werden würden, egal, ob die laufende Runde beendet ist oder nicht. Viel sinnvoller seien Wochenzeitkontingente, weil sie die Eigenverantwortlichkeit stärken. Juhu, das klingt gut! Können wir aber voll vergessen, das kostbare Kontingent ist innerhalb von zwei Tagen verballert und der Rest der Woche ist Folter für alle. Den viel gepriesenen Lerneffekt können wir übrigens aufgrund des fehlenden Zeitgefühls gleich mit in die Tonne kloppen. Ich schwöre, dass es die Woche drauf haargenau gleich abläuft. Wir sollen uns auch, pädagogisch wertvoll, die PC-Spiele unserer Kinder erklären lassen, sonst drohe eine Abwertung ihrer Interessen. So weit habe ich es, ehrlich gesagt, nie gebracht, ich checke die Attraktivität dieses Amüsements einfach nicht. Wahrscheinlich, weil ich unfähig bin, meine innere Opposition gegen die Hersteller dieser (von meiner Warte aus) Zeiträuber zu überwinden. Übrigens wurde die deutsche Gaming-Industrie im Jahr 2023 mit 70 Millionen vom Bund gefördert.

Und ich oute mich gleich noch als hoffnungslos rückständig, mit der Aussage, dass unsere Kinder erst mit 14 Jahren ihr Handy bekamen/bekommen, der Kleine besitzt mit zwölf noch keines, als Einziger in seiner Klasse. Ob ich ihn damit nicht bös- und mutwillig aus seiner Comunità ausschließe? Jein. Wir gehen zähneknirschend Kompromisse ein, er hat zu Hause ein mobiles high-end-Gerät einer japanischen Firma, auf dem er zockt, das Teil bleibt aber daheim. Ich verstehe schon, dass Mitreden-Können ab diesem Alter sehr wichtig ist. Das Diskutieren bleibt hart, aber ich nehme es als Challenge, in der Überzeugung, dass ich seinen Hirnzellen einen Gefallen für ihre Zukunft tue, was ich entsprechend kommuniziere. Ist gar nicht Mainstream, aber dazu stehe ich. Natürlich gibt's hier die obligatorischen Kommentare: »Das kannst du doch nicht machen, damit isolierst du ihn doch.« Oh doch, ich kann, sehr gut sogar, und ich wünschte, es würden sich viel mehr Eltern für den späteren »Einstieg« ins Leben am/mit Smartphone entscheiden, entgegen des derzeitigen Trends. Zum Glück hat mein Jüngster gute Freunde, die er im real life trifft. Noch später, mit 16 Jahren, den Gebrauch eines Smartphones zu erlauben, wäre sogar noch viel besser, aber irgendwo ist die Deadline für einen Kompromiss, das Kind nicht noch länger auszuschließen aus der Herde. Dass selbst Volljährige noch ohne

Hemmungen sein können, hatte ich ja bereits geschockt zur Kenntnis genommen, auf eine echte Reife kann ich also lange warten. Ein ethisches Bewusstsein in Sachen Medien fehlt den meisten, die damit aufwachsen, wofür sie nichts können, weil es ihnen nicht ausreichend vermittelt wird. Das häufigste Argument für ein frühes Einführen ist ja: Der maßvolle Umgang müsse früh trainiert werden. Mit Verlaub, das ist Schwachsinn. Wir geben den Kindern zum frühen Üben doch auch nicht den ersten Gin Tonic mit acht, damit sie sich rechtzeitig daran gewöhnen. Alkohol ist ein Nervengift, deshalb ab achtzehn, und ähnlich sollten digitale Medien betrachtet werden, was ihr Suchtpotenzial betrifft.

Medienabhängigkeit ist eben »nur« eine nicht-stoffgebundene Sucht, da scheint eine Einschätzung schwieriger. Das beliebte Scheinargument »damit du mich immer erreichen kannst« ist schnell entkräftet; dafür tut es auch der alte Nokia-Knochen, der natürlich mega uncool ist. Und ist es nicht auch gut, wenn elterliche Überwachung ihre natürlichen Grenzen hat? Das stärkt tatsächlich die Selbstständigkeit, und zwar enorm.

Wir machen unseren Kindern nur vordergründig eine Freude, wenn wir ihnen den Wunsch nach einer Smartwatch, der neusten Konsole oder dem größten Flachbildschirm erfüllen. Ihre Gehirnzellen beschenken wir damit nicht. Was für die Konzerne gut ist, ist es noch lange nicht für unsere Kinder. Aber ja, es ist hart, wenn alle anderen mit dem Neusten ausgestattet sind, was der Media Markt so hergibt. Und so ein armer Ausgeschlossener wie Marcus mit der Inkawollmütze, in der wunderbaren Verfilmung von »About a boy« mit Hugh Grant, soll unser Kind natürlich auch nicht werden. Finden wir Kompromisse, handeln wir Lösungen aus, die schriftlich festgehalten werden, unsere Kinder haben nur selektiv ein brillantes Gedächtnis. Wie immer: Etwas einfach nur zu verbieten, bringt gar nix. Zu viel diskutieren auch nicht. Was denn dann?

Etwas einfach nur zu verbieten, bringt gar nix.

Es kann helfen, den Schluss der festgelegten Sendezeit 5 Minuten vorher anzukündigen. Die Schimpftirade einzukalkulieren. Die kann ich etwas gelassener entgegennehmen, wenn ich weiß, dass sie kommt. Wenn nicht, bin ich umso freudiger überrascht. Bloß kein eigener PC im Kinderzimmer. Handys schalten sich ab über unsere »Diktator«-App. Sind nachts im Flur. Das W-LAN ausschalten ist zwecklos, sie haben am nächsten Tag das Passwort vom Nachbarn.

Für ADHS-Kinder sind Anfangen und Aufhören einer Tätigkeit besonders schwierig, und hier ist es obendrein der Ausstieg aus einer geliebten Sache, der von allein nicht gelingt. Ich musste lernen: Mein Kind meint mit den wüsten Worten, die unkontrolliert aus seinem Mund herausschießen, nicht mich persönlich, es kann in diesem Moment nicht anders, ist buchstäblich von Sinnen. Das heißt nicht, dass ich jede Beschimpfung toleriere, aber ich kann mich innerlich wappnen und vor allem: die gefallenen Worte erst nach dem Sturm in Ruhe besprechen, viel später am Abend, auf keinen Fall während der Eskalation. Natürlich muss und darf ich Respekt einfordern, aber das Kind hat im Moment der Eskalation keine Kontrolle, ähnlich wie beim Tourettesyndrom.

Selbst unser erwachsener Sohn erliegt noch ab und zu den digitalen Verführungskünsten, aber er hat weitgehend die Hoheit zurückgewonnen. Das war ein hartes Coaching bis zur Selbstreflexion.

Zur Wahrheit gehört aber auch, dass wir Eltern unsere eigene Verantwortung nicht abgeben können in Resignation und kollektivem Jammern. Es hat einen Einfluss, wie wir selbst mit dem Ding umgehen, ob wir unser eigenes Hirn (noch) benutzen, ob wir unbequeme Entscheidungen treffen und der Dynamik der Masse widerstehen wollen. Das Kind wohnt bei uns und wir haben lange Jahre prägenden Einfluss. Wenn wir unsere Kinder schon im Kleinkindalter im Restaurant ruhigstellen via aufgeklapptes Display hinter dem Teller, dürfen wir uns nicht wundern über die gerufenen Geister. »Macht dick und doof«, ist politisch unkorrekt und voll polemisch, trifft's aber leider. Wir haben tatsächlich noch einen Rucksack mit ins Restaurant genommen mit Papier, Malstiften und kleinen Spielen. Und gehen dorthin, wo Kinder willkommen sind. Zum Griechen oder Lieblings-Italiener. Schon manch Zweijährige kriegen im Kinderwagen das Smartphone in die Hand gedrückt, damit keine Minute vermeintlicher Leerlauf entsteht. Wo doch Kinder bis zum Schulalter sich erst mal ein Bild der echten Um-Welt machen müssen und auch später die besten neuen Ideen aus Langeweile heraus entstehen, in der die eigenen Gedanken schweifen dürfen. Je früher die Bilderflut in die Kindergehirne dringt, desto weniger können Kinder differenzieren zwischen virtueller »Konserve« und realen visuellen Eindrücken aus der sie umgebenden Umwelt, für sie ist alles »echt«. Solange Kinder sich noch im magischen Alter

Die besten Ideen entstehen aus Langeweile heraus.

des fantasievollen Animismus befinden, also im Grunde Imagination und Realität nicht differenzieren können, haben künstliche Bilder im Kinderzimmer rein gar nichts verloren. Mit Vorlesen dagegen habe ich meine ADHS-Kinder oft in eine erstaunliche meditative Konzentration gebracht, wenn die Geschichten nicht nur ihrem Alter, sondern vor allem ihren spezifischen Interessen angepasst waren (Tiere, Dinosaurier, Weltall, aber auch Märchen). Dann entstehen innere Bilder für ein eigenes Kopfkino. Das kostet halt Zeit, unsere Zeit.

Aber: Wenn wir Eltern kapitulieren, lassen wir uns vom Diktat der Konsumgüterindustrie die geistige Hoheit über die Köpfe unserer Kinder abkaufen. Es ist brutal anstrengend, wir können es nur sportlich nehmen, beharrlich dranbleiben, mit schwarzem Humor und Selbstironie. Unser heldenhafter Fight, David gegen Goliath, wir gegen die Gaming Industrie. Wir dürfen das Ziel nicht aus den Augen verlieren, es geht um ihre Bildung, das ist alles, was sie haben, um gut durchs Leben zu kommen. Dafür zu sorgen, ist unsere Verantwortung: »Nur was man im Kopf hat, kann einem nicht genommen werden«, ein Satz meiner verstorbenen Schwiegermutter, die selbst als junge Frau auf der Flucht aus den ehemaligen Ostgebieten vor der vorrückenden russischen Besatzung *alles* verloren hatte.

Es wird immer angeführt, der Digitalisierungswahn(sinn) unseres gesamten Lebens ließe sich nicht aufhalten, als sei es ein alttestamentarisches Schicksal, dem wir uns beugen müssten. Wer bringt diese neuen Technologien voran und warum? Sind wir wirklich ohnmächtig ausgeliefert; wenn doch der Markt alles regelt, hätten wir, die Masse der Verbraucher, doch die Macht? Im Lebensbereich Schule gibt es doch intelligente innovative, durchaus auch partiell digitale Konzepte, die unserem menschlichen Lernverhalten gerechter werden würden? Es wäre einfacher, wenn es klare Regeln gäbe. Wenn es schon ein Tablet geben muss, warum dann nicht wenigstens ein Handyverbot an Schulen, so wie in Frankreich. Zwei digitale Geräte vor der Nase braucht kein Schüler. Gleich folgt der Aufschrei: unmöglich, ein Verbot ginge gar nicht, das könne man doch in einer föderalistischen Demokratie nicht machen. Ist Frankreich keine? Okay, eine zentralistische, ist das der problematische Unterschied? Dort sind Handys an Schulen verboten, weil man entschieden hat, dass die Gefahren immens sind. Aber nein, das käme doch einem Durchregieren von oben herab gleich, wir seien doch nicht in

China, auf staatliche Anordnung, geht gar nicht. Seltsamerweise hatten wir diese Bedenken gegen das »Durchregieren« von oben in Sachen Gesundheitsschutz während der Corona-Pandemie nicht. Aber hier geht es auch um Gesundheit! Um die mentale Gesundheit unserer Kinder. Oder ist die im Ranking etwa weniger wert als der Schutz vor einer physischen Infektion?

Vielleicht bin ich doch zu alt? Habe ich das 11. Gebot »Du sollst digitalisieren!« verpennt? Die Folgen spüren wir bereits, alle beschweren sich über die abnehmende Sozialkompetenz, die kürzere Aufmerksamkeitsspanne, die Verrohung, den unterirdischen Umgangston – hey, Digga, was laberst du –, den Verlust von Anstand und körperlicher Kondition. Ja ich weiß, schon Sokrates soll sich über die liederlichen Manieren der Jugend seiner Zeit beschwert haben. Es wird auch gerne angeführt, bei der Einführung des Fernsehers sei der Aufschrei über die Gefahr, die eigene Fantasie zu verlieren, auch riesengroß gewesen. Immerhin haben wir uns aber als Jugendliche nicht die damals kiloschwere unhandliche Glotze unter den Arm geklemmt, um damit zur Eisdiele zu spazieren, und auch aufs Klo konnten wir die Kiste nicht mitnehmen, sie war stationär. Vielleicht gab es mal einen Mädelsabend mit *Binge Watching*, das waren dann drei Filme *en suite*. Die beachtliche Kondition von heute dagegen will erarbeitet sein: Exakt 9 Stunden und 46 Minuten, so lange nutzten Menschen ab 14 Jahren audiovisuelle Medien täglich im Jahr 2023[61], da ist keine *home schooling*-Zeit mit reingerechnet, die war vorbei. Diese Nutzungsdauer ist, je nach Perspektive, ökonomisch vielversprechend oder schlicht erschreckend.

Täglich fast 10 Stunden Bildschirmzeit!

Auch wenn es nach sentimentaler Rückschau klingt: Wir Alten fragen uns manchmal, was wir eigentlich nachmittags gemacht haben in der Zeit, in der unsere Kids jetzt auf dem Sofa am Handy lümmeln. Wir haben tatsächlich Freunde getroffen und sind rausgegangen zum Rollschuhlaufen, echt jetzt. Später als Teenies haben wir Tagebuch geschrieben, ewig das Telefon blockiert, weil man die Freundin erst morgen wiedersah, ein Buch in die Hand genommen, laut Musik gehört, auf dem neuen Sony-Walkman, erst Kassette, später CD. Wir sind zum Sport geradelt und haben abends mal einen Film oder eine amerikanische Serie geschaut auf einem der drei TV-Sender. Heute ist die mediale Auswahl unendlich und die

Alleinunterhalter Mobilphone oder Konsole immer verfügbar. Wir bleiben daheim, der Nachmittag ist geritzt, Langeweile passé.

Uns ist das wichtigste ökonomische – leider unbequeme – Grundprinzip unseres Körpers nicht präsent, weil wir es gerne verdrängen: Was nicht trainiert wird, wird stillgelegt, wie eine ungenutzte Bahntrasse. *Use it or loose it:* Das gilt für das Sixpack gleichermaßen wie für unsere Neuronen im Gehirn. Wozu eine leistungsfähige Verbindung aufrechterhalten, wenn sie nicht genutzt wird? Das wäre Verschwendung von Ressourcen. Wenn wir also unsere neuronalen Netzwerke, die uns zu eigenständigem Denken befähigen, nicht aktiv halten, verkümmern sie. Voraussetzung ist, sie müssen sich erst mal im Zeitfenster bis zur Pubertät ausbilden dürfen. Das wird bald nicht mehr passieren: In jeder Lebenslage sieht man Kinder in der medialen Dauerschleife, ob beim Warten auf den Bus, beim Einkaufen, im Freibad, im Zug, während des Essens, im Bett. Niemand weiß, wie sich unsere Hirne durch den Dauergebrauch verändern werden, ob zum Guten, wage ich zu bezweifeln. Viel häufiger als noch vor 10 Jahren bekomme ich in Theater-Workshops den Kommentar: »Was soll ich machen, mir fällt nix ein.« Dazu fällt mir dann auch nix mehr ein.

Meine private Conclusio, rein empirisch

Aufwachsen mit digitalen Medien bedeutet für Kinder mit ADHS einen enormen zusätzlichen Stressfaktor, da der gesunde Umgang – falls es den gibt – genau das fordert, was sie aufgrund ihrer immanenten Schwierigkeiten per se schlechter können: Unnützes aussortieren, ihrem Gehirn ein inneres Stoppschild vorhalten, wenn *mental overload* droht. Der andauernde Input von visuellen Reizen und wechselnder Unterhaltung, die nie mehr Langeweile aufkommen lässt, befeuert die Unruhe im ADHS-Kopf umso mehr. In diesem Punkt bedaure ich zutiefst, das Rad der Zeit nicht zurückdrehen zu können. Schon bei uns gab es zwischen Kind 1 und Kind 3 eine besorgniserregende Steigerung der Nachfrage nach dem Besitz elektronischer Medien, zumindest aus meiner Sicht, die Konsumgüterindustrie sieht das sicher konträr; einige Jahre später war es plötzlich das neue Normal, dass ab der weiterführenden Schule das Handy zur Grundausstattung dazugehörte wie das Schülermonatsticket. Der gewünschten Digitalisierung geschuldet, muss ihr Gehirn in der Schule permanent den verführerischen Reiz der potenziellen Ablenkung durch das Tablet unterdrücken, selbst wenn es tapfer gewillt ist, dem Unterricht zu folgen.

Sapere aude – habe Mut, dich deines eigenen Verstandes zu bedienen. Oder lieber in der heutigen Version: Schone deine geistigen Ressourcen und frage die KI? Wer ewig vor der schwarzen Mattscheibe hängt, sei sie groß oder klein, mobil oder stationär, der bleibt gewiss vor allzu großer geistiger Anstrengung bewahrt. Ist diese aber sowieso nichts weiter als verschleuderte Energie, wenn alles verfügbare Wissen in der kleinen Kiste steckt?

Blöd nur, wenn der Akku alle ist.

KAPITEL 8: PUBERTÄT

Wunder über Wunder

Du wunderst wunderlich dich über Wunder,
Verschwendest Witzespfeile, blank geschliffen,
Was du begreifst, mein Freund, ist doch nur Plunder,
Und in Begriffen nicht mit einbegriffen
Ist noch ein unermessliches Revier,
Du selber drin das größte Wundertier.
JOSEPH VON EICHENDORFF

Das Phänomen des Wunders der Pubertät ist, sollte man meinen, hinreichend beschrieben, wir alle müssen da durch, was soll es diesbezüglich schon Besonderes geben in Familien mit ADHS-Jugendlichen? Ob wir nun einen Kaktus umarmen sollen oder gleich eine komplett neue Gattung des sogenannten Pubertiers kreieren[62], es gibt unzählige Witze über diese seltsame Metamorphose im Leben und deren spezielle Dynamik: »Die Atemübungen aus den Geburtsvorbereitungskursen braucht man übrigens erst, wenn sie in der Pubertät sind.«[63]

Um gleich einer eventuellen Verwirrung vorzubeugen, was die zeitliche Einordnung der Entwicklungsphasen angeht: Beim Ältesten begann die Pubertät zeitlich stark verzögert und dauerte dafür bis weit in die Volljährigkeit hinein an. Wie ich lernte, kann das ein häufig vorkommendes Muster bei ADHS-Gehirnen sein, diese signifikante Verspätung der körperlichen wie auch der emotionalen Ausreifung. Während also um mich herum andere Eltern schon über Zerwürfnisse mit dem Nachwuchs klagten, lehnte ich mich noch entspannt zurück und sah allen drei Jungs beim Lego-Star-Wars-Spielen zu. Die Verzögerung wurde uns erst später zum Verhängnis, als Lukas, schon längst volljährig, über die Stränge schlug, wir Eltern aber anders als mit einem dringenden Appell nicht mehr eingreifen konnten, Verbote waren längst *over.* Als Illustration dieser Lücken-Problematik passt sehr gut folgende Situation: Während der gefühlt ewig andauernden Corona-Zeit mit ihrem on-and-off der Kontaktverbote geriet unser Großer in einen in unseren Augen zweifelhaften Freundeskreis – ich habe da so einen untrüglichen Riecher, was gewisse äußerliche Anzeichen (Klamotten können täuschen, schauen Sie den Jugendlichen in die Augen!) angeht. Er wurde also eines Abends spät gegen 23 Uhr – wir hatten selbst Gäste und waren nur deshalb noch auf den Beinen – abgeholt von diesen drei Typen, mit einem klapprigen Auto. Ich hatte längst keinen Ruf mehr zu verlieren, weil ich sowieso die peinlichste Mutter unter der Sonne war, das eröffnete mir gewisse Handlungsspielräume. Also hielt ich nur kurz inne, es war keine Zeit zu verlieren. Augen zu, atmen, Hände auf den Bauch und eine einzige erlaubte Frage: Was wäre für meinen Sohn in seiner labilen Phase das Beste? Das Pro und Contra meiner Aktion zu evaluieren, fiel aus Zeitgründen flach. Kaum gedacht, ohne Jacke flugs dem Sohn hinterher, die Treppe runter, raus ans Autofenster. Als ich an die Scheibe klopfte, kurbelte der Fahrer in Lederjacke sein Fenster runter und noch heute habe ich die farbigen Leuchtbuchstaben hinter seiner Stirn vor mir: »*What the f***, was will die Alte von mir?*« Ich erläuterte ihm, für meine Verhältnisse kurz und knapp, dass es Lukas derzeit »nicht so gut ginge« (was stark untertrieben war) und legte ihm nahe, dass er, der Fahrer, ja gewiss nüchtern bleiben würde? Was er mir versicherte. Weiterhin bat ich den jungen unbekannten Mann, möglichst beiläufig und cool im Tonfall, ein Auge auf meinen Sohn zu haben (Appellebene!) und rang ihm als Minimalkonsens ab, Lukas zu einer vereinbarten Zeit im Morgengrauen höchstpersönlich vor unserer Haustür wieder abzusetzen. Mehr konnte ich nicht tun, mir war völlig klar, dass Drogen im Spiel sein würden und ich hoffte inständig, dass es »nur« Alkohol, Zigaretten und Ziehen am kreisenden Joint sein würden. Diese heikle Hauruck-Intervention von mir klingt eventuell für manche nach übergriffigem Verhalten, ich aber konnte in jener Situation nicht anders handeln, da Lukas damals schon definitiv Patientenstatus hatte und in einem kritischen Zustand war. Leider, in meinen Augen jedenfalls leider, war die Möglichkeit nicht gegeben, ihn nicht mitfahren zu lassen zum nächtlichen Abhängen, wir hatten das offizielle »ich bin 18« zu respektieren. Der Fahrer hat sich übrigens in dieser Nacht an unsere Abmachung gehalten.

Ich war sowieso die peinlichste Mutter unter der Sonne!

Peinlich zu sein als Mutter: Dafür habe ich für mich selbst eine positive Umdeutung gefunden. Ich war so lange sorgeberechtigt, dann bin ich auch weiterhin berechtigt, mir Sorgen zu machen, fand ich. Das galt auch über die Volljährigkeitsgrenze hinaus.

Aggression und/oder Depression?

Klar sind es die üblichen Themen, die in allen Familien mit Heranwachsenden auf den Tisch kommen, wenn Tacheles geredet wird: Absacken der Schulnoten, da null Bock auf Lernen, die exzessive Nutzungsdauer von *electronic devices*, nervige Zeitlimits beim abendlichen Ausgang versus Freiheitsdrang, der Respekt vor uns Eltern in Form eines angemessenen Umgangstons, das (Nicht-)Einhalten von Regeln und der Konsequenzen, ach, überhaupt unsere ganze *Old-school*-Manie, sinnlose Vorschriften aufzustellen und dann auch noch dreist auf deren Einhaltung zu pochen. Alt und spießig, wir waren also prima angekommen im Generationen-Gap. Richtig so, würde ich sagen, das *muss* so sein, diese Rolle erfüllen wir gerne im Bewusstsein, dass wir damit unseren Kindern, die sie im Herzen noch sind, eine klare Orientierung geben. Wir können nicht, zumindest nicht in dieser Phase der extremen Reibung, die *best friends* unserer Kinder sein, ADHS hin oder her.

Was das Ganze mit den Grenzen komplizierter macht, ist ihre seismografische Sensibilität für Stimmungen, ein trotz (oder wegen?) ihrer überschießenden Emotionen gleichzeitig vorhandenes Nähe-Bedürfnis, sie bleiben Seelchen. Also versuchte ich auf weitere haltgebende Umarmungen (willkommen, ihr Bindungshormone!) trotz der Stacheln zu achten (nur wenn gewünscht, natürlich) und immer, wirklich immer, ein klärendes Gesprächsangebot nach dem Abziehen eines elektrochemischen Gewitters zu machen … Was mir nicht immer leichtfiel, besonders nach Situationen des Provozierens von elterlichen Sanktionen nach klarer Grenzüberschreitung: Wie reagieren meine Alten, wenn ich ihren teuren Whisky während ihrer Abwesenheit leersaufe? Ach Menno, warum muss alles bei uns immer eine dramatische Zuspitzung erfahren, gegen die jede emotional aufgeladene Familienschnulze im Vorabend-TV eine furztrockene Angelegenheit ist? Ständig neue Herausforderungen, die neue Anpassungen unsererseits erforderten. Oft bekam ich dann zu hören:

»Mensch, hab' dich doch nicht so, das erleben wir doch alle, das ist das ganz normale Pubertäts-Programm.« Da muss ich leider sagen: nein.

Wenn man das überhaupt verallgemeinern darf, ADHS-Jugendliche sind einfach anders drauf, sie drücken das Gaspedal auf der Überholspur voll durch, sind klassische Grenzgänger und *alles* wird krasser durchlebt, Emotionen werden in einer derart extremen Intensität empfunden und ausgelebt, dass einem angst und bange werden kann. Häusliche Konflikte eskalieren bedrohlich zu Soap-Opera-Auftritten. Da knallen Türen, bis sie splittern, und einmal musste leider das komplette (zugegebenermaßen morsch gewordene) Kinderklettergerüst im Garten samt Hütte obendrauf dran glauben. Lukas schlug das unschuldige Holzding kurz und klein, mit einer Latte als Waffe. Ein riesiger Bretterhaufen blieb übrig, gerade noch gut zum Verfeuern. Nach diesem emotionalen Tornado wurden alternative, weniger destruktive Maßnahmen zum Aggressionsabbau evaluiert. Holzhacken? Zu gefährlich. Boxsack? Schon besser. Bälle dreschen? Heiß. Das einfache Prinzip, das Ventil früher zu öffnen, bevor der Kessel vor der Explosion steht, hat das Rennen gemacht. Lieber mal Brüllen als Schlagen. Jeden Tag zum Sport statt aufs Sofa. Auf einen Ball zu hauen, ist besser, als das arme Hüttchen aus Kindertagen zu zertrümmern. Und wie so oft: Als ich mir die Mühe machte, nach meiner Tirade von Vorwürfen natürlich, mit dem Sohn gemeinsam auf Ursachenforschung zu gehen, kam heraus, dass tief unter dieser Gewaltausübung am geduldigen Material ein seelischer Schmerz vergraben gewesen war, der sich Bahn gebrochen hatte. Er hatte Jahre zuvor eine belastende Zeit als Mobbing-Opfer durchleben müssen. Wir Erwachsenen hatten den Eindruck gehabt, das sei längst verarbeitet, Pustekuchen.

Die leider oft mit ADHS verbundene juvenile Dysphorie (als Gegenteil zur Euphorie) ist nach meiner Wahrnehmung eine tief empfundene Traurigkeit über das aufdämmernde Erkennen des Andersseins, des Alleinseins außerhalb des Mainstreams, dem man sich gerne zugehörig fühlen möchte. Die dunkle Verstimmung setzt sich in dieser bleiernen Zeit wie ein zementschwerer Sack auf die sowieso schon intrinsisch vorhandene Tendenz zur Dysregulation emotionaler Schwankungen. Aber ach, ausgerechnet in dieser vulnerablen Phase wäre das Mitschwimmen im großen Strom doch eine höchst willkommene Orientierung, um den Kurs zu halten und nicht allein abzudriften! Dringend möchte man zu den angesagten Peergroups dazugehören, bloß nicht auffallen, nicht rausfallen aus der Passform. Cool, tough und trinkfest, stets online und immer auf Sendung, gerade so sein wollen wie alle anderen auch. Was das an seelischem Stress für unsere Kinder bedeutet, schmerzt mich immer wieder zu sehen. Gleichzeitig beginnen sie sehr wohl zu ahnen, dass die Zugehörigkeit zur »normalen Norm« für sie eine Sehnsucht bleiben wird, dass sie einsame Streiter sind und es bleiben werden. Im Außenseitertum eine Chance erkennen zu können, dafür ist es (noch) viel zu früh.

Cool, tough und trinkfest, so wie die anderen wollen sie sein.

Die Einsamkeit verstärkte sich durch eine Online-»Beziehung«. Ist es nicht furchtbar traurig, wenn das erste Verliebtsein ausschließlich virtuell via Instagram stattfindet? Und der erste Liebeskummer gleich mit, denn zu einem echten Treffen ist es nie gekommen. Die Leiden des jungen Werther, ganz neu interpretiert. Denn leider verstand sich das Mädchen nur allzu gut auf das Spiel der Verführung durch kalten Entzug, es führte unseren Sohn an der langen Leine herum mit immer neuen Versprechungen und attraktiven Fotos von sich als Köder. Geflutet von Sehnsucht, war Lukas kurz davor, in den Flieger nach Ibiza zu steigen, wo das Mädel angeblich lebte, wer weiß das schon. Aber ach, immer verhinderte ein neuer imaginierter Schicksalsschlag wie der urplötzliche Tod einer Großmutter das Zusammentreffen im *real life*. Immerhin forderte sie kein Geld, das Spiel mit seiner Sehnsucht war ihre Währung. Sie genoss wohl die Macht, die sie über ihn hatte, es »reichte« ihr, ihn liebeskrank an der Nase herumzuführen. Vielleicht war ihr auch einfach langweilig und sie brauchte ein Spielzeug. Vor allem war das Resultat dieses Kontakts mit 250 (!) Nachrichten am Tag noch größere Isolation, denn gleichzeitig, wie später herauskam, chattete sie auch mit diversen Klassenkameraden und spielte die Jungs nach Herzenslust gegeneinander aus, was zu schlimmen Konflikten im echten Leben führte. So schlimm, dass am Ende des traurigen Liebes-Liedes mein Sohn diese Klasse verlassen musste, nachdem der Druck übermächtig geworden war und er sich auch selbst durch zusätzliche Verstrickungen ins Abseits befördert hatte. Unser Sohn in seiner naiven Verblendung war das perfekte Opfer für ein perfides Spiel mit seiner unerfüllten Sehnsucht gewesen. Es war schwer auszuhalten: Wir Eltern hatten es kommen sehen, aber alle Warnungen wurden damals in den Wind geschlagen. Vernunft Fehlanzeige. Schon bitter manchmal, das Lernen aus Erfahrung. Aus Schaden wird man klug? Sollte man meinen, aber auch in dieser Hinsicht sind Jugendliche mit ADHS sehr gründlich im Austesten. Liebe Jungs und Mädels, bitte verlasst die virtuellen Räume des *random-pair*-Generators und lasst euch nicht durch Algorithmen zu Paaren machen. Geht zusammen raus auf die Sommerwiesen, berührt euch bei Sonnenuntergang und lasst die Finger weg von den Dating-Portalen der virtuellen Welt. Die mögen eher taugen für *Mid- und Best Agers*, die sich neu orientieren wollen. Ihr habt noch so viel an realen Abenteuern vor euch, auch wenn das sehr nach selbst gehäkeltem Oma-Sprech klingt.

Lasst euch durch Algorithmen doch nicht zu Paaren machen!

Ach ja, freudvoll und leidvoll, gedankenvoll sein … überhaupt der gute Goethe, er sprach – welchen Menschentypus er da wohl vor sich hatte? – von den »Lieblingen der Götter«; soll sicher eine Auszeichnung sein, ist aber in dieser Phase ein schwacher Trost. Woher weiß ich denn, dass die alten Gottheiten genau dann am Start sind, wenn man sie für das Behüten ihrer Lieblinge braucht?

Wenn das Kind größer wird

… wird das Leben mit ADHS nicht einfacher. Die Ablösung ist vielleicht noch schwieriger, weil meistens wir Mütter zuvor das Kind sehr engmaschig betreut und zu all seinen Therapieterminen begleitet haben. Den Status Sorgenkind wird man nicht so leicht los. Außerdem ist es nicht nur bei Orcas so, dass Mütter unbewusst ihren männlichen Nachkommen von Geburt an mehr Zuwendung schenken als Töchtern[64], hochgradig unfair, aber glaub' ich sofort. Töchtern wird früher zugemutet (oder zugetraut?), allein klarzukommen. Theoretisch war es mir allerdings recht schnell klar: Je mehr ich weiterhin festhalte, desto dramatischere Mittel muss der Jugendliche finden, um sich nun abzugrenzen. Die praktische Umsetzung fand ich dennoch eine harte Prüfung, wohl wissend: Er ist gefährdeter als andere, das ist durchaus real und keine mütterliche Wahnvorstellung. Und doch heißen die Zauberworte: Ehrlichkeit, Offenheit, Vertrauen auf Vorschuss, dem »Kind« etwas zu-muten.

Den Status Sorgenkind wird man nicht so leicht los.

Wer Freiheitsrechte einfordert, muss auch Haushaltspflichten erfüllen. Das wird Zoff geben. Den auszuhalten, gelingt leichter, wenn ich mir innerlich im Klaren bin. Das Kind hat ein untrügliches Gespür dafür, ob ich mir meiner Sache sicher bin. Es hat die Witterung eines Spürhundes, das ist das Fiese daran.

Immer, wenn ich spürte, dass das Spiel mit dem Feuer den Reiz erhöhte, machte ich auch das transparent. Oft wurde ich gefragt, wie es möglich war, dass unsere Söhne sich mir so offen anvertrauten, wenn es ihnen psychisch schlecht ging. Ich glaube: weil auch ich offen war, ihnen von mir erzählt und Zusammenhänge erklärt habe. Und jedem Einzelnen signalisiert habe: Du kannst mit der größten Sch… ankommen, aber sei so ehrlich und rede darüber. Es ist unser eigenes (Über-)Lebensprinzip, das wir transportieren: Ja, es gibt Momente von Verzweiflung, aber wir verharren darin nicht, sondern es wird einen Weg aus dem Labyrinth geben. Und den werden wir finden, entweder mit unserem eigenen Ariadnefaden oder mithilfe von Profis. Die Kinder werden die Überzeugung übernehmen, dass es immer eine Lösungsmöglichkeit gibt. Unsere Erziehungsaufgabe ist in erster Linie eine Prüfung für uns im Kreative-Lösungen-Finden, der ich mich in manchen Phasen nicht gewachsen gefühlt habe. Dann gab es (fast) immer die Hoffnung: Ich hole mir Hilfe. Ich glaube, *deshalb* war bereits das erste Kind offen für Therapie. Weil ich selbst ohne Misstrauen zu Experten gegangen bin. Das simple Prinzip der Imitation. Die vielen Gesprächseinladungen hätte ich sicher nicht ausgesprochen, wenn ich nicht immer wieder das Signal bekommen hätte, dass Sich-die-Dinge-von-der Seele-Reden einfach befreiend ist. Sogar heilend sein kann, ganz im Sinne einer »Rede-Kur«, der einst von Anna O. alias Berta Pappenheim, der dem Mythos nach ersten Patientin der Psychoanalyse, geprägte Begriff. Ihr Fall wurde durch das 1895 erschienene Buch »Studien über Hysterie« von Josef Breuer und Sigmund Freud prominent. Dass Reden hilft, ebenso wie einfühlsames Zuhören, kann ich nur bekräftigen, auch ohne psychoanalytische Fachausbildung.

Was haben wir nicht schon alles hinter uns gelassen, dachte ich lässig. Die Kindheit war anstrengend genug gewesen, ich fühlte mich mit allen Wassern gewaschen. Jetzt noch ein kurzer Schleudergang, dann hätten wir das mit dem Erziehen geschafft. Längst konnte ich doch schmunzeln über Herausforderungen der Vergangenheit, die als Bilder vor meinem inneren Auge vorüberzogen. Wie dieses: Das

Kind sitzt bei der Familienfeier unterm statt am Tisch, zupft an der Damastdecke von Oma und manche Augen sagen mir stumm: »Du antiautoritäre Mutter, du hast es nicht im Griff, tu' was.« Dass es vielleicht die vielen lauten Sprechorgane der Tanten, Onkel und anderen Verwandten, all das Gelächter und Stimmengewirr nicht aushält, weil es Ohren so fein wie ein Luchs hat, darauf kommt keiner. Oder, nächste Szene, der Klassiker an der Supermarktkasse. Das volle Programm des krakeelenden Haben-wollenden-Kleinkindes, alle verdrehen genervt die Augen. Dass die optischen und akustischen Reize in einem Riesensupermarkt viel zu intensiv sein könnten für ein kleines Köpfchen ohne Filterknopf? Nein, dieses überdrehte Kind muss ein tyrannischer Hausdrache sein.

All das: souverän gemeistert, meistens jedenfalls! All das in seiner Vielfalt von mir halbwegs bearbeitet: die Trauer, denn auch ich gehörte »mit so einem Kind«, geschweige denn zweien, nicht zum Mainstream dazu, den Schmerz über und die Wut auf die arroganten Reaktionen der Umwelt. Durchaus auch Zorn auf das eigene Kind, weil es so bockig sein kann, auf das Schicksal, weil es mir eine solche Aufgabe ungefragt zugemutet hatte. Ich war inzwischen schon fast ein wenig stolz auf mich, dass ich die Botschaft in einem Kinderbuch vollumfänglich verstanden hatte: »Willst du was ändern, dann ändere dich«[65], spricht todesmutig die kleine Maus, die sich sprichwörtlich in die Höhle des Löwen traut, vor dem sie bis dato die allergrößte Panik hat. Und siehe da: Er hat Angst vor *ihr.* Und ich, ich habe die Wahl, bei mir zu bleiben, anstatt mich ärgern zu *lassen.* Ich entscheide, wessen Stimme ich innere Macht verleihe. Und zack, entspannt sich's in mir. Großartig, was ich schon kann, dachte ich.

In der Pubertät kippt das System der Kompensationen.

Weit gefehlt. In der Pubertät kippt das System der Kompensationen. Es ist nicht mehr angemessen, herumzurennen, albern, lustig und laut zu sein, jetzt chillt man und versinkt in überdimensionalen Sitzmöbeln. Aber die Unruhe bleibt, sie verlagert sich nach innen, mutiert zu einer unsichtbaren Daueranspannung, *always on the run.* Es ist mehr als nachvollziehbar, dass der Hang, sich ruhigzustellen mit »egal was, Hauptsache, es ballert« näherliegt. Das Kopfkino hat immer geöffnet, Dolby Surround ist immer auf »laut« und das ist anstrengend, mega-anstrengend. Übrigens, auch für uns, die die Teenies begleiten. »Verdeutlichen Sie sich, dass ein ADHS-Kind die Energie für drei Kinder kostet, denn dann verstehen Sie besser, warum Sie sich so oft ausgebrannt fühlen.«[66] Okay, jetzt verstehe ich meine mentale Müdigkeit, demnach habe ich sieben Kinder. Sieben, das ist ein Wort.

In dieser Phase ist die Medikation umso wichtiger, jetzt mehr denn je, ihren Stellenwert in dieser labilen Zeit kann man gar nicht hoch genug ansetzen! Leider, kontraproduktiv hoch zehn, entscheiden manche Jugendliche genau *jetzt* im Zuge ihrer Autonomie-Erprobung, dass sie es *ohne* versuchen wollen! Das ist schwer auszuhalten in der Begleitung.

Gott sei Dank merkte Lukas recht schnell, dass in diesem Fall die Opposition nicht cool war, weil er sich fühlte, wie dauerhaft aus dem Rahmen gefallen, das wurde offenbar nicht als guter Zustand empfunden.

In der Pubertät mussten wir die Dosierung mehrfach anpassen, und zwar nicht im Sinne einer linearen Steigerung, wie man es zunächst durch das Körperwachstum annehmen könnte, sondern im Gegenteil. Der Transmitterhaushalt schien sensitiver zu werden, er kam mit geringerer Dosis besser aus. Deshalb war im Nachhinein die kleine Revolution sogar nützlich, das temporäre Absetzen führte zu einer Neujustierung. Was auffällig war in jener Zeit, waren wechselnde, fast manisch betriebene Freizeitbeschäftigungen, in denen er es dank YouTube-Tutorials schnell zur Perfektion brachte, wie den 80er-Jahre-Rubiks-Cube nicht nur auswendig, sondern in Weltrekord-Tempo zu lösen. Kennen Sie noch dieses bunte Retro-Teil? Auch wenn nicht, schauen Sie sich unbedingt die mega-spannende Schlüsselszene im Film »Snowden« von Oliver Stone an, ein cineastisches Highlight. Sentimentale Reminiszenz: Der Zauberwürfel oder das Zählen der Maschen im Muster der selbst gestrickten Norwegerpullover waren die einzigen Ablenkungen, die *wir* in der Oberstufe hatten. Heute stricken manche Jungs, als Statement, auch gut. Unser Großer eignete sich in Windeseile Karten-Zaubertricks an und brachte sich selbst das Klavierspielen bei, ohne richtig Noten lesen zu können. Sich ans Klavier zu setzen und loszulegen, hat er auch Jahre später als wohltuendes Hobby zum Ausgleich beibehalten. Dafür tut's auch ein günstiges E-Piano in der späteren Studentenbude. Kostet Second Hand viel weniger als ein angesagter Flatscreen.

Mindestens 75 % der ADHS-Kinder entwickeln eine komorbide Störung, so steht's geschrieben.[67] Auweia, sind das viele. Es steht nicht dabei, wann das passiert, aber ich schätze mal in den Zeiten des Umbruchs. Da kommen sie entlang des Wegs und gesellen sich schleichend als dunkle Gefährten hinzu, die Depression und die Sucht, die häufigsten traurigen Begleiter auf dem Weg eines ADHS-Kindes ins selbstbestimmte Leben. Die Gefahr ist viel präsenter – und realer – als bei robusteren Kindern. Auch wenn ich ihn für genauso empfindsam halte, hatte doch unser Mittlerer eine andere Justierung auf seinem Tachometer, von Anbeginn an. Er schlug ein ihm gemäßes Tempo an und machte gesunde Pausen, nicht so wie unsere beiden anderen mit dem Turbo-Gang.

Ca. 75 % der ADHS-Kinder entwickeln zusätzliche psychische Erkrankungen.

Achtung Absturzgefahr

Was hat ADHS mit dem Tod zu tun? Oh je, die ganz große Keule, muss die auch noch sein, geht's nicht 'ne Nummer kleiner? Hm, mit einem so extremen Kind, das mit Vollgas auf der Überholspur unterwegs ist, sind Sie mehrfach konfrontiert mit existenzbedrohenden Grenzsituationen, und selbst wenn alles gut ging, ist Ihnen früh die Fragilität des kleinen Daseins bewusst.

Ins Gedächtnis eingebrannte Bildsequenzen von einer Talfahrt auf dem Laufrad ohne Bremsen, einem Beinah-Fenstersturz aus großer Höhe, einer Suche am Fluss bei Hochwasser und Nächten in der Kinderklinik mahnen mich daran, wie schmal der Grat sein kann zwischen »Glück gehabt« und nachtschwarzer Tragödie. Vielleicht sorgt die biologische Uhr in uns dafür, dass wir ab dem Moment der Geburt unserer Nachkommen den Tod unserer Kinder mehr fürchten als unseren eigenen. Bei gleichzeitigem vollem Bewusstsein, wie lächerlich wenig wir ihr Schicksal in der Hand halten, trotz größtmöglicher Sicherheitsmaßnahmen unsererseits, was eine ungeheure Diskrepanz erzeugt: Sie lernen schwimmen so früh wie möglich, sie gehen zur Verkehrserziehung, sie fahren Rad mit Helm (solange wir es beeinflussen können) und doch weiß ich genau: Sicherheitsgarantie gibt es keine, ich kann sie nicht festhalten, ich *muss* vertrauen in etwas, das ich mit meinem kleinen begrenzten Denken nicht verstehe und dem ich mich nur in bescheidener Demut annähern kann. Sonst halte ich sie nicht aus, diese Einsicht in meine eigene Begrenztheit. Alles andere wäre völlig naiv oder selbstüberschätzende Hybris, im Endeffekt dasselbe. Es liegt nicht in unserer Hand, das Leben unserer Kinder. Das wissen alle Eltern, aber unsere High-Risk-Kids führen uns noch schmerzhafter unsere Ohnmacht vor Augen als es vorsichtige Exemplare in etwas rücksichtsvollerer Weise tun. Uns ist auf einen Schlag bewusst: Wir können sie nicht (auf)halten. Ich habe keine besondere Angst (mehr) vor meinem Tod, verfalle aber in helle Panik bei dem Gedanken, dass meine Jungs vorzeitig ihr Leben lassen könnten.

Und auch das sehen wir schärfer als andere, ob wir wollen oder nicht: Die verzweifelte Schwester der Depression heißt Suizidalität und begleitet uns während der Jugendjahre als bedrohlicher dunkler Schatten, der von der potenziellen Katastrophe kündet. Nicht einfach, zu differenzieren zwischen real begründeter Sorge und übersteigerter Schwarzseherei, zwischen Begleitung und Überwachung. Wem diese Tragödie tatsächlich widerfährt, wem die Last der unzumutbaren Katastrophe aufgebürdet wird, den Tod des eigenen Kindes zu erleben und danach weiterleben zu müssen, dem gebührt nicht in Worte zu fassende unermessliche Hochachtung. Selbst *das* können Eltern und hinterbliebene Geschwister schaffen, wie eindrucksvolle Beispiele zeigen, solch Leid von unfassbarem Ausmaß mit Größe zu tragen. Die Pubertät ist eine Zumutung. Aber, anders als immer geflachst wird, nicht für uns alte, sondern für die jungen Menschen selbst.

Die Pubertät ist eine Zumutung.

Wissen Sie noch, wie das war, als ringsherum alles ins Schleudern geriet, als plötzlich alles anders war, sogar die Farben um uns herum? Und wir nicht darauf vorbereitet waren. Als würde man eines Morgens mit einem anderen Gehirn aufwachen. Jede kindliche Gewissheit dahin, in Auflösung begriffen, das Leben ist eine einzige Komplikation. Der Sockel der elterlichen Allwissenheit bröckelt, ihre Autorität auch. Das Wanken und Schwanken macht uns schwindelig, »nebenbei« sind wir den massiven Veränderungen unseres Körpers ausgeliefert, was mit Unwohlsein verbunden ist, wir fühlen uns fremd im eigenen Körper, das sprießende Wachstum ist unheimlich, vielleicht gar eklig. Nicht umsonst fällt in diese Zeit oft der Beginn einer Essstörung, wir möchten der Gewichtszunahme nicht tatenlos zusehen. Und es ist völlig klar, dass diese Verwandlung ein unaufhaltsamer Prozess ohne unser Zutun ist, es führt kein Weg zurück.

Empörend ist das, wir sind also nur Zuschauer dessen, was in uns und mit uns passiert, wir wurden nicht mal gefragt, ob wir all das *wollen.*

Dazu kommt die wachsende Konfrontation mit all den existenziellen Fragen, die sich mit zunehmendem Erwachen des Selbstbewusstseins vor einem ausbreiten, Verlockung, Verführung, auch geistige Untiefen auszuloten. Robuste Naturen hören einfach auf mit Nachdenken, wenn's zu viel wird, sie hauen sich intuitiv einen Gedankenstopp rein und wenden sich banaleren Dingen des Lebens zu. Sie schonen sich ganz einfach, wenn's ihnen nicht guttut. Das kann ein Mensch mit ADHS-Tendenzen fast nicht, er/sie *muss* weitersuchen, weiterdenken, weiterfragen, immer weiter, rastlos, getrieben. Eben eine einzige Zumutung. Ich zumindest habe diese Zeit der schwebenden Unsicherheiten, in der ich mich niemand anderem als nur den Seiten meines abschließbaren Tagebuches anvertraute, als mühsam und schwermütig in Erinnerung.

Die geistige Verwirrung, das erwachende Bewusstsein, was Menschsein bedeutet: mit allen Rätseln, allen großen Fragen nach dem »Darüber hinaus« unserer Existenz, dem Tod, dem Universum, nach dem Sinn unseres Lebens. Alle vermeintlichen Grundfesten der Kindertage Schall und Rauch. Nix is' fix. Oder, wie man heute sagen würde: *change is the only constant.* Grauenhaft, es gibt ihn tatsächlich, den Tod, wenn auch in anderer Gestalt als der skelettartige Sensenmann auf den alten Fresken in der Kuppel der Friedhofskapelle, vor denen ich als Kind so viel Angst hatte. Jetzt wird's abstrakter, also noch schlimmer. Er wird mich holen, eines Tages, und noch viel schrecklicher: Auch meine Eltern sind sterblich. Überhaupt alle Lebewesen. Was soll das Ganze? Wozu sich anstrengen, wenn doch sowieso das ewige Licht ausgeht? Alles Lüge, was mir das Johannesevangelium in meiner Kinderbibel erzählte?

Am Anfang war das Wort?

Ich bekam damals zum ersten Mal die verstörende Ahnung, dass unser Verstand eine Art sich selbst limitierende Black Box ist: Wir bleiben immer in uns selbst beschränkt, weil wir nur die durch unsere eigenen Sinne wahrgenommenen Phänomene beschreiben können, nur dafür Begriffe finden und so um uns selbst kreisen. Unser Verstand kann ja nicht mal die wahre Bedeutung mancher von ihm selbst kreierten Worte wirklich begreifen, niemals würde ich mir das Nichts oder die Ewigkeit vorstellen können. Zu akzeptieren, dass wir auf die ganz großen Fragen gar keine Antworten haben, dass auch die Erwachsenen, die immer so tun, als wüssten sie, »wie's geht«, lernen mussten, mit dieser Unsicherheit zu leben, dass auch sie wissen, dass sie sterben müssen und doch so tun, als wüssten sie's nicht, all das hat mich in meiner Jugend sehr verunsichert. Da kann man schon ins Trudeln kommen, bevor man vielleicht irgendwann lernen kann, die »Fragen selber lieb zu haben«, wie es Rilke so versöhnlich formulierte. Unser Leben bleibt ein einziges Fragezeichen, niemand weiß, was die Welt im Innersten zusammenhält, aber ich halt' das aus und freu' mich trotzdem – diese Haltung zu erlangen, braucht Übung.

Zunächst kapieren wir, dass unsere Augen nicht alles sehen können, fortan sind wir auf der Suche nach der unsichtbaren Essenz unseres Daseins. So entsteht das Bedürfnis nach Transzendenz und damit nach bewusstseinserweiternden Grenzerfahrungen, deren Terrain zu erkunden durch psychedelische Drogentrips möglich sei, so wird uns vorgegaukelt, womit sich der Themenkreis schließt. »Am Anfang war das Wort und das Wort war bei Gott«, unsere Begrenztheit hatte der Evangelist wohl erkannt und deshalb all das Unbegreifliche der göttlichen Ordnung überschrieben. Und das Wort *war* Gott.

Oh Mann, das ist doch das ganz normale Schleuder-Programm des nachdenkenden Menschen, was hat das jetzt wieder mit ADHS zu tun? Unsere Jugendlichen haben eine zusätzliche Bürde, ihnen wird vielleicht noch etwas schwindliger bei den philosophischen Fragen, in die sie sich reinfuchsen. ADHS verwächst sich meist nicht, wie es noch vor 20 Jahren geheißen hat, sie beginnen zu realisieren, dass ihr Problem nicht weggehen wird. Im Gegenteil, die verflixte Konzentration ist sogar schlechter geworden durch die Baustellen im Gehirn. Und sie hassen sich dafür. Für ihr Anders-sein, für ihr Andersfühlen, Andersticken. Oft entsteht die Ausgrenzung auch durch die Entwicklungsverzögerung, sie sind zwei Jahre »jünger« als die Kollegen und das passt nicht zusammen. Eine Klasse zu wiederholen kann eine gute Idee sein. Wenn da nicht der Makel des Sitzenbleibens wäre …

Wir müssen ihnen Strukturen zur Orientierung schaffen, damit sie im Dschungel der überwältigenden Fragen nicht untergehen. ADHS-Jugendliche sind jetzt noch mehr als alle anderen auch auf ein Halt gebendes Elternhaus angewiesen, weil sie sich selbst das, was sie am meisten brauchen, nämlich Struktur, am allerwenigsten selbst geben können. Das dauert. Und stellt ein paradoxes Problem dar, weil sie natürlich ihre Autonomie-Bestrebungen ausleben, wollen sie doch wie alle anderen irgendwann auf eigenen Füßen stehen.

Als Eltern können Sie eigentlich nur tägliches Scheitern üben.

In dieser Phase kann man als Eltern eigentlich nur tägliches Scheitern üben, es ist entweder alles Zuviel oder alles Zuwenig, die Chancen, dass wir exakt den richtigen Ton treffen und zur richtigen Zeit das Richtige sagen und tun, gehen gegen null. Ein äußerst schmaler Grat, kaum begehbar. Darauf hingewiesen zu werden im Elterngespräch mit dem Therapeuten, hat extrem geholfen. Wie überhaupt die Eltern-Gespräche mit dem Therapeuten im Sinne einer Mediation mit dem juvenilen Klienten zusammen oder allein eine große Stütze waren.

Auch das noch

Es ist unser großer Vorteil, auch wenn wir äußerlich alt und grau aussehen: Wir wissen noch ungefähr, wie sie sich fühlen, aber umgekehrt nicht die Spur. Sie haben keine Ahnung, wie es uns geht, irgendein Privileg muss es ja geben durch das Altern. Und sie können sich weder vorstellen noch würden sie es glauben, dass wir einst wie sie empfanden *und* uns daran sogar noch erinnern können! »Wenn die Alten weg sind, mach' ich durch«, ich sehe es ihnen an der Nasenspitze an.

Außer den vielen Flashbacks an die eigene Jugend hatte ich noch aus einem anderen Grund das Gefühl, selbst nochmal in der Pubertät zu sein oder zumindest in einer Zeit der gravierenden Umwälzung: Die ersten Anzeichen der Menopause machten sich bemerkbar. Leider, schlechtes Timing, fällt bei uns heutigen Spätgebärenden die Pubertät der Kinder mit den eigenen Wechseljahren zusammen, eine von der Natur aus, glaube ich, nicht unbedingt vorgesehene Kombination, die, vorsichtig formuliert, zu ungünstigen Doppeleffekten führen kann. Mit anderen Worten: Es knallt! So oft wie noch nie, weil ich selbst urplötzlich zum Pulverfass wurde, explosiv, dünnhäutig, leicht entflammbar. Was hilft? Die eigene Überforderung durch die physiologische Umwälzung zugeben, sowohl sich selbst gegenüber als auch dem Partner sowie den Kindern zu gestehen. Und natürlich, mega-wichtig, eine gute Hormonersatztherapie! Selbst mit hormoneller Unterstützung, die mich etwas ausbalancierte, prallten noch genügend konträre Bedürfnisse aufeinander.

Leider haben wir Mütter genau *jetzt* nicht genügend Zeit und Muße, uns mit der aufkeimenden Veränderung unseres Selbstbildes zu beschäftigen, die ein endgültiges inneres Entwachsen aus alten Strukturen bedeutet, parallel zur Metamorphose des Kindes, aber unter ganz anderen Vorzeichen. In welches Zeitalter brechen wir Frauen in dieser gefühlt ewig dauernden Zeit des Klimakteriums auf? Nachdem die ganz frühe Frage: »Bin ich eine gute Tochter?«, abgelöst worden war von »bin ich eine gute Mutter?«, dämmerte erst jetzt allmählich herauf: »Was für eine Frau möchte ich eigentlich sein?« Da wird's nicht nur einem selbst mulmig, sondern auch der Umgebung manchmal etwas unheimlich. Wieso wird Mama plötzlich zur Furie? So unausgeglichen war sie doch noch nie! Dass mir die Außenwirkung auf einen Schlag wurscht war, könnte man so umdeuten: Der Wunsch nach Anerkennung nahm zum ersten Mal ab, ein entlastendes Resultat. Trotzdem haderte auch ich in dieser instabilen Phase mit dem Schicksal, das mir eine so schwere Aufgabe gestellt hatte. Alles, was ich je in meinem Leben davor geleistet hatte, schien mir auf einmal lächerlich und klein angesichts der Herkules-Aufgabe, drei Kinder, davon zwei mit ADHS in ein eigenständiges selbstbestimmtes Leben zu begleiten. Ich hatte außer nächtlichen Schweißausbrüchen, trockener Haut und arthrotischen Gelenkbeschwerden auch emotionale Achterbahnfahrten und schlimme Versagensängste: Die Aufgabe schien zu groß, ich zu schwach. Und damit nicht genug, es ruckelte noch dazu an anderer Stelle in der Familie, denn auch unter den Geschwistern tat sich was, die Kleinen wachsen schließlich auch. Die Rangordnung unter den Brüdern musste neu angepasst werden, berechtigte Konkurrenz um elterliches Augenmerk brach sich Bahn.

Was ist mit den Geschwistern los?

Endlich kommt sie mal, die berechtigte Frage: Was ist eigentlich mit dem Geschwisterkind ohne ADHS in stürmischen Zeiten wie diesen, wie geht's denn *dem*? Es leidet auch, unter Nichtbeachtung, dem Los der

Nichtbeachtung, das Los der Problemlosen.

Problemlosen. Sie werden leicht übersehen und bekommen viel weniger Aufmerksamkeit. Ihre Leistungen erfahren weniger Würdigung, sie werden seltener gelobt, als sei ihre Selbstständigkeit, mit der sie ohne Unterstützung ihr Lernpensum organisieren, selbstverständlich. Einmal, an einem Sonntagnachmittag, platzte Leon der Kragen: »Immer geht's hier nur um Lukas! Das kotzt mich so an!« Gut so, dass er das mal so unvermittelt rausschrie. Es hat viel verändert. Ich konnte ihn nach diesem Ausbruch plötzlich mehr in den Blick nehmen: »Danke, dass du so viel allein hinkriegst. Das entlastet mich total. Du bist enorm selbstständig für dein Alter und das ist toll. Ich bin aber genauso für dich da, wenn du mich brauchst. Bitte komm' zu mir, wenn du Unterstützung brauchst oder reden möchtest.«

Diese Aufforderung allein reichte aber nicht, denn er spürte ganz genau, ob ich gedanklich »besetzt« war und nahm sich weiterhin sehr zurück. Sein Muster war lange die Rücksichtnahme gewesen, die Unauffälligkeit. Also brauchte es mein aktives Auf-ihn-Zugehen: »Hör zu, ich habe kein magisches Lesegerät, ich kann nicht erkennen, was hinter deiner Stirn geschrieben steht. Obwohl du mein Kind bist und ich dich gut zu kennen glaube: Deine Gedanken kann ich nicht lesen. Bitte sprich sie aus, damit wir uns verständigen können.« Eine regelrechte Übung für uns beide, uns Zeit zu nehmen, abends auf dem Balkon, für ein ungestörtes Gespräch. Das tat uns beiden gut, denn auch ich musste mich umgewöhnen, dem Schweigsamen Zeit zu geben, nachdem sein Bruder stets das Herz auf der Zunge getragen hatte. Und unser Mittlerer bekam noch ein unerwartetes Geschenk an Zuwendung, er bekam nämlich eine wunderbar gütige und kluge Adoptiv-Oma »geschenkt«. Unsere Jungs wuchsen leider komplett ohne Großeltern auf, alle vier sind längst verstorben. Einer guten Bekannten von mir, Atempädagogin aus dem näheren Umfeld, war wohl aufgefallen, dass unser »Sandwich«-Kind schwer durch den Gitterrost der Aufmerksamkeit fiel, vielleicht weil sie selbst mehrfache Oma war und ein feines Auge hatte. Sie sagte lächelnd, den afrikanischen Spruch zitierend: »Eigentlich braucht es ja ein ganzes Dorf, um ein Kind großzuziehen.« Weil sie erkannt hatte, dass unser Dorf im Grunde tagsüber nur aus mir bestand, machte sie ein berührendes Angebot: Sie wurde zu (s)einer Oma, die er regelmäßig allein besuchen durfte, sodass er jemanden nur für sich hatte. Ein großes Geschenk an Zuwendung, das uns zuteilwurde, indirekt auch eine große Entlastung für mich. Bis heute ist sie für ihn da, mit exklusiver Besuchszeit.

Und natürlich ist es auch keine Kleinigkeit für einen ADHS-ler zu realisieren, dass sein Geschwisterkind alles leichthändig und ohne Extra-Aufwand absolviert, wofür er selbst viel mehr Zeit und Mühe aufwenden muss. Das schürt Neid und so entlud sich unverdient viel Frust beim Bruder, der regelrecht geschützt werden musste. Hier hat uns ein Satz einer klugen Lehrerin geholfen, der uns wie ein Mantra jahrelang begleitete: »Vergleiche dich nur mit dir selbst!« Ebenso einfach wie weise, um der geschwisterlichen Konkurrenz immer wieder den Wind aus den Segeln zu nehmen.

Eine Binsenweisheit, dass on top die durch die Geburtenfolge vorgegebenen Konstellationen eine eigene Dynamik entfalten: Der große Thronprinz, der mittlere »Puffer« als arme »Sandwichscheibe« und das kleine freche Nesthäkchen. Für die nicht betroffenen Geschwisterkinder kann es sehr wichtig sein, auch eine eigene neutrale Anlaufstelle für sich zu haben, wenn sie Kummer, aber nicht unbedingt Therapiebedarf haben. Die Gefahr, dass sie nicht genug gesehen werden, bleibt ganz einfach bestehen, weil sie nicht ständig Aufmerksamkeit einfordern, sondern sich selbst genügen. Aber natürlich zeigen auch sie uns ihre emotionale Wetterlage, wenn auch in leiserer Weise. Ich habe versucht, hellhörig zu werden und blieb so weiterhin in wechselnder Besetzung ein treuer Gast in der Erziehungsberatungsstelle, wo ich über Jahre hinweg mit einem Kind oder gar mit zwei oder drei Kindern auftauchte.

Paarbeziehung

Bleibt noch der Effekt auf die Paarbeziehung, fast vergessen. Für die sind die pubertären Unwetter eine krasse Zerreißprobe ähnlich der schlaflosen Kleinkinder-Zeit. Wo geht unsere Liebe hin, wenn es nur noch Zoff in der Familie gibt? Unsere Ehe steht klar unter Dauerdruck, denn mit einem, zweien oder gar noch mehr Kindern »dieser Art« ist die größte Herausforderung, immer wieder einen Konsens in Erziehungsfragen zu finden. Zu unterschiedlich die Ansichten über den richtigen Weg, zu hoch der Lärmpegel, zu belastend die Sorgen und kaum gemeinsame,

Wo geht unsere Liebe hin, wenn es nur noch Zoff in der Familie gibt?

geschweige denn unbeschwerte Zeit zu zweit. Die klassischste aller Stolperfallen ist sicherlich: Wir funktionieren nur noch in der gemeinsamen Fürsorge für die Kinder und vergessen dabei, dass wir mal ein Liebespaar waren. Dabei war das doch die Basis, von der aus wir in das gemeinsame Leben gestartet sind. Jetzt haben wir in unserer Erschöpfung vor lauter Zuwendung zum Kind die Zuwendung zum Partner aus dem Blick verloren. Mit ungünstigen Konsequenzen, nämlich dem Verlust von liebevoller Nähe und am Ende sogar der Wahrnehmung füreinander. Das hält das dickste Liebespolster nicht aus, von dem wir zwar lange zehren können, das aber irgendwann aufgebraucht ist, wenn wir es nicht füttern. Hätte man uns damals separat interviewt, wäre wahrscheinlich so oder ähnlich *mein* Statement gewesen: »Was für ein westfälischer Dickschädel, was für ein harter Knochen, an dem ich mir hier die Zähne ausbeiße! Warum so wenig einfühlsam? Spürt er nicht, was seine Kinder von ihm brauchen? Die Härte ist fehl am Platz!« – und *seines*: »Was für eine überschnappende kleine Schwarzwälderin! Sie ist so *hyper* wie die Kinder! Kein Wunder, dass sie ständig Partei ergreift! Dann muss eben ich hier mal härter durchgreifen, ADHS braucht väterliche Autorität.« Das waren so ungefähr die Polaritäten, zwischen denen wir oszillierten. Logisch, dass sich Allianzen bildeten, das macht's nicht einfacher, wenn sich einer isoliert fühlt. Mit einigem Respekt voreinander haben wir es geschafft, uns persönlich nie unter der Gürtellinie zu beleidigen. Das Schwierige war eher ein Einsamsein in der Zweisamkeit, sich entfremdet zu fühlen vom Partner. Mit viel Wehmut. Nie hätten wir einst in unserer Naivität erahnt, was Eltern-Sein auch bedeuten kann, wie sehr die Verantwortung uns (er-)drücken würde.

Was am Ende dazu beigetragen hat, dass wir uns nicht getrennt haben, obwohl uns vieles getrennt hat? Dass wir trotz großer charakterlicher Unterschiede die Balance halten konnten: Das, was uns unterscheidet, verbindet uns, indem wir uns ergänzen. Wir konnten unsere Gegensätzlichkeiten als gemeinsame Ressource nutzen. Er hat den Überblick, ich die Liebe zum Detail. Er die Struktur, ich das Spontane. Aufgrund unseres Alters haben wir ein konservatives Bild von Beziehung: Wir kämpfen miteinander, umeinander, füreinander. Wir streiten wie die Kesselflicker, aber wir haben eben auch eine gemeinsame Basis von über 30 Jahren Beziehung, mit vielen Untiefen, aber eben auch einer tiefen Liebe, die, so hoffe ich, unzerstörbar ist. Auch das gemeinsam durchgestandene Leid verbindet uns.

GZSZ – wie auf RTL – in guten und in schlechten Zeiten. Ich habe Hochachtung vor seinem tapferen Kämpferherz. Wir können einander viel geben. Möge es so bleiben. Wie wäre ich ohne meinen Mann mit seiner unbedingten Verlässlichkeit durch die Entwicklungsjahre der Jungs gekommen? Das vermag ich mir nicht auszumalen. Ich ziehe in Ehrerbietung den Hut vor allen Alleinerziehenden, Chapeau!

Selbstverständlich: Das Kind ist niemals schuld, wenn es uns als Paar schlecht geht. Das wissen wir, aber weiß es auch das Kind? Deshalb müssen wir es ihm klarmachen. Wir sind die Erwachsenen und tragen die Verantwortung für uns selbst. Das Kind wird jeden noch so stummen Vorwurf wahrnehmen. Deshalb ist es wichtig, dass wir darüber Bewusstsein erlangen. Das Irre ist, dass es oft nichts zu »tun« gibt, außer unseren inneren Blickwinkel zu verändern. Dadurch, dass wir in Resonanz mit unserem Kind eng verbunden sind, wird es in Folge jede Veränderung in uns wahrnehmen. Das ist kein esoterischer Hokuspokus, sondern kann durch wechselseitige neurobiologische Aktivitäten in unseren feingestimmten Nerven-Netzwerken erklärt werden. Wir können die realen Auswirkungen spüren. Dabei geht es nicht darum, neue Schuldgefühle aufzubauen: »Oh Gott, wenn's mir schlecht geht, bin ich wieder schuld, dass es meinem Kind schlecht geht, denn es färbt ab.« Das erzeugt neuen Stress, grässlich. Sondern es geht um das Wahrnehmen der reziproken Auswirkung unserer Befindlichkeit auf das Gegenüber, unsere Kinder, unseren Partner.

Und natürlich ist es eine Riesenchance! Auch für uns! Denn wir können es ja herumdrehen: Wenn es uns besser geht, weil wir uns um uns selbst kümmern, dann hat das indirekt einen positiven Effekt auf unser Kind. Wir entlasten uns alle. Dennoch bleiben wir immer eigenständige Personen, auch wenn wir im Beziehungsgeflecht der Familie miteinander verwoben sind. Kompliziert.

Eine Pubertät der impulsiven Variante steht uns noch bevor. Wird sicher wieder eine echte Wundertüte.

KAPITEL 9: ERWACHSENWERDEN

Es kann die Ehre dieser Welt
Dir keine Ehre geben,
Was dich in Wahrheit hebt und hält,
Muß in dir selber leben.
Wenn' s deinem Innersten gebricht
An echten Stolzes Stütze,
Ob dann die Welt dir Beifall spricht,
Ist all dir wenig nütze.
Das flücht' ge Lob, des Tages Ruhm
Magst du dem Eitlen gönnen;
Das aber sei dein Heiligtum:
Vor dir bestehen können.
THEODOR FONTANE

Es kommt gesellschaftlich einiges auf uns zu, denn die mindestens 5 Prozent der von ADHS betroffenen Kinder werden erwachsen und die meisten werden auch dann professionelle Unterstützung brauchen, sie schleppen ihre unsichtbare Hypothek weiter mit sich. Und möglicherweise wird sich in Zukunft hinter etlichen Suchterkrankungen, Burnouts und Depressionen eine ADHS entlarven lassen, durch verbesserte Diagnostik und eine andere *awareness* gegenüber diesem Thema.

Was wir schnell brauchen, ist eine bessere Versorgung für junge Erwachsene: Es gibt jetzt schon eine massive Lücke, die Wartezeiten sind enorm. Da ich das wusste und vorausschauend plante, hatte ich unseren Großen 10 Monate vor der Deadline (je nach Bundesland ist mit 18 oder 21 Schluss beim Kinderpsychiater, sie *dürfen* unsere Adoleszenten nicht länger behandeln) in einer Praxis für Erwachsene vorgemerkt. Der Übergang zur Erwachsenenversorgung ist selbst dann ein Problem, wenn die Diagnose längst existiert und es »nur« um die Weiterverordnung von Medikinet & Co. geht, ohne anamnestischen Zeitaufwand. Wer verschreibt ihnen ihr täglich benötigtes Medikament? Übrigens sind nicht alle Präparate – obwohl derselbe Wirkstoff drin ist, das verstehe, wer will – Ü18 zugelassen. Schlagen wir uns also ruhig mit der Krankenkasse herum, um hier eine Kulanzregelung, einen *off-label-use,* zu erwirken, bis »das Kind« die Schulzeit beendet hat.

Und auch die Zahl der Neudiagnosen unter Erwachsenen wächst. Warum das eine gute Nachricht ist, nicht in erster Linie für die Pharmakonzerne, sondern für die Betroffenen selbst? Leider passierte in der Vergangenheit viel zu oft, dass Causa und Konsequenz vertauscht wurden, was bedeutet, dass die Komorbidität Sucht und/oder Depression therapiert wurde, oft vergeblich, ohne die zugrunde liegende ADHS zu erkennen. Da findet gerade ein Umdenken statt, ein größeres Bewusstsein für die Möglichkeit einer versteckten anderen Ursache.

Die sogenannte Adoleszenz, ein wunderlicher Aufschub für einen jungen Menschen mit ADHS, nominell erwachsen, biologisch auch, aber sozial-emotional de facto vielleicht allerhöchstens gefühlte 17 Jahre alt. Trotzdem müssen Entscheidungen eigenverantwortlich gefällt werden, wir Eltern haben offiziell nichts mehr zu sagen und es gibt auch Therapeuten, die uns als Eltern nicht mehr empfangen.

Leider wissen manchmal selbst medizinische Fachleute anderer Disziplinen (noch) zu wenig über ADHS und so kann es zu bizarren (Fehl-)Einschätzungen kommen. In der Psychiatrie wird ein adoleszenter Patient als das gesehen, was er ist: fast (noch) ein Kind. Interessanterweise war es in der psychiatrischen Ambulanz gar keine Frage, dass auch ich als Mutter angehört wurde, dass ich überhaupt mit hineindurfte, nachdem der (volljährige) Sohn alleine sein Gespräch gehabt hatte. Nur hier, in der Psychiatrie, wurde berücksichtigt, dass der Patient noch Schüler war, der mit im Familiensystem lebte. Infolgedessen waren wir alle involviert.

Ein fatales Vakuum: Ihre große Freiheit beginnt, bevor sie die Verantwortung, die darin liegt, begriffen haben. Das Motto in dieser verschobenen Phase heißt nach Janis Joplin: *»freedom's just another word for nothing left to lose …«*

Der eigentlich feierliche Akt, über die Schwelle hinaus ins Leben zu treten, fiel bei uns in die Hoch-Zeit der Beschränkungen während der Covid-19-Pandemie. So war es kein Zufall, dass sich mit dem Wegfall aller mühsam erlernten Kompensationen wie Sport, Musik, Theaterspielen, mündlicher Kommunikation *face-to-face* und Treffen in Lerngruppen ausgerechnet beim Ältesten schwerwiegende komorbide Symptome entwickelten. Der Absturz war mit Ansage, und das war furchtbar mitanzusehen. Dabei wurde doch gerade bei ihnen, den Oberstufenschülern, vorausgesetzt, dass sie der Situation mit einer gewissen Souveränität begegneten, sie waren ja schon »vernünftig« und »erwachsen«. Unser Sohn aber kam mit dem digitalen Lernen im virtuellen Klassenzimmer null zurecht, ihm fehlte der echte Kontakt, der lebendige Austausch.

Der Absturz war mit Ansage, und das war furchtbar mitanzusehen.

»Und wie geht's euch so, alles gut?«, wie habe ich damals diese Frage gehasst! *Nichts* war gut! Das Angebundensein zu Hause war eine Tortur. Tischtennisspielen im Hof, als das Frühjahr kam, war das Höchste der Gefühle. Ich weiß schon, dass Sie vielleicht die Augen verdrehen mögen: Was soll das Gejammer, es waren doch *alle* betroffen. Trotzdem mit sehr unterschiedlichen individuellen Auswirkungen, würde ich sagen. Ich finde nicht, dass das Schildern von psychischem Leid Luxusgejammer ist. Zumal *dieses* aktuelle Leid vermeidbar gewesen wäre. Das Erleben von totaler Insuffizienz hat im Kopf des Großen so zerstörerisch gewirkt, dass er nicht mehr *da sein* wollte. Alles, was er sich erkämpft hatte, war weggebrochen. Er, der so sehr auf Kommunikation angewiesen ist, war wie abgeschnitten von allem, was für ihn lebenswert war. Emotional kaltgestellt, das konnten wir nicht kompensieren, auch wenn wir einander hatten. *Dieses* Leben wollte er nicht leben! Als ADHS-ler mit einem absoluten Erleben des jetzigen Moments fehlte ihm die Fähigkeit, sich perspektivisch auszurichten: Es geht vorbei. Der selbst betroffene Psychiater Hallowell, beschreibt es köstlich: »Uns fehlen vernünftige Zuordnungen von Zeitspannen für dies, dann das und danach das Nächste … In unserer Welt gibt es nur zwei Zeiten: ›jetzt‹ und ›nicht jetzt‹.«[68] Lukas konnte sich in seiner Zeitblindheit nicht vorstellen, dass sein Leben je wieder anders sein würde und vor allem, dass er trotzdem die Schule schaffen könnte. Gute Erfahrungen, Spaß, Spiel, Leichtigkeit, all das schien Lichtjahre entfernt.

Es war Januar 2021. Alle drei Kinder machten sich wachsende Sorgen, da sie ihren frisch operierten Vater wegen des herrschenden Besuchsverbotes in der Klinik nicht sehen durften, es war mitten in der home schooling-Zeit, die sich, was noch keiner wusste, auf ein halbes Jahr ausdehnen sollte.

Da kippte Lukas eines Tages einfach vom Tisch, wie eine fallende Tanne neigte sich seine Körperlängsachse nach links, bevor sie zu Boden krachte, mitsamt dem Kopf. Der erste von vielen Krampfanfällen. Oh Gott, jetzt hat er auch noch Epilepsie, dachte ich sofort. Nicht genug, dass mein Mann nach einer großen Operation gerade weit weg in der Spezialabteilung einer Klinik lag, wir hatten zu Hause also ebenfalls ein weiteres ernstes Problem. Wie ich bald lernte, waren es psychogene nicht-epileptische Anfälle (praktischerweise heißt die Diagnose genauso: PNEA), die äußerlich für Laien nicht von echten EEG-Gewittern im Hirn zu unterscheiden sind. Eine stationäre Diagnostik brachte schnell die Differenzierung. Die ganze Welt war ihm zu viel geworden, sein Leben wurde von ihm zu jener Zeit als so bedrohlich empfunden, dass er sich nur durch Abwesenheit entziehen konnte, quasi ähnlich dem Totstell-Reflex, einer maximalen Stress-Reaktion unseres Systems neben fight, flight and fawn. »Ich bin dann mal weg« auf die ganz krasse Tour. Er gab auf.

»Ich bin dann mal weg« auf die ganz krasse Tour.

Aber ich nicht. Was blieb mir übrig? Ich fing an, mich über diese unheimlichen dissoziativen Zustände zu informieren, lernte, dass jedes Gehirn unter gewissen Bedingungen zu Dissoziation fähig ist und wir alle Momente haben können, wo wir mit dieser Art von Absentismus reagieren. Es war eine Zeit, in der ich ihn nicht aus den Augen lassen, nicht alleine zu Hause lassen konnte, wie ein Kleinkind. Natürlich verursachte dieses Symptom eine gewisse Regression, die Anfälle waren sein Hilferuf. Sie passierten unter den verschiedensten Bedingungen, zu Hause beim Lernen, unter Stress, aber auch während der Mahlzeiten oder im Bett kurz vor dem Einschlafen. Albtraumhafte Bilder des verzerrten Gesichtsausdrucks und der zuckenden Gliedmaßen, in meinem Gedächtnis gespeichert, verblassen gerade erst, allmählich.

Hatte er sich verletzt während des Sturzes zu Boden, womöglich am Kopf? Wohin mit den zwei kleineren Brüdern, um ihnen den Anblick zu ersparen? Was tun, um nicht noch mehr Panik zu erzeugen? »Bleiben Sie ruhig«, war wie so oft das Gebot der Stunde, aber das erfordert übermenschliche Disziplin! Es gelang mir äußerlich, meistens. Eine ursächliche Therapie gibt es nicht, das Mittel der Wahl ist Psychotherapie, einzeln, auch in der Gruppe (gab's nicht in unserer Stadt). Ein echtes Zentrum für PNEA gibt es in der Berliner

Charité, tatsächlich bekam ich von dort per Mail hilfreiche Tipps in einem netten persönlichen Kontakt mit einer Ärztin. Sie war die Hauptautorin des Fachbuches, das ich mir bestellt hatte, ihr Kontakt war angegeben, also nutzte ich ihn. Und suchte mir weitere seriöse Infos, so zum Beispiel fand ich heraus, dass man versuchen könnte, begleitend ein Antidepressivum zu nehmen zu dem besseren Ausbalancieren der emotionalen Dysregulation. Ein depressiver Grundton schwang auf jeden Fall mit seit Anbeginn der Pandemie. Sich schlau(er) zu machen, das habe ich wirklich in jeder neuen Herausforderung versucht. Die nächste sollte schon bald ums Eck kommen, in verwandelter Gestalt. Eine dramatische Eskalation durch Symptomverlagerung.

Alte Aufzeichnungen zeugen vom seelischen Schmerz dieser Phase. Ich darf mich wohl als zäh bezeichnen, habe ein beinhartes Ballettstudium durchgestanden, mich durch die deutsche Theaterlandschaft gekämpft, Niederlagen und Verletzungen erlitten und überwunden, eine Essstörung erfolgreich therapiert, drei Kinder geboren, zwei Fehlgeburten betrauert, hochschwanger beinah meinen Mann durch eine Lungenembolie verloren und so an seiner Nahtoderfahrung teilgehabt, die letzten Atemzüge beider Eltern begleitet, aber nichts davon fühlte sich so traumatisierend an wie der besinnungslos machende Schmerz, den ich empfand, als mein großes Kind so am Leben litt, dass es sich selbst Wunden zufügen musste. Der Anblick der blutigen Schnitte an den schmalen, muskulösen Oberschenkeln hat sich tief in mein emotionales Gedächtnis eingekerbt. Sie anzusehen, löste tief in mir einen kaum aushaltbaren Schmerz aus, es waren *meine* Schnitte, die sich ebenso in *meine* Membranen brannten. Ich weiß noch, wie mir die Knie weich wurden und mir kurz schwarz vor Augen war. Ich nahm wahr, wie sich die Augen meines Mannes mit Tränen füllten. Das hatte ich bisher nur auf Beerdigungen gesehen. Dieser Moment der seelischen Verwundung war auf groteske Weise buchstäblich eine einschneidende Erfahrung. Sie führte mir auf brutale Weise eine knallharte Grenze vor Augen, es war ein Augenblick der nochmaligen Abnabelung. Ich bin absolut machtlos, kann ihn nicht retten, ihm nicht mal helfen, wenn er es nicht will. Ich kann nicht verhindern, dass er sich wortwörtlich ins eigene Fleisch schneidet, selbst wenn ich alle Klingen in der Wohnung verstecke.

Ich kann nicht verhindern, dass er sich wortwörtlich ins eigene Fleisch schneidet.

Es ist allein seine Entscheidung. Ich spürte diese Demarkationslinie auf unvorstellbar schmerzhafte Weise: Ich kann nichts mehr für mein Kind tun, das Kind muss es selbst leisten, das Kind geht allein ins Leben, das Kind muss seinen Sinn und seinen Stand finden trotz und mit allen Symptomen von Leid und ich als Mutter komme genau hier an den Punkt, ihn gehen lassen zu müssen, selbst wenn es ihm so schlecht geht, dass er sich gegen das Leben entscheiden könnte. »Gib' ihnen Flügel«, wenn sie flügge werden, die Erfahrung in milderer Form machen wir natürlich alle als Eltern. Aber auf diese Weise die »Flügel« geben zu müssen mit diesem Bild vor mir: »die Kliniktüren schließen sich hinter ihm«, das hat mir fast das Herz gebrochen. Jedes Wort ist lächerlich dünn, peinlich unzutreffend für das Leid, das man als Mutter empfinden kann in manchen Momenten. Seelenpein, mein Ohnmachtsgefühl war grenzenlos. Es war eine schwere Zeit.

NSSV, was sich anhört wie ein neuer Sportschützenverein, ist das Kürzel für: Nicht Suizidales Selbstverletzendes Verhalten. Keine eigenständige Krankheit, sondern ein weiteres komorbides Symptom, viel häufiger als wir denken. Das klingt erstmal nach Entwarnung, *nicht* suizidal, es besteht also keine Lebensgefahr? Die Pathologie habituellen Ritzens ist trotzdem absolut ernst zu nehmen. Der Selbsthass ist krass. Und das Ritzen entwickelt einen suchtartigen Charakter. Der Spannungsabbau als Ventil für innere Not ist in jedem Fall ein Hilfeschrei der jungen Seele, *from the bottom of my heart*. Übrigens gab es hier *wieder* einen ultimativen Eltern-Tipp: »Bleiben Sie ruhig und kontrolliert«, oder so ähnlich. *What?* Was ist das wieder für ein Vorschlag, wenn alles in mir aufheult! Doch in der Theorie sicher richtig, denn es geht klar auch um Aufmerksamkeit – »Seht her, ich leide.« Aber bitte, wer kann in so einer Situation ruhig bleiben? Es kostet übermenschliche Disziplin, ich habe es versucht, nicht geweint, nicht groß geredet, nicht die Wunden versorgt (was man nicht soll!), ihn nur dazu angehalten, es selbst zu tun mit Anleitung zur Desinfektion und Wundversorgung. Das ist wieder ein verflucht schmaler Grat trotz der rationalen Einsicht, dass Zuviel an Aufmerksamkeit eine falsche Art der Fürsorge wäre.

In mir ist auch alles wund. Wie verhalte ich mich richtig, auch in dieser Extremsituation? Übrigens erschreckend, welchen Sog das Internet auch in dieser Thematik auf Betroffene ausüben kann, angefangen von grässlichen Fotos über das »beste« Instrument bis zu Tipps zum »richtigen« Ritzen, pervers. Daneben selbstverständlich genauso teilweise hilfreiche Tipps im Umgang mit diesem hochpathologischen Verhalten. Die Narben heilen, aber sie bleiben sichtbar, mahnendes Zeichen einer extremen Zeit.

Ich wollte aber nicht stecken bleiben in der Verzweiflung. Es musste doch eine Transformation geben, immer, das war mein naives Bild, was mich tröstete. Nach dem Dunkel kommt Helligkeit, zum Schatten gehört das Licht, zur Nacht der Tag, nach dem Winter kommt der Frühling. Es geht immer weiter. Es musste Hoffnung auf Licht geben, die Hoffnung auf Besserung, die Hoffnung auf Entwicklung. Das war das Schwerste: mitanzusehen als Mutter, dass sich das Kind momentan anders entscheidet, für das Dunkel. Ich verstand den Schmerz, ich verstand sogar das Kaputte, sich hingezogen fühlen zum Abgrund, das Austesten der Grenze, all das konnte ich verstehen. Aber dass man sich dann eben nicht fürs Licht entscheidet … und ich konnte es nicht für ihn zum Guten wenden, mir waren die Hände gebunden. Es hat so unglaublich wehgetan, das zu akzeptieren. Wie eine erneute Geburt, mit ungewissem Ausgang.

Ich musste mitansehen, wie das Kind sich für das Dunkel entscheidet.

Rückblickend denke ich, dass ich selbst in dieser Zeit dissoziative Zustände erlebt habe, nicht spektakulär mit großem Kino, äußerlich nicht erkennbar für andere. Ich war seelisch so aufgeweicht von Kummer und Daueralarm, dass ich selbst heikle mentale Schwellenmomente erreicht habe, in denen ich temporär ganz weit weg war. Ich schaute aus dem Fenster und fiel irgendwie aus dem Rahmen der sichtbaren Realität; dessen, was vor meinen Augen war: Bäume, Häuser, Wasser. Ich sah das, was ich immer sah, und sah es doch nicht, sondern wie hindurch, (was logischerweise physikalisch nicht möglich ist). Einmal sah ich mich auch von oben, sah mir selber zu, wie ich in der Küche herumfuhrwerkte, planlos, hilflos. Ich falle also aus der Realität und bin nicht *hier,* sondern weit weg. Aus der Ferne schaue ich auf das jämmerliche Mütterlein, das da mechanisch agiert. Ich habe mich selbst kurz verabschiedet von der Situation, die mir unaushaltbar schien. Also mache ich in milderer Form dasselbe wie mein Sohn, eigentlich faszinierend. Wenn es nicht so furchtbar gewesen wäre.

Ich habe es geschafft, mich immer wieder loszureißen aus diesen dissoziativen Sprengseln, mich selbst zurückgebracht durch ein maximales Pflichtgefühl: Ich werde hier gebraucht, ich kann jetzt nicht abhauen. Die Disziplin der Vernunft sagte: Mach weiter hier. Es gibt keinen anderen Weg als mittendurch. Ein Abflug ist keine Option. »Jede Wurscht hat zwei Enden«, sagt man im Badischen: Dieselbe Disziplin, die zerstörerisch sein kann durch inneren Perfektionszwang, trat hier als hilfreiche Hüterin auf, die mich an der Hand nahm und sagte: Bleib' da, du wirst gebraucht. Die Arbeit wartet. Mach' weiter, aber langsam.

Das tat ich, ein stationärer Klinikplatz musste gefunden werden, da das vom Sohn gewünschte Modell »Reha zu Hause« kläglich gescheitert war. An Schulbesuch war nicht mehr zu denken. Sein Therapeut in der Praxis brachte es auf den Punkt: Ein Systemwechsel musste her. Rien ne va plus. Eine gute Entscheidung, der stationäre Aufenthalt brachte die Wende. Allerdings wurde der Klinikaufenthalt abrupt beendet, ohne dass der Anschluss geklärt war – mit Eltern spricht man nicht. Einige Wochen teilstationärer Behandlung folgten, wohlgemerkt von mir, nicht von der Klinik organisiert – der Patient war ja schließlich erwachsen und sollte sich selbst kümmern. Sorry, das schafft kein Mensch innerhalb von wenigen Tagen, einen ambulanten Anschluss herbeizuzaubern, es war nichts organisiert für einen geregelten Übergang. Sie *müssen* als Eltern dran sein, sonst geht das große Kind unter. Es wäre unterlassene Hilfeleistung, hier nicht zu unterstützen, ein falsch verstandenes Bild von Mündigkeit und Selbstverantwortung. Uns wird andauernd unsere eigene Intuition für das richtige Handeln abgesprochen, weil medial ständig das Bild einer übergriffigen Helikopter-Mutter gezeichnet wird. Könnten wir das bitte endlich mal differenzieren? Ich fahre ja das mündige Kind nicht mit dem Auto, einem SUV natürlich, zur Tennis- oder Klavierstunde, sondern ich begleite es durch eine tiefe Existenzkrise. Mann, regt mich das auf, dieses Gerede: »Lass' doch mal los.« Wenn ich loslasse, dann fällt er! Das mach' ich im Gebirge beim Klettern doch auch nicht, wenn ein Kamerad komplett den Halt verliert. Dem rufe ich auch nicht zu: Du bist groß, du schaffst das schon allein. Sondern erst, wenn ich sehe, dass er gesichert wurde, löse ich mein Seil. Dann können wir lockerlassen.

Sie *müssen* als Eltern dran sein, sonst geht das große Kind unter.

Die teilstationären Wochen, zur weiteren Stabilisierung gedacht, waren eher ambivalent zu sehen, da wegen Corona-Beschränkungen von einem Tagesprogramm keine Rede sein konnte und er manchmal ab 11 Uhr keine Therapie-Termine mehr hatte. Ihm war schlicht langweilig, er hing rum und leistete sich einige Eskapaden. Das Düsterste war meine Angst vor dem Entgleiten in eine Sucht.

Mir hat am Ende eine unglaublich große Wut auf meinen Sohn geholfen, die sich nach und nach in mir aufbaute. Bei allem Verständnis für das Autonomiebestreben, genauso wichtig ist Rücksichtnahme, junger Mann! Sonst sind wir eine Gesellschaft von gnadenlosen Egozentrikern. ADHS zu haben, ist keine Ausrede für: »Ich mach' nur, was mir gefällt.« Jetzt war's für *mich* definitiv Zeit für einen Strategiewechsel. Deutliche Worte der Konfrontation waren dran: »Du hast fast alle Scheiße dieser Welt erlebt und du hast auch *uns* 'ne Menge zugemutet. Mir reicht's jetzt, ich will so nicht mehr weitermachen, verstehst du? Die Realität bleibt blöderweise einfach immer da, egal, ob du dich rausziehst, mit welchem Mittel auch immer. Es wird nur immer schwerer mit der Zeit, weil neue Probleme dazukommen. Es bleibt dir nichts als die Akzeptanz deiner selbst mit *allem*, was du bist, wenn du dich *für* das Leben entschieden hast. Nimm die Verantwortung für dich endlich an und entscheide dich für Normalität statt für Exzess. Du willst unabhängig von uns sein, erhöhst aber gerade die Gefahr, ein lebenslanger psychischer Pflegefall zu werden und somit abhängig von uns für immer.« Dann habe ich ihm den dicken Ordner mit seiner Krankenakte übergeben: »In diesem Ordner steckt dein Leben, all das hast du geschafft und vor dir liegen großartige Möglichkeiten. Es liegt nur an dir, ganz allein, ob du die Chance annimmst. Man muss, man *darf*, sich klar entscheiden im Leben, diesem Ziel folgt man, Umwege gibt's noch genug. Das ist leichter, als immer zu zaudern. Wie heißt es so schön: Die Zukunft gehört jenen, die ihre Möglichkeiten erkennen. Nur kann man dann leider niemand anderen mehr für sein Scheitern verantwortlich machen als sich selbst, Sündenböcke haben ausgedient. Du möchtest frei sein, also!

Alles liegt vor dir, deine Geschichte, dein Leid, dein Kampf, deine Tränen, deine Wunden. Aber auch deine Entwicklung, deine Chancen, deine Talente, deine Klugheit, deine Fortschritte. All das hast du in der Hand, es ist deine Wahl, dein Leben. Du kannst es in Gefahr bringen oder es liebevoll beschützen. Wir übergeben dir jetzt deinen Ordner, da steckt alles drin. Geh' sorgsam damit um, *take care.*«

Aber so glatt ging es nicht, wäre ja auch zu einfach gewesen. Wenig später: »Du hast gestern meine rote Linie überschritten (*Er hatte gekifft und war ziemlich weggetreten gewesen*). Ich bin stinksauer! Ich bin mit dir durch dick und dünn, habe sämtliche Krisen begleitet, alle Komplikationen mitgetragen. Aber ein Drogentrip ist selbstgemacht und *diese* Konsequenzen trage ich nicht mit, hier ist *meine* Grenze. Großer Irrtum, dass dein Verhalten keinen Effekt auf andere hat. Du bist auch Vorbild für die kleinen Brüder, wir haben noch zwei andere Kinder. Menschen sind soziale Wesen, alles, was wir tun, tangiert unsere Nächsten. Du handelst blind für deine Umgebung. Persönliche Entfaltung gibt's nur im Doppelpack mit ätzender Verantwortung, tut mir leid. Du gehst jetzt bitte zur Drogenberatung. Denn *du* hast dieses Thema in die Familie gebracht, ich habe mir das nicht ausgesucht. Du forderst von uns Vertrauen? Dann zeig', dass du vertrauenswürdig bist!?«

Was wir nicht fühlen können, können wir auch nicht heilen. Damit habe ich versucht, mir einen Sinn meines Schmerzes plausibel zu machen. »Ich würde mein letztes Hemd für dich geben, aber wenn du es nicht nehmen willst, kann ich nichts tun. Wenn du dein Leben zerstören willst, kann ich nichts tun. Aber ich werde mir meins nicht mit zerstören lassen. Auch als Mutter habe ich eine Grenze, an der mein Selbstschutz beginnt. Ich beginne jetzt, mich selbst zu schützen.« Es hat viel gebraucht, um an diesen Punkt zu kommen. Die Ehrlichkeit hat gutgetan und sie hat viel verändert. Er hat gespürt, wie ernst wir es meinen. Zum andern kann er die Verantwortung für sich selbst nur annehmen, wenn wir sie nicht mehr übernehmen.

Ab September ging er wieder zur Schule, um das Schuljahr zu wiederholen, ein kompletter Neustart. Es ging bergauf. Er war eben doch der Frosch, der im Milchtopf nicht untergeht, sondern so lange strampelt, bis es Butterflöckchen gibt. Zum Raushüpfen. Ob er's geschafft hat? Das ist der Cliffhanger …

Heute noch kriege ich Schnappatmung, wenn ich mir einen der Arztberichte von damals anschaue. Für mich war, nach der durchlittenen Dauerbelastung durch die Krampfanfälle und den Schnittwunden durch das Ritzen, eine dramatische Fehleinschätzung von professioneller Stelle ein wirklich großer Schock.

»Allerdings kann eine falsch angewendete Psychotherapie ebenso erheblichen Schaden verursachen wie ungeeignete Medikamente«[69], so bestärkt mich rückwirkend das professionelle Information bietende, digitale Kompendium ADxS.org. Mit welcher Überzeugung hier eine Deutungshypothese, ein theoretisches Konstrukt, zur diagnostischen Wahrheit erhoben wurde, das war schon ziemlich unbescheiden. Es steht zwar das Wort »Erklärungsmodell« über dem Abschnitt, aber hey, was in einem offiziellen Arztbrief steht, stimmt doch sicher? Darin wurde komplett außer Acht gelassen, dass die Folgeschwierigkeiten, die Lukas entwickelt hatte, vielleicht aus seiner primären Diagnose ADHS entstanden sein könnten. So, als gäbe es diese nicht als eigenständiges Bild mit all den typischen Päckchen, die ein ADHS-ler mit sich trägt. Sondern die extremen Symptome wurden als sein responsives psychosomatisches Verhalten auf unser (zu einengendes) Familiensystem interpretiert. Wohlgemerkt, *wieder* sollte es an uns liegen, diesmal von professioneller Stelle attestiert, ein grässliches Déjà-vu-Erlebnis.

Könnte es nicht auch ganz anders sein? Der Patient hat eine neurobiologische Disposition, die jede familiäre Interaktion beeinflusst, alles andere folgt daraus. Warum mir das so aufstößt? Na, weil hier *wieder mal,* diesmal seitens einer bestimmten therapeutischen Ausrichtung, das Elternhaus für das Verhalten des Sohnes verantwortlich gemacht wurde. Erstaunlich, wie widersprüchlich die Auffassung über eine adäquate Behandlung von ADHS selbst in medizinischen Fachkreisen zu sein scheint, abhängig davon, welchem Modell der Ätiologie eine Therapie-Schule folgt. Wir machten die absurde Erfahrung, wie krass die Beurteilung einer Patientenhistorie von der therapeutischen Brille abhängt, durch die auf den Fall geschaut wird. Und dass dabei falsche Schlussfolgerungen entstehen können, die Beziehungen und Lebensläufe beeinflussen können.

ADHS wird in der Psychiatrie als eigenständige Störung gesehen, die nach bestimmten Kriterien behandelt wird, hier dagegen wurden Lukas' Symptome als Loyalitätskonflikt interpretiert. Ohne uns je gesehen, geschweige denn gehört zu haben, lautete nun die Interpretation der Ursache: eine gestörte Autonomie-Entwicklung durch Überbehütung. Es sei anzunehmen, dass der Patient kein adäquates Zulassen, sondern das Verwehren von Autonomie bzw. Selbstständig-Werden-Dürfen erlebt habe. Ein innerer Loyalitätskonflikt des jungen Patienten, verursacht durch elterlichen Überprotektionismus, wow, das ist hellseherisch. Oder einfach übergriffig. Dieselbe schuldzuweisende Denke, subtiler zwar, in professioneller Sprache verbrämt, aber genauso unfair. Ich habe mich als renitente Person über die Empfehlung hinweggesetzt, aber was, wenn wir unseren Sohn in seiner aktuellen Lage wirklich hätten ausziehen lassen in eine eigene Wohnung? Diesen Impuls hatte er nämlich unterschwellig bekommen, um sich auf eigene Beine zu stellen. Ein ADHS-ler ohne Zeitstruktur, noch nicht ganz von der Kifferei los, noch etwas *lost,* die Krise noch nicht ganz überstanden, noch nicht in die Schule zurückgekehrt, ohne Abschluss, Ausbildungssituation unklar. Von der eigenen Haushaltsführung, die für einen jungen ADHS-ler, der von zu Hause auszieht, eine eigene Challenge ist, ganz abgesehen.

Der Patient scheint noch sehr in seiner Herkunftsfamilie verhaftet, als Gegenpol zum Erlangen individueller Autonomie? Sehr korrekt beobachtet, aber genau diese Problematik ist der verspäteten und verzögerten Entwicklung eines jungen Menschen mit ADHS inhärent. Richtig, es holpert gewaltig, man darf auch gerne sagen, die Phase der Autonomie-Entwicklung ist »gestört«, aber diese Störung wurde nicht durch uns Eltern *verursacht,* wir re-agierten lediglich auf sie. Uns die erschwerte Ablösung anzulasten, ist eine hanebüchene Verdrehung, mal wieder wurden Ursache und Wirkung vertauscht. Es ist ja »nur« ein Interpretations-Modell, aber wieder eines, welches uns Eltern den Schwarzen Peter zuschiebt.

Und dagegen wehre ich mich entschieden! Gerade *weil* wir unseren Sohn die weiterhin nötige Unterstützung gewährt haben, verhalfen wir ihm dazu, die Schritte in seinem Tempo zu tun. Wir würden sagen, diese Krise war nicht durch uns omnipräsente Eltern entstanden, sondern wir haben das Schlimmste verhindern können, indem wir ihn auffingen, als er im freien Fall war. Man sollte mindestens die Grundzüge eines ADHS-typischen Wesens mit in Betracht ziehen, bevor solche steilen Thesen rausgehauen werden. Diese hier heißt Individuation-versus-Abhängigkeitskonflikt, der ist zweifellos da, aber die Annahme der Kausalität: ein Holzweg. Eine neue Art von vornehmer Schuldzuweisung auf höchstem Niveau, gegen die ich antreten möchte, stellvertretend für viele. Und zack, da isses wieder: das Schuldthema und meine beflissene Rechtfertigung darauf. Werden

Schon wieder das leidige Schuldthema.

wir das denn nie los? Ich habe wieder mal Inventur gemacht, mein Innerstes gründlich durchgekehrt und mich ehrlich befragt, ob die Idee einer Überbehütung ihre Berechtigung hat. Ist vielleicht doch was dran an der psychoanalytischen Sichtweise: ein juveniler Konflikt eines Abhängigen, der kleingehalten wurde und nicht gehen darf? Der in Schuldgefühlen und schlechtem Gewissen gegenüber seinen dominanten Eltern gefangen ist?

Nach erneut scharfer Selbstreflexion darf ich sagen: Ich bin die Letzte, die ihr Kind auf ewig an sich binden möchte, da ich es selbst als jüngste Tochter sehr belastend empfunden habe, lange unter den mütterlichen Fittichen zu sein, ich wollte raus in die Welt, auf und weg! Dasselbe gönne und wünsche ich meinen Kindern von Herzen, ob mit oder ohne ADHS. Aber doch in machbaren Etappen. Mich hat die Fehleinschätzung unserer familiären Situation weniger gekränkt als vielmehr schockiert. Auf was für tönerne Füße werden hier ganze Familienkonstruktionen gestellt, nur auf den subjektiven Erzählungen des Patienten beruhend, ohne das System, über das man urteilt, miteinbezogen zu haben! Unser Sohn wurde dort als Erwachsener behandelt, der er werden sollte, aber noch nicht war. Der Umstand, dass er als ADHS-ler womöglich »jünger« sein könnte als auf dem Papier, wurde nicht berücksichtigt. Noch ein fatales Vakuum.

Jedes Konzept ist ein Konstrukt, kein Naturgesetz. Und ich muss sagen, *dieses* hat mich im Zusammenhang mit ADHS nicht überzeugt, nicht aus beleidigter Betroffenheit, sondern weil es hier nicht taugt. Es ist unzutreffend. Die Sichtweise der Psychiatrie in Kombination mit einer weit gefassten Verhaltenstherapie, die das Familiensystem miteinschließt, passt nach unserer Erfahrung wesentlich besser. Ich kann nur sagen, was uns in der schweren Krise geholfen hat – und was nicht. In diesem Kontext war es eine ungeheure Erleichterung für mich, prominente professionelle Rückendeckung erhalten zu haben in der Schilderung eines Fallbeispiels mit unterschiedlichen Therapieszenarien, wie sie die ADHS-Expertin Astrid Neuy-Lobkowicz in ihrem empfehlenswerten Buch »ADHS – Erfolgreiche Strategien für Erwachsene und Kinder« beschreibt: »… würde der Therapeut die ADHS berücksichtigen, sähe die Therapie für Jens völlig anders aus …« [70]

Dass es Lukas bis März 2020 sehr gut gegangen war und die gesamte Krise mit Glockenschlag zu Beginn des ersten *Lockdowns* begann, war in der Klinik kein Thema gewesen. Es schien damals noch völlig aus der Luft gegriffen, einen plausiblen Bezug herzustellen zu den gesundheitsschützenden Maßnahmen während der Corona-Pandemie, die der Eindämmung der weiteren Ausbreitung dienen sollten und doch neues Leid bei Abertausenden jungen Menschen generiert haben. Klar, dass diese Lesart komplett unerwünscht war, was hätte das für eine Klagewelle nach sich gezogen? Die Befürchtungen sind lächerlich grundlos, außer der zeitlichen Koinzidenz hätte man nichts in der Hand. Ich kann doch nicht *beweisen*, dass falsche Entscheidungen in der Politik unsere psychischen Erkrankungen als direkte Konsequenz nach sich gezogen haben. Obwohl allerhöchstens »der Staat« als juristische Person des öffentlichen Rechts angeklagt werden könnte, sicher nicht einzelne natürliche Personen, hat kein einziger Politiker den Mumm gehabt, persönlich Verantwortung zu übernehmen oder sich gar bei der jungen Generation direkt zu entschuldigen.[71] Es blieb bei einem nebulösen Gemurmel: »Es wurden Fehler gemacht.« Die Überzeugung, dass es ohne den negativen Einfluss der sozialen Isolation nie so weit gekommen wäre, dass also die Krise unseres Kindes und meine nachfolgende Erschöpfung ein humaner Kollateralschaden der Coronapolitik waren, behalte ich für mich bei, auch wenn es so ist wie in der Akupunktur: Man weiß nicht, wie die Symptome sich entwickelt hätten *ohne* Einstiche. Die Gedanken sind frei …

Im Geiste dieser Freiheit darf ich die politischen Entscheidungsträger, zumindest innerlich, anklagen, die während der Pandemie wieder und wieder Beschlüsse zu Ungunsten unserer Kinder gefasst haben und damals nicht auf die pädiatrischen und psychologischen Experten gehört haben, zwar gewiss in bester Absicht, die weitere Ausbreitung des Virus einzudämmen. Aber auch nach bestem Wissen? Fragen dazu bleiben, hatte doch das Expertengremium der Nationalen Akademie der Wissenschaften (Leopoldina) schon im April 2020, nach den ersten Wochen des *Lockdowns* in diesem Tenor gewarnt: »In einer Krise von der Größenordnung der aktuellen COVID-19-Pandemie muss mit massiven psychischen und sozialen Auswirkungen gerechnet werden.«[72] Und weiter, am 5. August 2020: »Kinder und Jugendliche waren und sind daher durch die bisherigen Maßnahmen zur Eindämmung der Coronavirus-Pandemie besonders betroffen. Das hat in den Familien zu erheblichen Mehrbelastungen geführt … die Schließung ganzer Bildungseinrichtungen sollte so weit wie möglich verhindert werden.«[73]

So kann man nicht rückwirkend einfach sagen: Sorry, wir haben es nicht gewusst. Es waren unter massivem Druck getroffene Entscheidungen, die psychischen Schäden in Kauf nehmend, aber sicherlich das Ausmaß unterschätzend. Ein halbes Jahr *lock down* in den Schulen 2021 war ein Verbrechen an den Kinderseelen. Wobei ich auf der anderen Seite sehr wohl sehen kann, dass ein Patient, der so schwer von einer Covid-Infektion betroffen war, dass er wegen *long oder post covid* arbeitsunfähig wurde, die Schutzmaßnahmen womöglich als nicht ausreichend beurteilen würde. Ich darf subjektives Leid nicht gegeneinander aufrechnen, »wem geht's schlechter?« wäre ein wahrhaft zynisches Ranking in einer Konkurrenz um *die* richtige Sichtweise, die sowieso nicht existiert. Für den strikten Corona-Kurs unseren Kindern gegenüber wurde Deutschland übrigens abgewatscht von der Menschenrechtskommission des Europarats.[74] Zu spät. Meine juristische Klage gegen die Schulschließungen war da längst vom Verwaltungsgerichtshof abgeschmettert worden.

Trotz allem ist Bitterkeit fehl am Platz, denn nachdem unser Sohn zum Patienten geworden war, hat er vielfältige Hilfe erfahren, die ich organisiert habe, da er im Zustand depressiver Lethargie selbst handlungsunfähig gewesen war. »Normal« für depressive Patienten, die man nicht allein lassen darf in der akuten Phase, weil sie nicht in die nötige Aktivität finden. Fairerweise muss ich deshalb ergänzen, dass wir enorm profitieren konnten von Hilfen, die innerhalb desselben Gesundheitssystems, das für die Fehlentscheidungen verantwortlich gewesen war, für uns bereitgestellt wurden. Medizinische Hilfen, pädagogische Hilfen, therapeutische Hilfen. In blindem selbstgerechtem Zorn zu verharren, wäre kontraproduktiv, weil das zu Verhärtungen führte, von denen erst recht niemand wieder gesund wird. Ich bin dankbar für die großzügig bewilligte Unterstützung, die unserer Familie zur Bewältigung der psychischen Krisen in der Corona-Krise zuteilwurde.

Unsere familiäre Schieflage, die zu weiteren Konflikten geführt hatte, wurde in heilsamer Weise zurechtgerückt durch »unseren« niedergelassenen Therapeuten, der in exzellenter Weise die verfahrene Situation nicht nur analysierte, sondern auch auflösen konnte mit verschiedenen Interventionen des Perspektivwechsels. Ihm sind wir zu großem Dank verpflichtet. Er war der Einzige, der das gesamte Familiensystem im Blick hatte und auch mal unser Leid als Eltern würdigte, weil er viele junge ADHS-Patienten behandelte und um die Konsequenzen für die Familie Bescheid wusste. Weise Sätze wie diese haben mir geholfen: »Frau Frühe, Sie *können* es nur falsch machen, entlasten Sie sich. Die Wahrscheinlichkeit, dass Sie bei Ihrem Sohn exakt das richtige Maß treffen, ist schmaler als eines Messers Schneide. Es wird immer entweder zu viel oder zu wenig an Autonomie sein, die Sie gewähren. Beim besten Willen, Sie können nur scheitern.« Er sagte es völlig trocken, ohne eine Spur von Vorwurf. *Das* hat echte Entlastung gebracht, dieser Pragmatismus hat mir geholfen und nicht die x-te Schuldzuweisung nach etlichen Jahren. Ich war jedenfalls froh, mit meiner Sichtweise nicht allein dazustehen, sondern Unterstützung bekommen zu haben.

Sie *können* es nur falsch machen.

Als ich Schülerin war, hießen die Clubs Diskotheken und das Wort »Vorglühen« existierte noch nicht einmal. Damals in den 80ern liefen in der in schneeweiß gehaltenen Bhagwan-Disco (heute undenkbar: es war kollektiv geduldet, dass ein bekannter Sektenführer deutschlandweit Tanzschuppen betrieb) nicht nur »meine« Songs wie *Sweet Dreams, Tainted Love* oder *Big in Japan*, sondern auch ein Ohrwurm von Matt Bianco: *More that I can bear.* Diese Liedzeile hatte es von weit hinten unten aus dem Langzeitgedächtnis direkt an die Oberfläche meiner Hirnrinde geschwemmt und war zum Inbegriff meines damaligen Lebensgefühls geworden. Mehr als ich (er) tragen kann. In der langen zermürbenden Pandemie-Phase hatten sich bedrohliche Komorbiditäten auf die ADHS draufgesetzt, deren Behandlung langwierig und zäh war. Diese Zeit mit Lukas zusammen durchzuhalten, hat mich am Ende selbst in die Knie gezwungen. Seine gesamte Kindheit und Jugend bis dahin war schließlich auch kein Spaziergang im Grünen gewesen. Aber: Lassen Sie sich nie und nimmer den ödipalen Komplex einer pathologischen Mutter-Sohn-Symbiose aufschwatzen. Wir sind nicht Jokaste. Wir wollen unsere Kinder nicht in gestörter Weise an uns binden und als kleines Muttersöhnchen bei uns behalten, wir wünschen uns genauso wie alle Eltern, dass sie das Nest verlassen. Aber wir spüren, dass wir sie länger an der Hand halten müssen, damit sie freihändig gehen können. Dafür möchten wir Ermutigung und Würdigung, keine

Schuldzuweisungen, seien sie noch so verkappt. Unsere Kinder brauchen uns einfach länger, finito.

KAPITEL 10: ENDSTATION?

Nicht vorüber

Was vorüber ist
ist nicht vorüber
Es wächst weiter
in deinen Zellen
Ein Baum aus Tränen
oder vergangenem Glück
ROSE AUSLÄNDER

Warum stellte ich mir ausgerechnet Michael Jackson vor, wie er mit seinem völlig verhunzten Gesicht in seidenen Laken lag und von seinem Leibarzt Murray seine abendliche Dosis Propofol gespritzt bekam? Vielleicht wünschte ich mir auch insgeheim dieses kühle Druckgefühl in der Zugangsvene und dann nichts mehr fühlen müssen – *black out*. Einmal wurde aus seiner Einschlafhilfe, auf Verlangen oder nicht, einvernehmlich oder nicht, wer weiß das schon, eine Vollnarkose für immer.

Anderes Bild, ich kurz vor einer großen OP in der Anästhesie: Es ist kein Hinübergleiten, wenn ich die Augen schließe, sondern ein erst monochromes Orange vor den Augen und dann: dunkel. Zack, zappenduster ist der Desktop, *all at once*. Ob das letzte Einschlafen auch so sein wird, wie eine ordentliche Ladung Propofol vor einer Operation? Das war nur ein fast neugieriger Gedanke, keine Todessehnsucht, ich wollte gar nicht weg sein für immer. Gebraucht werden, ist ein starkes Argument für' s Dableiben. Ich wollte weiter hier sein, auch wenn das Hiersein sich gerade nicht so herrlich anfühlte. Ich wollte nur endlich mal eine Pause haben, eine Pause von den Sorgen in dieser Zeit, als andauernd die nächste Diagnose die vorherige toppte.

Das Drücken der Stopp-Taste wurde eingeleitet von erlösenden klaren Worten des Jugendpsychotherapeuten im Elterngespräch: »Frau Frühe, es muss jetzt wohl ein Systemwechsel her.« Damit war der Klinikaufenthalt gemeint. Warum wir überhaupt so lange damit gewartet haben? Weil nichts gegen den Willen des jungen Patienten ohne dessen Einverständnis geschehen konnte, was anders nicht sein kann und nicht sein darf, und dieser hatte bis dato eben »Reha zu Hause« gewollt. Bis es nicht mehr ging, bei ihm nicht und bei mir nicht. Ich war so unglaublich müde, zu müde zum Schlafen, alle chronobiologischen Funktionen waren aus dem Takt geraten, nachts wurden Mails und Nachrichten geschrieben, die nie abgeschickt wurden (gut so) und natürlich mein Protokoll, ohne dass ich in dieser Zeit verrückt geworden wäre. So verhalf mir das Niederschreiben der Sorgen wenigstens zu ein wenig Distanz, die Gedanken flossen aus mir raus, durch die Hand auf das Papier, und das externalisierte den Kummer ein bisschen, schaffte etwas Erleichterung. Als müsste ich mich dann nicht permanent um den ganzen Sorgenmüll in meinem Kopf kümmern, wenn er zwischen zwei Seiten deponiert ist.

Mein persönlicher Tiefpunkt war erreicht, nachdem ich meinen Sohn vor der Klinik abgeliefert hatte, die ich aus Infektionsschutzgründen nicht mit betreten durfte. Tränenüberströmt stolperte ich in der Nähe der Ortschaft durch die Landschaft, schnappte nach frischer Luft und fand nach einiger Zeit eine kleine Kapelle auf einer Anhöhe, die tatsächlich offen war. Dorthin zog ich mich zurück und schluchzte vor mich hin. Für mich war jener Moment einfach nur todtraurig. Wie qualvoll sich dieser abgrundtiefe Seelenschmerz wirklich anfühlte, das habe ich heute fast vergessen, ähnlich wie bei den Geburtsschmerzen, aber das Bild sehe ich noch deutlich vor mir. Wie ein verwundetes Muttertier in seiner düsteren Höhle kauerte ich lange in der dunklen alten Bank und ganz viel Spannung fiel ab, damit aber auch der letzte Halt, der mich die letzten Monate hatte überstehen lassen. Mein Job war erstmal getan und die Erschöpfung breitete sich vor mir aus in einer dunklen Lache, wie ein riesiger schwarzer Teich, in den ich hineinstarrte, fassungslos über das Ausmaß und seine Grenzenlosigkeit. Zugleich fehlte mir das Vertrauen, dass ab jetzt alles gut werden würde, das *wusste* ich ja damals noch nicht. Vielleicht eine ganz leise Ahnung von der Möglichkeit einer Verbesserung tat sich auf, wie das trübe rote Lämpchen unter dem angerußten Bild der Muttergottes. Ein Schimmerchen von Hoffnung. Unsere Wege trennten sich ab jetzt, was bitter nötig war, sorgen konnte ich jetzt nur noch für mich. Und das zu stopfende Loch war tief. Ich

Und das zu stopfende Loch war tief.

hatte mich aufgeopfert bis zur Selbstaufgabe, hinterher lässt sich das *easy* analysieren, aber spannend ist doch, wie es so weit kommen konnte. Meine Vermutung ist, dass sehr viele von uns Müttern, deren Kind zum Patienten wird, eine ähnliche Dynamik erleben, wenn auch vor unterschiedlichen biografischen Hintergründen. Sich kümmern bis zur Selbstaufgabe? Eine Facette davon mag ganz archaisch begründet sein in einem tief in uns verankerten Trieb, das Überleben der Nachkommen zu sichern, es wäre absurd, diesen biologischen Anteil zu negieren und wider die eigene Natur zu handeln. Aber es gibt ja auch den eigenen Überlebenswillen und hier tat sich sehr wohl ein innerer Konflikt auf. Ein Teil meiner Tränen galt der bitteren Erkenntnis, dass ich über lange Zeit zu allen anderen sehr viel netter gewesen war als zu mir selbst. Mit mehreren Kindern ist mit dieser Strategie der Zusammenbruch nur eine Frage der Zeit. Und wie sarkastisch klingt das denn: Es soll eine Chance sein, wenn das Care-System kippt?

Nüchterne Bestandsaufnahme: Nach zwanzig Jahren dieser intensiven Care-Arbeit für drei Kinder, davon zwei mit ADHS, gipfelnd in den letzten zwei Jahren Dauerkrisenmodus, war ich schleichend in einem Zustand abgrundtiefer Erschöpfung gestrandet, für dessen Beschreibung ich keine Worte mehr hatte, nur noch Tränen. Reaktive Erschöpfungsdepression, so nannte sich dieser Befund. Für alle hatte ich immer gut gesorgt, nur nicht für mich. Als wäre ich nix wert, jedenfalls viel weniger. Wie wenig Kraft hatte ich für mich übrig gelassen. Schockierend, die Lieblosigkeit mir selbst gegenüber, zu wenig Schlaf, zu wenig gute Nahrung, ohne Balsam, ohne Ruhe, wie getrieben. Aber wie kam es, dass ich mich selbst so schlecht behandelte und meine Selbstfürsorge so viel schlechter funktionierte als die mütterliche Fürsorge um die Kinder? Ich war nicht für mich da, als ich mich gebraucht hätte. Hatte ich das nicht verdient? Nein, hatte ich nicht. Nicht in meinem alten Wertesystem. Wer nicht hart arbeitet mit entsprechendem Erfolg, dem wird nichts gegönnt. Nur die Tüchtigen werden belohnt. Mein Muster hatte voll zugeschlagen. Das zu erkennen, tat verflucht weh. Es ist gemein, aber sozusagen das Kerngeschäft einer miesen fiesen Krise: Gerade dann sind wir gezwungen, uns mit eigenen Kindheitsmustern zu befassen, wenn wir sowieso schon bis zum Hals im Schlamassel stecken. Alte Glaubenssätze springen uns von hinten an, drängen sich uns auf von ganz tief unten und stehen plötzlich einfach ungefragt vor uns. Da bleibt keine eingemottete Kiste aus dem alten Gedächtnisspeicher unausgepackt. Die Koffer standen vor mir, mit Inhalten aus ganz frühen Kindertagen und der Anblick ihrer offenen Deckel riss alte Wunden auf, Narben, die mühsam verheilt waren, dünnhäutig auf immer.

Jahrelang hatte ich mir selbst ein Bein gestellt. Der Satz »Wenn es der Mutter gut geht, geht es dem Kind gut« funktioniert nämlich nicht, solange die Frage nicht eindeutig geklärt ist: *Darf* es der Mutter überhaupt gut gehen? Ist das so vorgesehen? Wenn ich mit einem Selbstbild großgeworden bin, das sehr stark an Leistungsbereitschaft und Wohlverhalten gekoppelt ist, habe ich es ja wohl nicht verdient, es mir gut gehen zu lassen, besonders dann nicht, wenn ich selbst schwach bin. Dann wäre eher Antrieb durch Strafreiz angesagt. Hier liegt für mich die Krux »allgemeingültiger« Ratgeber, die den dritten Schritt vor dem ersten empfehlen. Erst nachdem ich meine alten Glaubenssätze aufgespürt habe und sie mithilfe allmählich transformieren kann, kann die ehrliche Lösung sein: Ja, ich bin ein liebenswerter Mensch um meiner selbst willen, auch und *gerade* in Momenten der Schwäche schaue ich danach, dass es mir gut geht. Ich darf gut zu mir *und* gut zu anderen sein. Aber das war noch ein weiter Weg, erstmal musste ich meine Trümmer aufräumen.

Meiner Mütter-Generation wurde zwar Folgendes gesagt: »Du musst gut für dich sorgen, nur wer gut für sich sorgt, kann gut für andere sorgen.« Selbstfürsorge als mütterlicher Auftrag, aber als ein utilitaristischer, damit ich als Mutter gut funktioniere. Wenn es aber in der eigenen Seelenmatrix gespeichert ist, dass es unschicklich und egoistisch ist, seine Bedürfnisse zu verfolgen, weil man sich ja selbst nicht so wichtig nehmen darf, erzeugt das durch die strenge innere Stimme eine permanente Spannung: Ich sollte, aber eigentlich darf ich ja nicht. Und wenn dann die eigene Leistung, der Erziehungserfolg, auch noch ausbleibt, weil sich das Kind als »schwierig« erweist, schnappt das alte Muster zu wie eine Falle. Die ganzen Wellness-Tipps für Mütter sind deshalb so nutzlos, weil sie uns im Kern gar nicht erreichen. Wenn ich nicht in der Tiefe meines Wesens gelernt habe, mich anzunehmen, warum sollte ich es mir dann gut gehen lassen? Umsorgen will ich doch nur jemanden, den ich gernhabe. Wenn der Satz nicht gefüllt ist mit echter Selbstannahme, wird er die Erschöpfung nur weiter vorantreiben und die Selbstabwertung auch: »Jetzt tu' ich schon was für mich, gehe doch schon zum Yoga und kriege trotzdem nicht alles gut gewuppt.« Ich kümmerte mich also nicht wirklich um mich, weil ich gut zu mir als Wesen sein wollte, sondern um mich weiter anzutreiben in meiner Funktion als Mutter. Deshalb finde ich solche Sätze der Selbstoptimierung heute eher gefährlich. Weil sie nicht an den Kern rühren, sondern die Selbstausbeutung größer machen können. Es fällt mir nicht leicht, darüber zu schreiben, weil die alten Narben nicht gänzlich verheilt sind, das merke ich manchmal in Momenten hoher emotionaler Dichte, wenn alte Kindheitsmuster aufploppen. Aber ich möchte trotzdem davon erzählen, weil ich beobachte, dass es vielen Müttern so geht, die sich fragen, warum ihre Erschöpfung im Laufe der Jahre immer größer wird, auch dann, wenn die äußere Belastung abgenommen hat. Vielleicht, weil das Loch im empfindlichen Stoff der eigenen Seelentextur nicht geflickt ist. Immer noch frage ich mich manchmal: Darf ich das überhaupt, es mir gut gehen lassen? Ist es prahlen, wenn ich strahle? Mich mal »verwöhnen«, einfach so, um meiner selbst willen? Darf ich mich überhaupt so wichtig nehmen? Nicht im Sinne pathologischer Selbstdarstellung eines Narzissten (in dem meist eigentlich ein nicht gesehenes Kind steckt, da bin ich sicher) natürlich, sondern in gesunder Weise, in legitimer Umkehrung der christlichen Maxime: »Liebe dich selbst wie deinen Nächsten.«

Darf ich mich überhaupt so wichtig nehmen?

In meiner Kindheit war der Begriff Selbstliebe noch ganz anders konnotiert als heute: Das war nichts Gutes, sondern roch nach Egozentrik, Selbstsucht. Meine Mutter benutzte noch den Begriff Hoffart, den ich sonst nur aus dem Märchen kannte: »Die waren von Angesicht schön, von Herzen aber stolz und *hoffärtig* und bös«, das waren die Stiefschwestern von Aschenputtel, wie sie wollte ich um nichts in der Welt sein.

Was förderten meine ziemlich schmerzhaften seelischen Grabungsarbeiten denn nun zutage? Ein kleines, unsicheres Mädchen, das da mit dünnem Stimmchen schüchtern sagt: »Niemand sieht mich so richtig an und fragt mich mal, was ich brauche, weil alle Großen so mit sich selbst beschäftigt sind. Ich bin also wohl nicht wichtig und sollte niemandem zur Last fallen.« Was tat ich, um doch wahrgenommen zu werden, ist dies doch ein Grundbedürfnis jedes Kindes. Ich strengte mich an. Ich glänzte mit den besten Noten, um gesehen zu werden und um meinen Eltern, die es schwer hatten, eine

Freude zu machen. Ich wollte unbewusst ein kleiner Sonnenschein sein. Das klappte in der Kindheit bestens und wurde erst später zum Problem, als der Applaus öfter mal ausblieb. Kein posthumer Vorwurf an meine lieben verstorbenen Eltern, sie hatten eine traumatisierende Kriegszeit hinter sich und weder die Zeit noch das Bewusstsein, jedes Kind mit seinen eigenen Bedürfnissen wahrzunehmen. Es war eine komplett »psycho-freie« Zeit, niemand stellte die Frage nach individueller Bedürftigkeit, schon gar nicht bei Kindern! Es galt einfach ganz allgemein, besonders für Mädchen, damals noch als sehr unschicklich, eigene Ansprüche zu stellen, im Mittelpunkt zu stehen, womöglich gar auf einer Bühne! So viel Selbstdarstellung war verpönt, Bescheidenheit war eine Zier. Stand das Anmelden eigener Bedürfnisse schon einer Frau nicht gut zu Gesicht, war es für eine Mutter gänzlich unpassend. »Eine Mutter muss verzichten«, hörte ich noch, als das erste Kind kam.

Ich habe ein einziges Mal, nachdem ich selbst längst Mutter geworden war, den Versuch unternommen, mit meiner Mutter darüber zu sprechen, was mir emotional als kleines Kind gefehlt hat. Ihre wasserblauen Augen waren eine einzige traurige Frage: »Ja, hab' ich euch denn nicht gut versorgt?« »Doch, Mami, das hast du.« Ja, so war's, sie hat ihr Bestes gegeben, meine tapfere Mutter, die selbst als eine von vielen Kindern in ein deutsches Dorf zwischen zwei Kriegen hineingeboren worden war. Im Alter von 5 Jahren war sie ans Sterbebett ihrer Mutter gestellt worden mit dem Auftrag, sich von ihr zu verabschieden. Sie selbst wurde zu kinderlosen Tanten gegeben. Obwohl die Mutter schließlich doch ihre Lungenerkrankung überlebte, blieb meine Mutter bei den Tanten und wuchs dort weiter auf. Warum, darüber wurde nie gesprochen. Was ihr mit Sicherheit gefehlt hat, konnte wahrscheinlich nicht einmal sie selbst sagen, war sie doch »gut versorgt«. Damals war nicht die Zeit für Selbstreflexion, man nahm sich nicht wichtig, das durfte nicht sein. Und so blieben eben elementare Bedürfnisse unerfüllt, ja, sie wurden gar nicht bewusst als solche wahrgenommen. Nein, auch dafür kann ich meiner Mutter nicht posthum die Verantwortung übergeben, für das früh gewählte Verhaltensmuster der kleinen Ursula, durch möglichst gute Leistungen wenigstens einen kleinen Glanz von Aufmerksamkeit verliehen zu bekommen. Ich finde es nur faszinierend, wie wir zu dem werden, was wir sind, und welche Altlasten dabei mehr als eine Nebenrolle spielen. Ein generelles Phänomen, oder?

Insofern könnte man einwerfen, ist das doch total abgegriffen, was soll daran Besonderes sein, traf dieses Grundmotiv in unterschiedlicher Färbung doch auf unsere gesamte Generation der Babyboomer zu. Oder aber könnte es eine ganz wichtige Bedeutung für uns alle haben, bis heute, das Thema unerfüllter emotionaler Bedürfnisse? Könnte man es nicht weiterhin als elementar für alle Nachkriegskinder, -enkel und sogar deren Urenkel erachten, als eine schwere Hypothek, die wir kollektiv weitertragen und somit eine gemeinsame Entwicklungsaufgabe haben, quasi ein Vermächtnis?

Spannend ist auch das individuelle Muster, das ein jedes Kind sich wählt innerhalb seines Familiensystems, um doch noch anerkannt zu werden. Und richtig interessant kann es dann später werden, wenn dieses früh implantierte Muster auf eine besondere Herausforderung wie etwa den Umgang mit dem explosiven ADHS-Paket trifft. Dann kommt der Mensch mit seiner erworbenen Strategie, in dem Fall ich, maximal unter Druck.

Wo ist der Pausenknopf für Sorgen? Ich hatte den Schalter seit Langem nicht mehr gefunden, die Gedanken hatten sich im Kopf so verselbstständigt, dass ein eigenes neues Problem entstanden war: mein Sorgenkarussell, das sich unablässig drehte, völlig unabhängig davon, ob es momentan einen realen Anlass dafür gab. Und unabhängig davon, ob ich überhaupt was tun konnte. Neue Folgeprobleme ließen nicht auf sich warten.

Wer kennt heutzutage nicht den Begriff Bruxismus, Zähneknirschen? Hieß es früher »Ohne Krimi geht die Mimi nie ins Bett«, geht heute fast niemand mehr ins Bett ohne eine »Knirscherschiene«. Es ist ja auch sprichwörtlich, dass wir die Zähne zusammenbeißen, uns durchbeißen, wenn das Leben uns mal harte Brocken zum Fraß vorwirft. Mein nächtliches Knirschen, Mahlen und Pressen wurde dermaßen schlimm, dass sich ein neues eigenständiges Problem entwickelte, ein garstiger Gesichtsschmerz, der so massiv wurde, dass er mich tagsüber von klaren Gedankengängen abhielt und für zusätzliche Erschöpfung sorgte. CMD, Cranio-mandibuläre Dysfunktion, ist eine eigenständige Diagnose, bei mir ganz klar psychosomatisch getriggert und zu unerträglichen Schmerzen führend. Ich wusste bis dahin nicht, dass man sogar in seiner Zunge, immerhin ein sehr kräftiger Muskel, Verspannungen haben kann. Ein unangenehmes Krampfgefühl am Zungengrund. Seither weiß ich, woher die Wendung kommt: Die Worte bleiben mir im Hals stecken. Alle hilflosen

Versuche, auf die saumäßig starke Kaumuskulatur krampflösend einzuwirken, verpufften. Wie soll man in dieser Körperregion entspannen, wie macht man Progressive Muskelrelaxation nach Jacobsen mit der Zungenmuskulatur? Sogar das geht. Was habe ich nicht alles an Entspannungsverfahren ausprobiert, die klassischen wie eben PMR, Autogenes Training, Wärme, sogar bunte Kinesiotape-Streifen im Gesicht. Vieles habe ich bereitwillig getestet, auch einige teils sehr teure, privat bezahlte Zahnschienen von verschiedener Bauart. Eine besonders kostspielige Schienentherapie hätte darin bestehen sollen, dass ich über ein Jahr lang diese speziell angefertigte Schiene Nacht *und* Tag tragen sollte, auch während der Mahlzeiten, irre! Lebensqualität erst recht im Keller. Nach wenigen Wochen habe ich frustriert abgebrochen, auf den Kosten der teuren Schiene blieb ich, klaro, sitzen. Am Ende gab es eine sehr effektive und hilfreiche Lösung, in Form einer Überweisung meiner neuen Zahnärztin an einen erfahrenen Neurologen, der mir Botulinumtoxin, das berühmte Botox, spritzte. Aber nicht zu Zwecken eines kosmetischen Eingriffs, um die Sorgenfalten zu glätten im alt gewordenen Muttergesicht, sondern um den Tonus der wild gewordenen Kaumuskulatur zu dämpfen, die durch das Nervengift Botulinum toxinum tatsächlich mindestens 3 Monate Ruhe gibt. Was für eine wunderbare Linderung, ich bin meiner Zahnärztin dauerhaft dankbar für diesen Vorschlag. Viermal im Jahr ins Gesicht und in den Schädel nahe der Schläfenregion gespritzt, legt das Toxin meine hyperaktive Kaumuskulatur für 3 Monate lahm. Natürlich nicht komplett, sonst könnte man ja nur Suppe und Joghurt schlürfen, aber das Gift setzt den Tonus erwünscht so weit herab, dass die Spannungsschmerzen erträglich werden. Bis die Wirkung nachlässt.

Natürlich lässt sich jetzt wieder meckernd einwenden: Das ist ja nur symptomatisch, statt die Ursache der Probleme anzugehen. Da kann ich entweder nur weise schweigen oder flapsig meinen geliebten Spruch erwidern: Der Lösung ist es egal, woher das Problem kommt. Versuchen Sie mal, im Schlaf auf sich selbst Einfluss zu nehmen. Einzig Hypnose wäre hier noch zu empfehlen als weitere Unterstützung, weil man damit wirklich versuchen kann, seinem Unterbewusstsein zu verklickern, dass es keinen Grund zur Dauerpanik gibt. Und ehrlicherweise gab es noch ein Problem: Ich war gar nicht bereit, dieses Kau-Muster gänzlich aufzugeben, weil

Der Lösung ist es egal, woher das Problem kommt.

ich das Durchhalten und Zähne-Zusammenbeißen durchaus auch als positiv besetzte Eigenschaft und Fähigkeit bewerte, die mich manche Durststrecke hat durchstehen lassen. Aber das Zuviel an Spannung aufgeben, so, dass sie nicht krankmacht, das wäre schön. Darüber verhandele ich derzeit mit meinem Unterbewusstsein …

Ebenfalls in Verhandlungen stehe ich bis heute ab und zu mit meiner inneren Prüfinstanz, die für Coping-Strategien und deren Tauglichkeit zuständig ist. Ich habe viel über die verflixte Suchtanfälligkeit bei ADHS geschrieben, wie steht's denn mit mir selbst? Ist die beinah tägliche Weinschorle am Abend noch entspannte Gewohnheit, die den Feierabend markiert, oder ist es schon längst schleichend zu etwas anderem geworden? Eine »Belohnung« für diesen furchtbaren Tag, wo ist die Grenze zwischen lieb gewonnener Gewohnheit und beginnender Abhängigkeit? Mache ich mir selbst was vor, wenn ich behaupte, ich will mir doch nicht jeden Genuss versagen? Ist mein schlechtes Gewissen schon ein Indiz? Wie steht's mit meinen gesundheitlichen Gewohnheiten, basieren die wirklich alle auf freiwilligen Entscheidungen oder bin ich selbst abhängig von Substanzen, die mich morgens pushen und abends runterfahren? Wie viel Kaffee tut mir gut, das Rauchen habe ich seit Beginn der ersten Schwangerschaft aufgegeben, aber was tue ich für mich, um mein inneres Gleichgewicht wiederzufinden? Ich war in einer Daueranspannung gelandet, in einem Alarmmodus, der permanent auf *stand by* gedimmt vor sich hin glimmte und beim kleinsten Anlass das rote Licht auslöste.

Reaktive Erschöpfungsdepression. Trotz selbst verordneten Übens in Hoffnung ein geistiger Kraftakt. Schlaflos, freudlos, antriebslos und ruhelos zugleich. All das war ich. Aber zugleich immer weiter funktionierend, auf niedrigstem Energieniveau. Den Begriff *burn on* hatte ich bis dato noch nie gehört, aber nichts traf besser auf mich zu als dieses Köcheln auf kleinster Sparflamme. Nur nicht verlöschen, ich werde gebraucht, darf nicht schlappmachen, *come on*, immer weiter geht's, innere Antreiber tun ihr Übriges, lass' dich jetzt bloß nicht hängen. Aber die nervige Frage ließ sich nicht abschütteln: Wie konnte es so weit kommen? Besser gesagt, wie konnte ich es so weit kommen lassen? Dass es mich mit fortriss, ich mich derartig aufrieb in der Für-Sorge um den kranken Sohn, dass ich darüber selbst krank wurde? Warum versagten meine Schutzmechanismen? Hatte ich gar keine? Natürlich stieß ich auf gesellschaftliche *und* individuelle Triggerpunkte. Wir ADHS-Mütter sind für ein ausbrennendes Helfersyndrom geradezu prädestiniert. Es wird nicht anders von uns erwartet. Maximaler Einsatz wird quasi vorausgesetzt, so implizieren es alle guten Tipps. Und wehe, wenn Sie es nicht gleichzeitig auch noch schaffen, optimal für sich selbst zu sorgen, so ganz nebenbei. Dann haben Sie einfach was falsch gemacht.

Burn on … ich bin nie wirklich zusammengebrochen, sodass sichtbar nix mehr ging. Sondern ich köchelte immer weiter auf Sparflamme vor mich hin, mit dem letzten Rest Benzin im Reservetank. Ein richtiger Knall hätte wohl auch nicht gepasst zu meinem Muster des Sich-Durchbeißens. Eine Auszeit gab es durch eine große orthopädische Operation. Wahrscheinlich war das Skelett mein Feld der Manifestation, auf dem sich körperliche Symptome zeigten, passt ja auch zum Steinbock, dass er Gelenkprobleme bekommt, er, der ansonsten zäh und genügsam in einsamen Berghöhen unterwegs ist. Eine erhellende, wenn auch weniger bequeme Antwort gab mir die Selbstanalyse nach der Lektüre eines sehr wichtigen und klugen therapeutischen Buches, »Burn on«[75]. Ein Buch kann sicher keine eigene Therapie ersetzen, aber es war schon fast gespenstisch, wie passgenau die Passage »Geliebt nur fürs Tun, nicht fürs sein« auf meine innere Lage zutraf. Im entsprechenden Kapitel ist die Rede von verschiedenen Konflikten, die aus jenem defizitären Selbstbild resultieren, das den Mangel an innerem Selbstwertgefühl mit einem Übermaß an Engagement kompensiert, für das Applaus erhofft wird. Ehrlicherweise musste ich erkennen, dass meine Art von *burn on* darin bestanden hatte, mich vor lauter Fürsorge selbst auszubeuten. Das hatte jahrelang supergut funktioniert, ich habe mich maximal gut gekümmert und die Entwicklung verlief ja positiv bergauf. Schräg wurde es spätestens dann so richtig, als alle Bemühungen scheinbar erfolglos waren, dann hatte ich ja offenbar versagt in meiner Coaching-Rolle. Die Einsicht, dass ich letztlich nichts in der Hand habe, kein Unglück aufhalten kann, keine Kontrolle und Sicherheit möglich ist. Und unter all dem steckte ein kleines Mädchen, das sich selbst so sehr Fürsorge wünschte. Kein Wunder, dass dieser Konflikt in Leere und Erschöpfung mündete.

Auffallend häufig wird in eben jenen Ratgebern im Kontext mit mütterlicher Selbstfürsorge das Beispiel verwendet von der Sauerstoffmaske im Flieger, die die Mutter zuerst sich selbst aufsetzen soll, bevor sie ihr Kind mit seiner Maske versorgt. Obwohl dieser Impuls natürlich rational logisch ist, frage ich mich, welche Mutter macht das im wahren Leben, zuerst nach sich schauen, bevor sie ihr Kind versorgt? Wir alle machen es anders. Ein ganz natürlicher Impuls, erst rette ich das Kind, danach kümmere ich mich um mich. Der Konflikt entsteht erst, indem mir suggeriert wird, ich müsse es eigentlich andersherum machen. Wann ist jemand heute eine »gute Mutter«? Wie altruistisch darf/muss sie noch sein, *clasht* das nicht mit der gehypten Selbstfürsorge? Leben *mit* den Kindern oder leben *für* die Kinder?

Aufopferung bis zur Selbstaufgabe, warum ist es immer noch so schwer, aus dieser Falle zu kommen? Tja, Tüchtigkeit ist eine gute Tugend. Wir haben einfach immer noch keine guten *role models*, wie man das macht: auf sich achtgeben, gut für sich sorgen. Früher war klar: Mütter mussten schaffen bis zum Umfallen. Dann durften sie abends in den Sessel sinken mit dem Spruch: »Ich kann nicht mehr auf meinen Füßen stehen.« Das war dann ein guter Tag. Dann war man eine gute Mutter. Heute ist es noch viel verrückter geworden, reicht es doch längst nicht mehr für ein gutes Image, sich »nur« um seine Kinder zu kümmern. »Wie, du arbeitest nicht / nur in Teilzeit?« Oder wahlweise: »Wieso bist du so viel bei den Kindern, hast du keinen richtigen Beruf?« Nicht mal Ruhm und Ehre winken, ich mache ja nur meinen – unbezahlten – Job. Insofern ist die Forschungsreise in die eigene Vergangenheit immer auch eine »feministische«, denn Verzicht auf ein Leben »draußen« und Selbstaufopferung am Herd und im Haus war schließlich ausschließlich Müttersache. Eine Schieflage mit langer historischer Tradition. Unser stummer Kampf um die Wertschätzung (oder sollte man bescheiden anfangen mit der Wahrnehmung?) unserer verborgenen, leider ehrenamtlichen Care-Arbeit, die so viel Wert hat, obwohl sie dem Staat nichts wert ist.

Eine Schieflage mit langer historischer Tradition.

Da ich mit diesem Muster beileibe nicht alleine bin, trotz aller individuell eingefärbter biografischer Motive: Ist es vielleicht immer noch ein besonders deutsches Phänomen, unser Muttermythos von Verzicht und Aufopferung?[76] Gipfelnd im grässlichen Missbrauch der Mutterrolle im Nationalsozialismus als Gebärmaschine für Kanonenfutter, aber unterschwellig viel älter und über Generationen schlummernd weitergegeben? Eine Mutter muss verzichten. Muss sie auch, nicht auf alles, aber auf manches, es lässt sich nun mal nicht leugnen. Und das hat nicht nur mit der mangelnden Umsetzung des Anspruchs auf Krippen-, Kitaplätze oder der Ganztagesbetreuung in der Schule zu tun. Das Vertrackte ist, dass wir immer einen sehr hohen Preis bezahlen in der Machbarkeitsfalle. Unser klassisches Dilemma kann man gut dokumentiert und ausführlich beschrieben nachlesen in einem wichtigen Buch von 2014, *Die Alles-ist-möglich-Lüge*[77]. Leider hat sich seither nicht wirklich viel verbessert, im Gegenteil, wir mussten einen *back Flip* erleben, während der homeschooling-Zeit und wurden flugs eben mal zurückkatapultiert in die 50er, zurück an den Herd und die Hausaufgaben. So schnell konnte man gar nicht gucken, wie sich die alten Rollenmuster wieder etabliert hatten. Praktisch, wie wir funktionierten, nicht wahr? Leider machen Unwörter wie »Herdprämie« das Ganze noch viel schrecklicher. Warum kann man es nicht einfach als gesellschaftlich essenzielle Care-Arbeit angemessen betiteln und entlohnen? Wenn ich an meine Teilzeit-Rentenfalle denke, wird's mir schlecht.

Die äußeren Rahmenbedingungen werde ich persönlich nicht ändern können, es steht mir aber frei, eine gänzlich veränderte Haltung einzunehmen: »Ich verzeihe mir, da ich damals nicht anders konnte. Dafür verurteile ich mich nicht. Das wäre wiederum das alte Muster, das ich zu gut kenne. Ich kann erkennen, woher es kommt. Das tut weh, aber ich werde mich mit kleinen Schritten in eine liebevollere Haltung der Selbstannahme bewegen. Ich darf mir selbst eine gute Freundin sein, die mich auf diesem Weg an die Hand nimmt.«

Ich darf erschöpft sein. Es war viel, zu viel. Es ist vorbei. Ich darf mich entscheiden, mein Leiden kleiner zu machen. Indem ich jetzt für mich sorge. Ich habe immer Handlungsspielraum und sei es nur der, meine Perspektive zu verändern, in Gedanken einmal um das Problempaket wie um die Pyramiden von Gizeh herumzuwandern im Sand, es von drei anderen Seiten zu betrachten, den Abstand zu ändern, besser, *mich* anders zu positionieren. Mit kleinen Schritten in eine andere Richtung. Ich geh' noch 'n Meter. Aus dem Fenster ins Grüne schauen, statt auf das Problem zu starren wie ein hypnotisiertes Kaninchen. Es mag lächerlich klein klingen, hat aber große Wirkung. Ich kann mein Kind nicht retten. Was furchtbar ohnmächtig klingt, kann auch eine große Befreiung sein. Es liegt nicht in meiner Hand. Ich habe genug getan. Das Vertrauen kann nur wieder erwachsen aus der Veränderung des Blickwinkels. Dann kann ich auch wieder etwas anderes wahrnehmen und mich selbst aus meinem Hyperfokus befreien.

Was war los mit dem unterbewussten Wunsch, man möge sich doch endlich um mich kümmern? Leider führte kein Weg an der Erkenntnis vorbei, dass niemand anders dafür zuständig ist, mich zu versorgen, außer ich mich selbst. Kein Partner, keine Familie kann und muss das kompensieren, was früher in meiner Ursprungsfamilie vielleicht gefehlt hat. Ich kann mich noch lange selbst bemitleiden für das frühe Manko, aber stopfen werde ich mein Loch damit nicht. Gesunde Selbstfürsorge ist der einzig ehrliche Weg. Dann bin ich erwachsen. Verdammt hart. Ich kann niemand anders verantwortlich machen. Aber was für eine Chance!

Und was für ein Geschenk kann Kunst sein, trostreiche Gedichtzeilen wie diese von Rose Ausländer: »... grüße mich selber mit dem Zuruf Mut.«[78] Selbstermächtigende Sätze wie diese sind für mich wie eine Brücke über das tiefe Sorgental gewesen, da steht alles drin, was wir brauchen. Von so einer Brücke aus möchte ich gerne uns Müttern, den Vätern auch, zurufen: Lasst uns nie aufgeben! Lasst uns mutig bleiben! Es gibt Hilfe, auch für uns. Es gibt Freunde, Familie, Geschwister, Institutionen, Seelen-Profis, empathische Begleiter und gute Geister in Menschengestalt.

Mein neues Mantra wurde: Sei auch für dich da und sei auch dir selbst eine gute Begleiterin. Und was ich nie für möglich gehalten hätte: Der Schmerz als Empfindung geht vorbei, auch wenn die Erinnerung immer bleibt.

KAPITEL 11: WENDEPUNKT

»Wir wissen wohl, was wir sind,
aber nicht, was wir werden können …«
OPHELIA IN SHAKESPEARES »HAMLET«

Kann es ein größeres Geschenk geben? »In der Zeit, in der ich dich am meisten gebraucht habe, warst du für mich da.« Dieser Satz galt mir. Zwischen den ebenso lapidaren wie berührenden Worten meines ältesten Sohnes, ausgesprochen im Alter von 21 Jahren, und dem Tag seiner Einschulung lagen nicht nur über 15 Jahre Lebenszeit, sondern auch emotionale Welten mit einer handfesten Lebenskrise. Die Durststrecken, in denen ich zuweilen schwer trug an der Last der Verantwortung, waren lang und gipfelten in jenen Komplikationen, vor denen ich in die Knie ging.

Ehrlich gesagt ist der Titel dieses Kapitels *fake,* es gab nicht *den* einen *turning point,* weder bei meinem Sohn noch bei mir. Obwohl das gemäß der klassischen Dramentheorie hübscher gewesen wäre, es sollte aber in unserem schrägen *biopic* nicht sein. Die ganz große Erleuchtung erschien uns leider nicht als funkelnde Lichtgestalt. Es gab vielmehr viele kleine Wendepunkte, Momente des Aufatmens, kleine Schritte in Richtung Gesundheit, die dazu beigetragen haben, dass wir als gesamte Familie wieder in ein »normales« Leben zurückgefunden haben. Ein Prozess, der immer noch andauert und den ich dankbar erlebe. Mein innerer Beinah-Zusammenbruch, der äußerlich kaum sichtbar war, führte zur glasklaren Ansage mir selbst gegenüber: So geht es nicht mehr weiter! Wir haben noch zwei andere Kinder und ich habe selbst noch ein Leben. Es erfolgte die normale Ablösung, verzögert: Der Große fing an, die Verantwortung für sich zu übernehmen. Indem wir ihn nicht mehr als Patient gesehen haben und er auch manch unangenehme Konsequenz erlebt hat, zum Beispiel, wie es ist, in einer fremden Stadt im Ausland ohne Geld dazustehen. Er war allein nach Cambridge geflogen, um seine Englischkenntnisse in einem internationalen Kurs aufzupimpen.

Dabei hatte er innerhalb weniger Tage sein gesamtes Reisegeld bei abendlichen Aktivitäten ausgegeben.

Wir waren gewissermaßen in Vorleistung gegangen, indem wir ihm einen Vertrauensvorschuss gegeben haben. Obwohl er sich noch nicht gänzlich stabilisiert hatte, hatten wir ihm die Auslandsreise allein zugetraut.

Auch durch viele Gesprächsimpulse mit möglichen Zukunftsszenarien konnte Lukas Perspektiven entwickeln, auch wenn dabei noch nicht sofort der konkrete Plan bezüglich eines präzisen Berufswunsches herauskam. Zu einer lohnenden Zukunft gehörte die Entscheidung, ein gesundes Leben zu führen, dabei ging es zunächst um den Imagewechsel: Das ist nicht spießig oder uncool, sondern höchstens smart. Auf der emotionalen Ebene gehörte zum höheren Level von Stabilität die Selbstakzeptanz: »ADHS gehört zu mir wie mein Name an der Tür. Diese vier Buchstaben sind meine, aber sie sind nicht ich. Ich bin so viel mehr als meine gelegentliche Unordnung im Kopf, und auch wenn mein So-Sein mein Leben dominiert, hindert es mich nicht, ein gutes Leben zu haben. Nur eines auf hohem Energieniveau, deshalb muss ich gut auf mich aufpassen.« Er hörte allmählich auf, sich auf seine ADHS zu reduzieren und mit seinen Schwächen zu hadern. Durch die wachsende emotionale Stabilität kehrte der Zugriff auf seine intellektuelle Kapazität zurück, mehr noch, sein Geist war regelrecht geschärft nach der Krise und er fasste den Entschluss, nach langer Abwesenheit zurück in die Schule zu gehen, in eine neue Klasse, um Abitur zu machen. Was oder wer hat hier geholfen, den Anschluss zu schaffen? Natürlich in aller erster Linie er selbst durch seine innere Entscheidung, gut zu sich zu sein, weil es in ihm nichts gibt, das er bekämpfen muss. Es ist okay, ADHS zu haben, okay, es gibt Schöneres, aber auch Schlimmeres.

ADHS gehört zu mir wie mein Name an der Tür.

Er allein ist zuerst durch die Türe dieser Entscheidung gegangen, aber sie wurde ihm mit einer freundlichen Einladung von der anderen Seite aufgehalten. Diese Geste erfolgte im Besonderen von zwei Lehrern, die hier eine zentrale Rolle gespielt haben. Was stark untertrieben ist, denn sowohl der Beratungslehrer als auch der Leiter seines Gymnasiums haben Unglaubliches geleistet in einer Zeit, als auch noch etliche andere Jugendliche ebenfalls am Straucheln waren. Beide haben sich seiner individuellen Probleme angenommen, sie haben ihn nicht fallen lassen, besonders dann nicht, als er temporär aus der Schule ausgeschieden war. Denn sie sind, mit einer respektvollen Balance zwischen Distanz und Nähe, mit unserem Sohn in Kontakt geblieben, selbst, während er in der Klinik war. Dadurch gaben sie ihm das Gefühl: »Wir trauen dir ein Comeback zu.« Durch das Aufrechterhalten ihres Beziehungsangebotes haben sie die Verbindung nicht abreißen lassen, nicht nur ganz konkret im Sinne der schlichten Offerte, die Klasse unbürokratisch zu wiederholen, sondern vor allem emotional: »Dein Platz ist hier, wir halten ihn dir frei. Lass' dir Zeit, aber komm' zurück.« Es gab ihm Halt und ein Ziel, eine konkrete Perspektive für die nahe Zukunft. Ein solches Engagement zu erfahren in der schweren dunklen Zeit, war ein großes Geschenk, auch für mich. Ihre spürbare Empathie zum richtigen Zeitpunkt rührt mich bis heute tief. Sie hatten das perfekte Timing, Lukas hat gespürt: »Die trauen mir zu, dass ich zurückkomme, die wollen mich wieder auf ihrem Schulhof sehen. Sie warten auf mich.« Was für eine menschliche Größe in einer riesigen Schule, einzelne Schülerschicksale derart im Blick zu behalten.

Dieses Band hat maßgeblich dazu beigetragen, dass er in das System Schule zurückkommen konnte und wollte. Dafür hat er den Neuanfang in Kauf genommen, noch ein Jahr länger zur Schule zu gehen. Aber was ist schon ein kleines Jahr in Relation zu einer ganzen Lebenszeit? Das Zurückkehren in eine klare Struktur, aber unter anderen Vorzeichen, mit neuen Leuten, hat ganz viel verändert und war ein konkreter Meilenstein. Die paar Monate in der Klinik haben ihn gelehrt, sich zu fragen: »Wie will ich mit mir umgehen? Was tut mir wirklich gut? Ich habe immer eine Wahl, selbst unter ungünstigen Umständen. Ich bin kein Opfer. Alles beginnt in mir.« Das Schulsystem fungierte als Rhythmusgeber mit fester Tagesstruktur, auch durch die Leistungsanforderungen, die am Anfang noch etwas ängstlich und mit schwankenden Ergebnissen bewältigt wurden, dann aber mit zunehmendem Selbstvertrauen und stabilerem Stand. Damit verbunden waren Veränderungen wie: »Ich lerne regelmäßig, ich investiere Zeit, ich setze mir ambitionierte Ziele, die aber nicht zu hoch sind für mich, dafür bekomme ich weiterhin Unterstützung, von Nachhilfe über warme Worte bis hin zu warmen Mahlzeiten. Ich lerne zu akzeptieren, dass ich nun mal wesentlich mehr Zeit und Hirnschmalz investieren muss als meine Kameraden, um am Ende zur selben Punktzahl zu gelangen. Wirklich fair ist das nicht, eine echte Gleichbehandlung erfahre ich als ADHS-ler somit nicht, aber soll ich warten, bis dies gesellschaftlich erreicht ist? Bis dahin ist mein Leben vorbei. Ich schaff das trotzdem, ich spüre einen guten Kämpfergeist in mir erwachen und wo es nötig ist, hol' ich mir eben Hilfe. Ich will kein Mitleid, aber gerechtere Bedingungen würde ich mir schon wünschen. Obwohl ich mir mittlerweile sicher bin, dass ich trotz und mit meiner ADHS Erfolg haben kann. Natürlich habe ich schon früher die Listen der Promis, Will Smith &Co., gesehen, die sich outen und das sollte mir Mut machen, aber es hat mich lange nicht erreicht. Jetzt schreibe ich meine eigene Geschichte. Ich habe durch diese Krise wahnsinnig viel über mich gelernt, übers Menschsein, wie wir ticken. Was wir uns selbst antun, wenn wir uns hassen, und dass es kein Weg für mich ist, mit Selbstabwertung durchs Leben zu gehen. Was ist das für eine zweifelhafte Freiheit, die auf das Recht pocht, sich selbst kaputt machen zu dürfen? Damit schade ich am Ende nur einer Person. Mir selbst.«

Was hat noch geholfen in dieser Krisenzeit? Der heilsame regelmäßige Sport, ist ja sonnenklar. Berührende Solidarität kam auch vom Tennistrainer, der wie ein Freund agierte, sich erkundigte nach dem Befinden, ebenfalls den Kontakt hielt.

Ein Schulfreund, der es mit sich selbst nicht leicht hatte durch eine ganz andere Art von Selbstfindungsproblematik, brachte vielleicht gerade deshalb die entsprechende Empathie auf und besuchte Lukas in der Klinik, er hatte als Einziger keine Berührungsängste. Viele wussten schlicht nicht, wie sie uns ansprechen sollten, dann doch lieber nichts sagen. Psychische Erkrankung als Tabuthema, leider noch immer der Klassiker in unserer Gesellschaft. Aber durch die Corona-Zeit war es zumindest ein bisschen gesellschaftsfähiger geworden, depressiv zu sein, es gab nun einen offiziellen »Anlass«, etwas Derartiges »haben zu dürfen.« Dabei wäre es gar nicht so schwer, Hemmschwellen abzubauen. Menschen, die nachfragend Anteil nehmen, können das Leid nicht abnehmen, aber jede Form von Zuwendung hilft enorm. Außerdem: Es könnte jeden treffen. Und es hat nichts mit Schwäche zu tun, die man bekämpft mit »reiß' dich zusammen«, dem dümmsten Ratschlag *ever.* Nur Dummheit kennt keinen Zweifel, an sich, am Leben, am großen Ganzen.

Nur Dummheit kennt keinen Zweifel.

Auch künstlerischer Selbstausdruck kann unterstützend heilsam sein, auch wenn er – Achtung! – niemals eine Psychotherapie ersetzen kann. In unserem Fall war das Theaterspielen der Knaller: Als Schauspieler brillieren zu dürfen in einer schrägen Rolle, in der genau das zum Strahlen kommt, was sonst als hinderlich dargestellt wird: das Expressive, Explosive, Exaltierte. Sich zu trauen, mit diesen Fähigkeiten auf die Bühne zu gehen, war ein Riesenschritt, unterstützt von einem humorvollen Regieteam, erfahren in der Jugendarbeit. Dringende Voraussetzung ist, dass bereits eine gewisse seelische Stabilität (wieder-)erlangt ist. Dennoch kommt der Leitung eines solchen Jugendclubs während des Probenprozesses eine besondere Verantwortung zu, denn sie muss stets die Grenze im Blick haben, ob und wann ein Jugendlicher eher in therapeutische Hände als auf die Bühne gehört. In der intensiven Probenarbeit, in der es immer auch um Auseinandersetzung mit sich selbst geht, können tiefgehende Themen aufbrechen, die weit über die künstlerische Entwicklung eines Theaterstückes hinausgehen. Genau dann ist es dringend geboten, genau hinzuschauen und rechtzeitig Alarm zu schlagen. Hier braucht es eine hohe Sensibilität und Wachsamkeit des professionellen Leitungsteams. Wir hatten Glück, weil genau das in vorbildlicher Weise geschah. Nur dann bleibt es eine wunderbare und wertvolle Möglichkeit, junge Menschen auf ihrem Weg zur Selbstfindung zu unterstützen. Künstlerische oder soziokulturelle kostenfreie Projekte in der Jugendarbeit gibt es mittlerweile in vielen Städten, angedockt ans Theater, an Schulen, an Vereine.

Und bei mir? Wie ging es da eigentlich weiter nach dem Eingeständnis der Erschöpfung?

Das Phänomen kennt wahrscheinlich jeder, den schon mal eine Grippe ereilt hat, kurz nachdem er eine wichtige Prüfung hinter sich gebracht hat: Wie jämmerlich es um den Zustand meiner Seelenkräfte bestellt war, konnte ich erst richtig wahrnehmen, nachdem mein Sohn längst die Kurve gekriegt hatte. Und wie er sie gekriegt hat! Aus ihm war ein junger Mann geworden, gereift, gestärkt, gewachsen. Ein kleines Wunder. Er konnte seine inneren Selbstheilungskräfte anzapfen, die enorme Entwicklung war grandios. Und was war inzwischen aus mir geworden? Ein klägliches Häufchen Mütterlichkeit. Wie konnte ich von hier aus überhaupt weitermachen? Zunächst mit der Erkenntnis einer Erwachsenen: Es kümmert sich niemand um mich, wenn nicht ich selbst. Das hatte mein Sohn offensichtlich früher gelernt als ich.

Und so durchlief ich im Grunde verspätet, unabhängig vom Kind, einen parallelen Prozess. Auch ich kann noch lernen: Ich kann mein So-Sein nicht ändern, ebenso wenig wie meine Vergangenheit, aber ich kann mich entscheiden, mein Leiden zu verändern. Auch ich bin nicht Opfer meiner familiären Umstände, ich kann immer etwas bewirken. Die Probleme werden sich zwar nicht in Luft auflösen, aber ich stehe ihnen versöhnlicher gegenüber. Sich in einer annehmenden Grundhaltung zu üben, bedeutet zwar für eine kleine Kämpfernatur wie mich täglich hartes Brot. Aber schon durch eine mildere Attitüde – etwas weniger Fight, etwas mehr Friede – kann sich ein Stück der Verkrampfung lösen. Ich werde nicht kaputtgehen an keinem Problem, das mir gestellt wird, denn es wird immer – und damit meine ich: *immer* – eine Lösung geben. Nur kann ich sie oft nicht direkt sehen, vielleicht, weil mir mein Problemberg direkt vor meiner Nase zu groß erscheint. Um Distanz zu gewinnen, kann es sein, dass ich immer wieder Hilfe brauche. *So what?* Ich kann von der mit-leidenden Mutter zur mit-fühlenden Mutter werden, die aktiv werden kann, weil sie nicht mehr in ihrem eigenen Leid gefangen ist. So kann sie an die gesunde Entwicklung ihres Kindes trotz und mit seinem Handicap namens ADHS glauben. Das braucht einen sehr langen Atem. Genau den habe ich versucht zu behalten, immer. Auch wenn ich dabei, und das war mein Fehler, dabei leider völlig außer Puste geraten bin, zumindest beim ersten Kind. Mit den beschriebenen Folgen.

Woher kann ich nun neues Vertrauen generieren, wenn das eigene kindliche Ur-Vertrauen vielleicht nie so ganz krisenfest ausgebildet wurde? Wenn es eigene existenzielle Erschütterungen gab, die eine dauerhafte Furchtkonditionierung ausgelöst haben? Es gilt, den Pausenknopf für Sorgen wiederzufinden: Ich mache mir bewusst, dass es uns im Moment gut geht, dass jetzt gerade alles okay ist. Viele meiner Ängste bezogen sich auf eine Zukunft, die so, wie ich sie befürchtete, gar nicht eintrat.

Was mir am Ende geholfen hat außer Ehrlichkeit? Keine Zauberei, sondern probate Maßnahmen aus dem regulären Leistungskatalog der Krankenkassen: psychotherapeutische Intervention, eine Auszeit und Medikamente. Die Auszeit in Form einer Mutter-Kind-Kur war ein heilsamer Impuls, allerdings zu kurz und immerhin mit einem Kind im Schlepptau. Die drei Wochen mit dem beruhigenden Bergpanorama der Allgäuer Alpen am Horizont reichten gerade, um sich die Größe des seelischen Scherbenhaufens vor Augen zu führen. Also habe ich versucht, die begonnenen Grabungsarbeiten zu Hause weiterzuführen, die berufliche Arbeitsbelastung runterzufahren (was nicht für jede Mutter eine machbare Möglichkeit ist, mir ist das Privileg bewusst), dafür Termine wie Selbsterfahrungsgruppe (der »Erfahrbare Atem« nach Ilse Middendorf) und Gospelchor in meinen Wochenplan fest einzuplanen (und nicht sauer auf mich zu sein, wenn ich es doch abends nicht immer hinkriege). Mal in die Sauna gehen und an die frische Luft, einen Tee trinken, statt direkt den nächsten Punkt auf der To-do-Liste abzuhaken. Lernen, mit dem Defizit zu leben, ohne dabei meine Prioritäten aus den Augen zu verlieren. *First things come first.* Das Abarbeiten des Bügelberges in einem Rutsch gehört definitiv nicht dazu. Eigentlich banales Zeugs, *as simple as it can be.* Die Schlichtheit ist aber gerade der Witz daran, die Methoden müssen leicht umsetzbar und schnell lohnend sein, sonst macht sich kein Mensch an deren Umsetzung. Stress haben wir schon genug, Zeit zu wenig. In der Summation kleiner Veränderungen ergibt sich eine große Wirkung. Aber nur, *weil wir es uns wert sind,* Werbeslogans waren schon immer schlau.

Neu in meinem Kopf ist die systemische Betrachtungsweise hinzugekommen, was die Integration von ADHS angeht; es ist ein immenser Schritt, einen Perspektivwechsel im Umgang damit vorzunehmen: zu versuchen, ADHS in manchen Anteilen sogar als Ressource zu sehen, statt als Problem »wegmachen« zu wollen. In der systemischen Denkweise gibt es den Begriff vom »Nutzen des Problems«. Was erstmal paradox klingt, hat viel positives Potenzial, ohne deswegen die unpassende Überhöhung vorzunehmen, ADHS sei ein »Geschenk«.

ADHS als Ressource sehen.

Das lösungsorientierte Denken, wie es in vielen Erziehungsberatungsstellen heute umgesetzt wird, habe ich als praxisnah und schnell wirksam erfahren und so ging es mit neuen Impulsen und tapferen Versuchen, diese auch umzusetzen, tatsächlich weiter. Daran möchte ich mich gerne erinnern: Es kostet Kraft, nicht im Leid zu verharren, aber noch viel mehr Kraft kostet es, darin stecken zu bleiben.

Fakt bleibt: Die Autonomieentwicklung bei unseren Kindern ist deshalb viel diffiziler, weil die Nabelschnur der Versorgung vorher enger sein *musste* als bei anderen Kindern – weil tatsächlich ein signifikant höheres Risiko besteht, dass aus jugendlichem Straucheln ein handfester Absturz werden kann. Ich nehme dem Kind doch erst dann die Schwimmflügel ab, wenn ich sehe, dass es schwimmen kann. Aber ganz gewiss werde ich meine Kinder nicht unnötig lange zu Hause festhalten, ich freue mich über einen größer werdenden Freiheitsgrad. Alles andere wäre doch ziemlich dümmlich.

Die Ablösung vom Elternhaus ist jedoch nicht nur heikler, sie findet auch später statt als bei anderen Jugendlichen, nie mehr werde ich hier sinnlose Vergleiche anstellen oder die angeblich für alle geltenden Schemata akzeptieren. Den Schuh der »überbehütenden Helikopter- oder Rasenmähermutter« oder andere übergriffige Zuschreibungen ziehe ich mir nicht mehr an, Punkt. Ich lasse mir nicht mehr in die Suppe spucken, da ich sehen kann, dass ich es gut mache mit den Kindern. Ich reflektiere, stets und ständig, aber ich zweifle nicht mehr andauernd an mir. Ich entlarve gut gemeinte, aber falsche Ratschläge, als das, was sie sind: bekloppte Phrasen wie eben die wohlbekannte: »Lass' doch mal los.« Wer macht das schon als Eltern, emotional? Wenn schon, dann muss es heißen: Lass' doch mal locker. Die finale Nabelschur kappt der Tod, basta. Niemals werde ich mich von der Liebe zu meinen Kindern distanzieren und trotzdem rücke ich logischerweise räumlich ab, um ihnen ihren Freiraum zu lassen. Ich traue ihnen zu, dass sie ihre Probleme selbst lösen, weil ich verstanden habe, dass man auch ein Zuviel an Unterstützung geben kann, das Unselbstständigkeit befördert. Es ist ein schmaler Grat und manchmal gar nicht leicht, ehrlich zu eruieren, ob noch echte Bedürftigkeit herrscht oder doch eher Chillen angesagt ist im Hotel »Mamas Liebling«. Im zweiten Fall braucht es mal einen kleinen Schubs aus der Komfortzone. Aber: Ob inhärenter Hang von Söhnen zur häuslichen Bequemlichkeit oder echte momentane Überforderung vorliegt, dazwischen kann ich ganz gut differenzieren.

Außer einem erstarkten Glauben an meine mütterlichen Kompetenzen: Was *noch* hat dazu beigetragen, mich aus dem Gefühl der Überforderung und Kraftlosigkeit zu befreien? Ich habe Hilfe erfahren – weil ich mich als hilfsbedürftig geoutet habe und immerhin noch die Kraft aufbringen konnte, mich auf die Suche zu begeben. Es ist nicht nur Glück allein, auf empathische Menschen zu treffen. *Das* war vielleicht die Stärke in der Schwäche: Der Wunsch und der Wille, nicht im Problem zu verharren, sondern sich aktiv Hilfe zu holen. Auch ruhig bei Institutionen, die als Anlaufstelle zunächst sehr ungewöhnlich erscheinen, wie zum Beispiel beim Pfarrbüro der nächsten Gemeinde anzurufen und ein überkonfessionelles seelsorgerisches Gespräch zu erbitten. Einen Grundkurs in Glaubensfragen, sozusagen. Leider sprechen wir über Glauben oft ebenso wenig wie über unser Gehalt.

Die wachsende Belastung hatte mich in eine veritable Existenzkrise geführt, in der sich die ganz großen Themen wie ungebetene Gäste aufdrängten. Genau dann, als mein Care-System kippte, durfte ich mich mit fundamentalen Sinnfragen meines kleinen jämmerlichen Daseins herumschlagen, ganz klasse. Es ging für mich gar nicht anders weiter, als mich wohl oder übel diesen Themen zu stellen. Also, ans Eingemachte: Was habe ich hier auf dieser Welt zu suchen? Was ist der Sinn des Daseins, mein Sinn? Und was ist das eigentlich für ein Konstrukt, unsere Wahrnehmung dieser Welt? Was ist hinter den Dingen, die wir sehen können? Was ist los mit dem miesen Verräter namens Schicksal, gibt es so etwas wie den Orakelspruch der Antike, göttliche Vorbestimmung oder ist doch unser ganzes Leben nur ein launischer Zufall? Schwankend zwischen Fatalismus und Hybris. Von wegen Selbstbestimmung und freier Wille, dass ich nicht lache: Diese Lebensaufgaben hatte ich mir nicht ausgesucht! Ich haderte mit philosophischen und theologischen Fragen, für deren Beantwortung die Psychotherapie gar nicht zuständig ist, also musste ich noch eine Türe weiter anklopfen und nicht nur auf der therapeutischen, sondern auch auf der spirituellen Ebene suchen. »Denn alles muss in Nichts zerfallen, wenn es im Sein beharren will.«[79] Kosmische Bruchstücke wie diese schwirrten durch mein müdes Hirn. Wo war meine Orientierung hin? Darf ich als Mensch eine begründete Hoffnung haben, dass eine göttliche Ordnung existiert? Trotz Theodizee und allem Leid, meinem eigenen, kleinen und dem ganz großen in der Welt?

»Drum edle Seele, entreiß dich dem Wahn,
Und den himmlischen Glauben bewahre.
Was kein Ohr vernahm, was die Augen nicht sahn,
Es ist dennoch, das Schöne, das Wahre!
Es ist nicht draußen, da sucht es der Tor,
Es ist in dir, du bringst es ewig hervor.«[80]

Das Bewusstsein, dass die Lösung in uns liegt und dass nur wir selbst den Schlüssel haben, unsere Situation zu verändern, erlangte ich interessanterweise durch den seelsorgerischen Beistand. Den konnte ich wahrlich dringend gebrauchen, verbunden mit der Aussicht, dass neue Kraft sich nicht nur aus der Innenschau über das Verstehen der Psyche speist, sondern dass auch ein Glaubensangebot mir Trost und Hilfe sein kann. Absolut rechtmäßig sind wir ein säkularer Staat, der Glaube ist dem Individuum überlassen und kann, ja muss, immer nur ein Angebot sein. Es wäre anmaßend, bestimmen zu wollen, welche Weltanschauung die »richtige« ist. Jeder Mensch darf sich schließlich seinen ureigenen Weg der Klärung existenzieller Fragen wählen, das Ganze nennt sich unverletzliche Freiheit des Glaubens.[81] Aber wenn ich von meinen persönlichen Krisenbewältigungsstrategien erzählen möchte, darf ich diesen Anteil nicht aussparen, weil er zu meiner subjektiven Wahrheitsfindung dazugehört. Ja, es ist erhellend, zu verstehen, dass jede Emotion, jede Empfindung, eine echte Entsprechung in unserem Gehirn hat, welches man mittlerweile physiologisch nachweisen kann, aber trotzdem kann die wissenschaftliche Erklärung des »Wie?« keine Antwort ersetzen auf die übergeordnete Frage nach dem »Warum?«. Was geschieht mit unserem Bewusstsein, das gemäß den momentanen naturwissenschaftlichen Erkenntnissen nach dem Tod schlicht gelöscht wird, da unsere Gehirnfunktionen ihren Betrieb einstellen, sobald ihr Stoffwechsel aufhört, alles Denken und Fühlen aber dort verortet ist? Gibt es doch so etwas wie einen göttlichen Odem, der unseren Seelen Unsterblichkeit einhaucht? Brauche ich so eine Vorstellung, um »hier unten« gut weitermachen zu können, und wenn ja, warum? Zumindest konnte ich in meiner Zeit des Zweifelns bestens nachvollziehen, wie sich mein Sohn wahrscheinlich manchmal fühlte; ich glaube, wir waren mit unseren fundamentalen Fragen nach dem Sinn dieses Erdenlebens nicht sehr weit auseinander. Was trägt mich im Innersten, was gibt mir Halt? Wenn es Tage gibt, an denen man morgens nicht weiß, wie man sie überstehen soll? Ich fand es bezeichnend, dass für mich hilfreiche, durchaus naturwissenschaftliche Beiträge über ADHS ausgerechnet in einem Buch zusammengefasst sind, das auf den Beiträgen einer Tagung der evangelischen Akademie Bad Boll fußt. Es trägt den Titel: »Doch unzerstörbar ist mein Wesen – Diagnose AD(H)S – Schicksal oder Chance?«[82] Ohne den Grundgedanken an einen höheren Beistand, nennen wir ihn Gott, wäre ich wahrscheinlich vollends zusammengebrochen. Und selbst wenn sich herausstellen sollte, dass ich einem Selbstbetrug aufgesessen bin, dass entweder der gute Sigmund Freud (Gott ist die Sehnsucht des Kind-Ichs nach einem allmächtigen schützenden Über-Vater, somit nichts als ein Vater-Ersatz) oder der alte Karl Marx (Religion ist Opium des Volkes) recht hatten mit ihrer Religionskritik, so hat der Glaube mir geholfen, zu (über)leben, allein durch die tröstende Vorstellung. Ist das nicht für sich gesehen schon eine Legitimation? Den Gedanken wieder zulassen: Es gäbe sie doch, die guten Mächte. Sind es am Ende nur Selbst-Affirmationen unter einem anderen Decknamen, so erfüllen sie doch ihren Zweck. Dann bin ich im Freud'schen Sinne eben ein Kind, okay. Aber wenigstens ein Kind Gottes. Mein kluger pragmatischer Mann, Naturwissenschaftler von Kopf bis Fuß und ein wichtiges Korrektiv, wenn ich mich mal wieder geistig versteige, stellte die berechtigte Frage: »Was würde es denn konkret ändern in deinem Leben, wenn du wüsstest, dass Gott existiert?« Für mich: alles. Es würde alles ändern, die gesamte Sicht auf die mir gestellten Aufgaben. In dem wunderschön gestalteten hellen Achtsamkeitsraum in der Kurklinik war kreisförmig als goldene Inschrift im weißen Boden eingelassen: »Ich hebe meine Augen auf zu den Bergen. Woher kommt mir Hilfe? Meine Hilfe kommt vom Herrn, der Himmel und Erde gemacht hat.«[83] Was ich so gern glauben möchte … Noch etwas: Marx hatte sowieso nicht recht, als Droge empfinde ich die Religion überhaupt nicht, fühle mich ziemlich klar bei Sinnen. Berechtigte Zweifel aus Mangel an Beweisen bleiben bestehen. Wenn schon ein Sinnbild bemühen, dann ist sie für mich eher eine Gehhilfe, ohne die ich nicht durchs Leben laufen kann. Die entbindet mich trotzdem nicht von der Verantwortung, herrschende Zustände verändern zu wollen, wenn sie ungerecht sind. Ein Daseins-Zweck war für mich klar: Immer würde ich für meine Kinder funktionieren, solange sie mich brauchen. Das ist mein stärkster Antrieb, der niemals zur Disposition steht.

Posthum bin ich meinen Eltern sehr dankbar, dass ich an eine christliche Erziehung andocken konnte. Die ergreifendsten Momente in meinem Leben waren, neben den Geburten der Kinder und dem Überlebenskampf meines Mannes auf der Intensivstation, die

Ohne den Grundgedanken an einen höheren Beistand, nennen wir ihn Gott, wäre ich wahrscheinlich vollends zusammengebrochen.

Begleitungen meiner beiden Eltern am Sterbebett zusammen mit meinen Schwestern. Mein Vater starb im Krankenhaus, meine Mutter zu Hause, beide durften wir bis zum letzten Atemzug begleiten. Wir waren zutiefst beindruckt, mit welch stiller Würde sie sehr friedlich in ihren Tod hineingingen. Beide waren tiefgläubige Christen. Ob ihnen ihre Gewissheit auf ein Hinübergleiten in eine andere immaterielle Daseinsform, die Hoffnung auf ein Weiterleben ihrer Seele, geholfen hat? Ich glaube schon. Die Auseinandersetzung mit Nihilismus (Gott ist tot), Atheismus (es gab nie einen), dem radikalen Konstruktivismus (jeder baut sich seinen eigenen) hat mir in der tiefen Krise bei dere Sinnsuche nicht wirklich weitergeholfen. Die Beschäftigung mit den diversen »-ismen« und der Hermeneutik ihrer erkenntnistheoretischen Schriften habe ich jetzt mal bis auf weiteres vertagt. Die Stunde der Wahrheit kommt sowieso ganz zum Schluss, wenn wir niemandem mehr davon erzählen können. Eine gewisse Neugier, wie es sein wird, bleibt. Ob noch etwas »danach« kommt?

In meiner Situation ergaben sich aus der Kombination »Lebenskrise plus Glaubensthema« sogar gänzlich absurde Fragen: Was hat ADHS mit der katholischen Kirche zu tun? Wiederum eine ganze Menge, weil ich kurz vor unserer vulnerablen Phase »meine« Kirche aus Protest verlassen und in meiner Naivität kolossal unterschätzt hatte, was passieren würde, wenn ich den »Verein« wechsle. Der simple Satz »der Glaube ist doch nicht an die Institution gebunden« hat sich als Trugschluss erwiesen, weil die Halt gebenden Strukturen futsch waren. Die trockenen evangelischen Traditionen waren mir gänzlich unvertraut, ich kannte die Lieder nicht und vermisste allein schon das Geklingel der Ministranten und den Geruch von Weihrauch ganz schrecklich. Abgesehen von der absolut ernüchternden Einsicht, dass der systematische Missbrauch wohl nicht an den Zölibat gekoppelt war und dass diese folgenschwere menschenverachtende Form von Machtmissbrauch auch in »meiner« neuen Konfession ähnlich stattgefunden hatte. Ich fremdelte, blieb aber dran.

Im Matthäusevangelium des Neuen Testaments heißt es sinngemäß, dass der Glaube Berge versetzen kann. Das war der eigentliche Kraftakt: Der Versuch, den Glauben an die Fähigkeiten, vor allem die Selbstheilungskräfte meines Sohnes, aufrechtzuerhalten während der langen Krankheitsphase, hat mich meine ganze Energie gekostet. Sich in Disziplin zu üben, die Katastrophe nicht zu imaginieren beziehungsweise die sich aufdrängenden Bilder zu übermalen mit anderen positiven Szenarien, das war ein täglicher Kampf. Vor allem in den USA als ein sehr gläubiges Land gibt es immer wieder Studien, aus denen anscheinend hervorgeht, dass Patienten, für deren Genesung von anderen Menschen gebetet wurde, schneller gesund geworden sind, selbst dann, wenn sie gar nichts von den Fürbitten aus der Ferne wussten. Und ebenso gibt es daran die berechtigte Kritik, dass wir Menschen keine Phänomene wissenschaftlich untersuchen können, die sich den uns zur Verfügung stehenden überprüfbaren Kriterien entziehen. Weil es sich dabei eben um Glauben statt um Wissen handelt. Ich oute mich hier als heillos unkritisch gegenüber diesem spirituellen Ritual. Natürlich habe ich für meinen Sohn gebetet, und wie! Oft saß ich in einer Kirche, egal wo, habe eine Kerze angezündet, mich in eine Bank gesetzt und für einen guten Verlauf gebetet. Was ich mit Sicherheit *weiß*: Mir ging es jedes Mal danach ein bisschen besser. Und das ist ja auch schon mal was. Gerne halte ich es mit dem Zitat, das wahlweise Hippokrates, Paracelsus oder Hahnemann, dem Begründer der Homöopathie, zugeschrieben wird »Wer heilt, hat recht« – etwas platt ausgedrückt. Die körperlichen Reaktionen: augenblicklich verlangsamte sich mein Herzschlag, die Atmung vertiefte sich, einige Verspannungen lösten sich und ich wurde insgesamt ruhiger. Meine Hirnströme synchronisierten sich zu gleichmäßigeren Alpha-Wellen, sicher hätte man das im EEG sehen können. Nicht anders als bei einer Achtsamkeitsübung oder im Yoga. Ich darf mir selbst gute Nahrung zuführen, ganz metabolisch, physisch, aber auch seelisch, geistig: Mit was füttere ich mich? So muss sich wohl jede Mutter auf ihre eigene Suche nach ihren persönlichen Kraftressourcen begeben. Aber ich bin überzeugt, dass sie fündig werden kann.

Was ist die Bilanz dieser intensiven Zeit?

Es geht uns gut. Berührend, wie der junge Erwachsene in Konflikten zum Anwalt wird für seinen viel jüngeren Bruder, weil nur er ihn *wirklich* versteht: »Mama, ein ADHS-ler braucht immer sofort einen Ausweg, aber die Alternative musst *du* ihm bieten, das schafft er nicht von allein.« Das Verhältnis zum Ältesten ist das von zwei Erwachsenen auf Augenhöhe geworden. Jeder sorgt für sich. Auch wenn einige konfliktträchtige Charakteristika als wesentliche Kernpunkte eines ADHS-typischen Verhaltens wahrscheinlich immer bestehen bleiben, wir nehmen sie mit Humor. Der Zug mit der gebuchten Supersparpreis-Zugbindung wird aus unerfindlichen

Gründen verpasst, das selbst gewählte *screentime limit* dezent deaktiviert, obwohl der Schreibtisch nach der Verschnaufpause längst schon wieder ruft, und immer wieder werden auch andere Strukturen elegant umgangen, die man sich eben noch mühsam selbst auferlegt hatte. Es ist ein bisschen wie mit den Neujahrsvorsätzen, im Laufe des Jahres verschwinden sie im nebulösen Nichts. Die ADHS geht aber nicht weg. Vor allem tickt die innere Uhr dauerhaft anders als bei »Neuro-Normalos«. Obwohl sie schon so viel an sich gearbeitet und erreicht haben, verschwindet auch bei den jungen Erwachsenen der blinde Fleck im Zeitmanagement, die typische *time blindness,* nicht. Damit verbunden ist die berüchtigte Prokrastination in den im Studium unverzichtbaren Lernphasen ein lähmender Begleiter. Sie wird zum schlafraubenden Quälgeist, den wir alle in kleinerem Format kennen, weil es schlicht menschlich ist, unliebsame Tätigkeiten vor sich herzuschieben. So oft ich es versucht habe mit dem Sich-hinein-Versetzen in das Zeitempfinden von »jetzt« und »nicht-jetzt«: Ich krieg's nicht hin, meine innere Sekretärin im Kopf, die die ganze Zeit den aktuellen Stundenplan parat hält und Änderungen fleißig eintippt, zum Schweigen zu bringen. Zu gerne wüsste ich, wie es sich wirklich anfühlt, dieses andere Jetztzeit-Gefühl, immer »nur« im Präsens unterwegs zu sein. Eigentlich eine starke Qualität, das vollkommene Sein in der Gegenwart, die leider nur in unserer durchgetakteten Welt zum Manko geworden ist. So schrammen Studierende mit ADHS auch mal sehr knapp an der Deadline vorbei, da braucht es dauerhaftes Coaching und gutes Futter fürs Selbstwertgefühl, um sich nicht immer wieder als defizitär zu erleben.

Sie wandeln anders durch Zeit und Raum, auch das örtliche Orientierungsvermögen ist anders gepolt. Die mobilen digitalen Endgeräte tun ein Übriges, den inneren Kompass der Himmelsrichtungen überflüssig zu machen, *use it or lose it,* gilt leider auch hier. Überhaupt das olle Handy, es ist und bleibt auch unter den betroffenen Erwachsenen der größte Verführer zur Zerstreuung, der listigste Zeiträuber schlechthin, gegen den Momos graue Herren eine nette Truppe waren. Verlust an Lebenszeit durch endlose Daddelei, das möchte doch niemand auf seinem Grabstein stehen haben, oder? *Driven to distraction,* der Originaltitel eines bereits 1994 erschienen Buches [84], besser kann man es nicht ausdrücken. »Zwanghaft zerstreut«, so der deutsche Titel, trifft es leider überhaupt nicht, deutet er doch wieder in eine falsche Richtung und erzeugt bei Nicht-Insidern höchstens kopfschüttelndes Unverständnis. Ein Zwang sei nämlich etwas, das man loswerden kann, eine erworbene Pathologie, so impliziert der unglücklich gewählte Begriff einmal mehr denselben alten Mist: »Sie könnten, wenn sie nur wollten, sie sind henalt nicht fleißig genug und arbeiten nicht effektiv an sich selbst.«

Aber mal ehrlich, ein paar versäumte Termine sind *peanuts* im Vergleich zu den durchgemachten albtraumhaften Komorbiditäten wie Selbstverletzungen, dissoziativen Zuständen, psychogenen Krampfanfällen. Damit kann man leben.

Einen Satz können wir getrost für immer aus unserem Repertoire streichen, seitdem die geniale neuronale Plastizität unseres Nussschaleninhaltes bekannt ist: »Was Hänschen nicht lernt, lernt Hans nimmer mehr.« Nichts ist so falsch wie dieses altertümliche Sprichwort. Das enorme Entwicklungspotenzial, die Fähigkeit, Kompensationen zu entwickeln, um Defizite ausgleichen zu können, ist das wunderbarste *tool,* das wir alle in der Hand bzw. im Kopf haben. Das äußerst ökonomische Prinzip unseres Körpers lässt sich auf alle Zelltypen übertragen, warum sollte unser Metabolismus Energie bereitstellen für etwas, das nicht benutzt wird? Für Menschen mit ADHS gilt: Exekutive Funktionen verbessern sie, indem sie exekutive Funktionen üben. Den Anfang zu finden ist schwierig, den selbstständigen Einstieg in eine Hausarbeit? *Just do it*! Wieder und wieder. Das ist die einfache Idee von Training, die Devise: Nicht nachlassen! Nicht lockerlassen! Niemals aufgeben! Oder, weil man ja positiv formulierte Botschaften senden soll: Bleib' dran! Stück für Stück. Geh' kleine Schritte. Du machst es gut.

Geh kleine Schritte. Du machst es gut.

Es gibt den Begriff des Posttraumatischen Wachstums: die Entfaltung aus der Misere heraus, schönstes Ergebnis aus einer schwierigen Zeit. Dies galt sowohl für den Sohn, der gestärkt aus seiner juvenilen Krise hervorging und ein junger Mann mit allen Möglichkeiten geworden ist. Als auch für mich, die Mutter, die nach diesem emotionalen Schleudergang vielleicht endgültig erwachsen geworden ist mit dem Gefühl: Ich kann zurechtkommen mit (fast) allem, was mir begegnet. Ich habe erfahren: Es gibt Lösungen. Es gibt Hilfe, wenn ich Hilfe will; wenn ich meine Ressourcen kenne, meine Muster auch, die nehme ich am besten mit etwas Selbstironie. Ich werde immer dazu neigen, mich zu überfordern. Das hat was Gutes: Ich krieg' was gebacken. Aber ich krieche dafür manchmal auf dem Zahnfleisch daher. Ich bin ein bisschen eine Dramaqueen, meine Gefühle sind schnell ganz große Oper. Das ist aber okay.

Ich darf sagen, ich habe versucht, immer nah dran an meinem Kind zu bleiben, auch als es wehtat. Mit jeder Faser signalisierte ich meinem Sohn: »Du hast ein gutes Leben verdient, kein kaputtes!« Was für alle jungen Menschen gilt, trifft bei unseren Kindern ganz besonders zu: Ein Kind mit ADHS kann nur dann als Erwachsener sein Leben bestehen, wenn es während seiner Entwicklung von Menschen umgeben ist, die an seine Kompetenzen trotz des Handicaps glauben. Solange, bis sie es selbst tun können. Und trotzdem gibt es dafür niemals eine Garantie, es ist leider keine Gleichung, die automatisch aufgeht. Das ist die große Unbekannte. Weil wir nun mal so ticken: Wenn wir kein Ziel vor uns haben, das unsere Augen zum Glänzen bringt, weil es uns in irgendeiner Weise etwas Attraktiveres verspricht als unsere aktuelle Situation, so unkomfortabel sie auch sein mag, bewegen wir uns nicht. Irgendein Mehrwert muss schon drin sein, befindet unsere innere ökonomisch orientierte Buchhaltung zu Recht. Ist eine Ziellinie rot-weiß markiert, ist das schon mal ein guter Gedanke. Dass der allein nicht reicht, zeigen alle in der Silvesternacht getätigten verpuffenden Vorsätze zuhauf. Es braucht eine Verknüpfung mit einem beflügelnden *Gefühl,* eine Vision dessen, wie gut es uns gehen kann, nein, *wird,* wenn wir uns auf den Weg machen. ADHS-Menschen sind extrem gut zu motivieren, indem man ihnen hin und wieder ihren selbst gewählten Staffelstab, den sie auf ihrer Etappe hochhalten, neu entzündet.

Man soll ja immer mit Musik aufhören. Wie sang Beth Ditto von Gossip? *»I have faced my fears … Now, I can move in the right direction … I'm doing fine.«*

KAPITEL 12: ZUKUNFT

Sei ganz ruhig
Das Leben besteht nicht aus Sensationen,
es läuft nicht davon,
es bietet keine verpassten Gelegenheiten,
es wird nicht einmal weniger mit den Jahren.
Dreh dich nur beiläufig um:
Es wird mehr
ANGELA KRAUSS

Was trägt und wie geht's weiter?

Was hält uns in einer tragfähigen Beziehung zu unserem erwachsen werdenden oder erwachsenen ADHS-Kind, das uns so oft vor große Herausforderungen gestellt hat? Nach Phasen, in denen es uns – meine größte Angst – in einen Abgrund zu entgleiten drohte? Außer der Notwendigkeit, sich als Eltern und als Kind unabhängig voneinander professionelle Hilfe zu holen, natürlich. Ich kann das naturgemäß nur für uns beantworten. Schonungslose Ehrlichkeit, sowohl in der Selbst-Reflexion als auch miteinander, hat uns geholfen, uns immer wieder anzunähern, mit einer wertschätzenden Kommunikation auf Augenhöhe, ohne Belehrungen meinerseits – die schwerste Lektion. Das Kontaktangebot, die Beziehung aufrechtzuerhalten, komme, was wolle. Verlässlichkeit einzufordern, gleichzeitig Freiräume zu lassen. Sich zu entschuldigen und sich zu verzeihen, sich immer wieder neu zu »tunen« auf eine gemeinsame Wellenlänge in offenen Gesprächen. Zeit zu investieren, in *walk and talk*, in ein sich zufällig ergebendes Gespräch.

Meine innere Haltung hat sich durchaus gewandelt, ich löse nicht mehr die Probleme für das große Kind, ich nehme ihm nicht die Verantwortung für sein Leben ab, die bekam es ja feierlich in seine eigenen Hände gelegt, aber ich bleibe an seiner Seite, *no matter what…* Das ist ein großer Unterschied zu früher, als ich es ihm am liebsten leicht machen wollte. Außerdem versuche ich, trotzdem bei mir zu bleiben und auf mich zu achten. So bin ich hoffentlich auch, als positiver *side effect,* ein besseres Vorbild in Sachen gütiger Selbstfürsorge geworden, wie man sich trotz und mit einem emotionalen Strickmuster von hoher »Empfindlichkeit« schützen kann, wenn's mal rauer zugeht im Leben. Ich wandle, noch nicht schwindelfrei, auf dem schmalen Grat zwischen Unterstützung und Selbstschutz, Stolpersteine und Rückschritte inklusive.

Noch wissen die Neurowissenschaften nicht, wie und wann sich in einem Gehirn die prädisponierenden Faktoren generieren, die später einen ADHS-Phänotyp zur Ausprägung bringen. Es sind diverse Möglichkeiten, die wechselwirksam miteinander verwoben sind: interne epi-/genetische Determinanten, vorgeburtliche Erfahrungen der Mutter (und des Vaters) und sogar ihrer Ahnen über »transgenerationelle Transfers«, dazu externe Einflüsse der Geburt und der Zeit danach. Wir beschreiben ein Phänomen, dessen Pudels Kern wir nicht kennen. Umso absurder ist angesichts dieser Komplexität das beschränkte Klischee der unfähigen Eltern. Wir Eltern machen alle Fehler, aus Unkenntnis, aus Überforderung, aus Betriebsblindheit aufgrund mangelnder emotionaler Distanz. Deshalb darf ich heute schlicht sagen: Ich habe es so gut gemacht, wie ich konnte. Meine Söhne sind nicht so, wie sie sind, aufgrund (m)einer verfehlten Erziehung. Damit möchte ich uns alle entlasten. Ich habe mein Bestes gegeben und tue es noch. Dabei mache ich gewiss Fehler, weil ich ein Mensch bin. Ja mei, anders geht's eben im Leben nicht. Sich Verzeihen zu lernen, ist ein großer Trost.

Berührt nicht die Frage nach dem komplexen Wesenskern unserer Kinder immer auch eine metaphysische Ebene, ganz besonders, wenn man an der zugegebenermaßen naiven Vorstellung festhalten möchte, dass nicht *allein* unser Gehirn die Seele macht? Man kann sich nur staunend verneigen vor dem ungeheuer komplizierten Nervengeflecht unseres Gehirns und mit gebührendem Respekt versuchen, den fortschreitenden Einblicken der Neurobiologie in diese Komplexität auf einem für ambitionierte Laien verstehbaren Niveau zu folgen. Der Vorteil des Laiendaseins ist, ich darf mir ohne negative Konsequenz selbst eine krude Gedanken-Mélange mischen: Ich glaube wohl, dass unsere Kinder schon mit ihrem eigenen Wesen auf diese Welt kommen, sie kommen zu uns als winzige Fremdlinge, die so viel mehr sind als eine neu gemixte Reproduktion unseres elterlichen Genoms. Sie schauen uns aus ihren tiefblauen Neugeborenen-Augen mit prüfendem Blick an und fragen uns stumm: »Meinst du es auch gut mit mir? Ich bin dir anvertraut, vollkommen.« Wir geben ihnen unser innigstes Fürsorge-Versprechen, noch nicht ahnend, wie sehr uns das an unsere eigenen Grenzen führen kann. Vielleicht ist es das, was Friedrich Hebbel Mitte des 19. Jahrhunderts so ausdrückte: »Kinder sind Rätsel von Gott und schwerer als alle zu lösen. Aber der Liebe gelingt's, wenn sie sich selber bezwingt.«

Was soll das bedeuten, eine Liebe, die sich selber »bezwingt«? Über dem darin enthaltenen Widerspruch habe ich viel gebrütet. Das Wesen unserer elterlichen Liebe ist das Hegen und Behüten, mit dem Risiko, das Kind so sehr zu beschützen, dass es klein bleibt. Das Bezwingen dieses Impulses bedeutet, sie ziehen zu lassen, sie mit Flügeln in die Freiheit zu entlassen. Bei unseren ADHS-Kindern, die mehrfach gestrauchelt und gescheitert sind, ist es unendlich schwer, darauf zu vertrauen, dass auch ihnen das Fliegen gelingen wird. Auch müssen wir diese Art von Liebe besonders beim ersten Kind erst mal üben, da sie einen völlig anderen Verlauf nimmt als unsere Paar-Beziehung. In der Partnerschaft oszillieren wir zwischen Nähe und Distanz, immer austarierend, wie viel Nähe nötig ist, um uns die Sicherheit der Bindung zu vermitteln, und wie viel Abstand, um uns nicht zu behindern im Gewähren gegenseitiger Freiräume. Es wäre absurd, uns in aller Liebe schon mal auf die zukünftige Trennung vorzubereiten, genau das müssen wir aber, wenn unsere Kinder größer werden. Obwohl sie wiederum auf immer unsere Kinder bleiben, auch wenn sie längst nicht mehr Kind sind.

Zu guter Letzt endlich »Budder bei die Fische«: Ist das nicht völlig paradox, ein weiteres Buch zu schreiben über ADHS, wo doch gerade die Lektüre solcher Bücher mich selbst oft unsicher, ängstlich, voller Zukunftssorgen zurückgelassen hat? Ratlos nach zu viel Ratgeber-Lektüre. Je mehr ich die Ratschläge von Experten las, dass ich als Mutter meine Intuition sprechen lassen solle und eigentlich ich, nur ich, die wahre Expertin für mein Kind sei, desto weniger Expertise traute ich mir zu. Zu düster die Prognosen, zu niederdrückend die Daten, was rein statistisch mit einem ADHS-Kind auf mich zukommen wird, mit zweien also hoch zwei.

Darf ich das überhaupt? Ist es nicht anmaßend, nun womöglich dasselbe zu tun, was ich anprangere: zu meinen, die Probleme anderer zu (er-)kennen und dafür eine Lösung zu wissen? Wenn ich mir aber doch die Erlaubnis gebe, den Erfahrungsbericht unserer Familie mit anderen (Betroffenen) zu teilen, warum eigentlich? Wo ich doch keine »Expertin« sein will, die anderen sagt, wie's geht? Ich habe extreme Polaritäten erlebt, unglaubliche Erschöpfung und Verzweiflung, aber auch die Kraft der positiven Zuversicht erfahren, die aus dem Vertrauen in die Entwicklungskräfte des Kindes erwächst. Dieses Vertrauen bei anderen zu nähren ist mir ein Anliegen. Sowie alle »Familien mit ADHS« zu würdigen, denn sie beschreiten einen erschwerten Weg. Gewiss waren sie immer da, aber ich konnte die Quellen meiner Kraft in den Phasen großer Erschöpfung, in denen ich sie am dringendsten gebraucht hätte, am wenigsten anzapfen. Blöde Kombination. Gut, dass mich Profis umgaben, die mich an die Erschließung dieser Quellen heranführten. Die Gewissheit, dass es immer Hilfe gibt, würde ich gerne teilen und anderen, die erst am Anfang des Weges mit einer ADHS-Diagnose stehen, Mut machen. Jede Krise hat ein Ende. Nicht aber Entwicklung.

Jede Krise hat ein Ende. Nicht aber Entwicklung.

So entstand also die Idee, für andere betroffene Familien Informationen zu bündeln, damit ihnen manch leidvolle Erfahrung erspart bleibt, man muss ja nicht jeden Mist selbst erleben. Damit für sie der Zugang zu Hilfen leichter wird, die zu suchen Zeit und Mühe kostet. Was tut gut, was kann weg? Wir haben in unserem Land wertvolle Anlaufstellen und Hilfsangebote, aber sie sind nicht oder zu wenig unter einem Dach vereint. Ein wahrlich ungelöstes Problem: Wohin können sich Familien in strukturschwächeren Gegenden wenden, wenn Eltern ewige Anfahrtswege auf sich nehmen müssen?

Ehrlich gesagt, auch wenn es sehr nach »Frau Oberlehrerin klärt auf« klingen mag, wuchs parallel auch das Bedürfnis, »Nicht-Betroffenen« ein paar Geschichten aus unserem Leben zu erzählen. Damit manche Kommentare vielleicht in Zukunft nicht mehr geäußert werden müssen.

Last, but not least: Auch wenn wir ADHS-Familien viele Situationen auf die Spitze getrieben erleben, denke ich, dass die meisten »unserer« Themen alle Eltern umtreiben: Medienkonsum, Drogenpolitik, Überforderung durch Multi-Tasking, Wut, dass in unserem Land die kommende Generation so wenig im Fokus steht, nicht nur, was finanzielle Ausstattung, sondern was grundlegende Bedürfnisse und hoffnungsfrohe Zukunftsaussichten angeht. Manchmal empfinde ich Deutschland kollektiv als geradezu feindselig Kindern, nicht nur unseren extravaganten, gegenüber. Es herrscht Mangel in unserem reichen Land, nicht nur an Fördermitteln, sondern an freundlicher Zugewandtheit. Nicht allein der besseren Pizza wegen machen wir am allerliebsten Urlaub im heiteren Italien. Die Welle von Herzlichkeit, mit der unsere Bambini dort jedes Mal aufs Neue begrüßt werden, ist ein wunderbar wärmendes Gefühlsbad.

Herzerwärmend ist es überdies, die Stärken der tapferen kleinen ADHS-Persönchen in den Blick zu nehmen: ihre endlose hüpfende Energie, ihr komisches Talent, ihren verschmitzten Charme, ihre Angstfreiheit, ihre vielfältigen Begabungen, die leider zu oft unter frühem Schulfrust verkümmern, da dort andere Fertigkeiten abgefragt werden. Umso schockierender ist es, sich mal mit den nackten Zahlen zu befassen, die hauen demgegenüber so richtig rein. Ich war tief bestürzt über einen sehr ernüchternden Parameter, der Korrelation zwischen einer ADHS-Diagnose und einer verringerten Lebenserwartung: »Patienten, die mit ADHS aufwachsen, sind im Vergleich zu Gleichaltrigen fast doppelt so häufig gefährdet, in ihrer Kindheit bei Unfällen und mehr als viermal so häufig gefährdet im mittleren Lebensalter aufgrund von Unfällen, Missgeschicken und sogar Selbstmord zu sterben.«[85] Wie einer der führenden Pioniere der ADHS-Forschung in den USA, Russell Barkley, zusammenfassend formuliert hat, verkürzt eine unbehandelte ADHS die Lebenserwartung durchschnittlich um 9 bis 13 Jahre, bei einem Drittel der Betroffenen sogar um bis zu 20 Jahre.

Ohne passgenaue Therapie werden unsere ADHS-Kinder wahrscheinlich deutlich früher sterben als ihre Klassenkameraden, mit denen sie gerade aufwachsen. Das *muss* sich ändern!

Durch die nicht selbst »verschuldete« funktionelle Steuerungsproblematik ihrer Selbstregulation, die wir nie mehr gleichsetzen dürfen mit mangelnder Selbstdisziplin, entwickeln sie als Erwachsene häufiger eine Adipositas oder Essstörungen wie Bulimie oder Magersucht, neigen zu ungesunder Ernährung, Bewegungs- und Schlafmangel, Nikotinsucht, Alkoholabhängigkeit sowie zur Selbstmedikation, auch mit illegalen Drogen: immer verbunden mit dem typischen *craving*. Diesem Suchtdruck liegt ein Verlangen zugrunde nach … ja, nach was denn? Danach, endlich mal Ruhe im Kopf zu haben. Ein bisschen Frieden, wie im ESC-Siegersong von 1982. Da soll noch mal jemand sagen, ADHS sei keine ernst zu nehmende lebensbestimmende Beeinträchtigung. Und doch gut behandelbar.[86] Nicht nur durch die Medikation, sondern auch mit einem durch die Therapie veränderten (Selbst)Bewusstsein, erlernten Lösungsstrategien, gesunden Kompensationen wie Sport und dank der genialen Neuroplastizität des Gehirns. Also durch harte Arbeit an sich selbst, so klingt es, ist alles möglich. Ist es jedoch nur die Aufgabe der Betroffenen allein, sich auf ihren mühevollen Weg der Selbsterkenntnis zu machen, nach dem Motto »jeder ist seines Glückes Schmied«? und der ganze große Rest bleibt, wie er ist? Das kann ja wohl nicht wahr sein. Wir, die gesamte Gesellschaft, stehen vor einer mindestens ebenso großen Entwicklungsaufgabe wie jeder einzelne kleine Mensch, denn der Löwenanteil der Probleme entsteht erst durch das zerstörende Gefühl des Nicht-Genügens. Ich hab 'nen Dachschaden, so denken viele ADHS-Kinder über sich selbst. Mein beschissenes Gehirn.

Forderungen an unsere Gesellschaft: Was muss sich, was müssen *wir* tun?

Mit der Gesellschaft zu leben – welche Qual!
Aber außerhalb der Gesellschaft zu leben – welche Katastrophe!
OSCAR WILDE

So, aber wo und wie fangen wir denn nun an, für unsere Kinder eine lebenswertere Zukunft zu gestalten? Ach, zwischendurch wird man ja wohl mal richtig träumen dürfen, ruhig auch ganz verrücktes Zeug. Was man sich von einer Wunderfee wünschen würde für die Zukunftsaussichten unserer Kinder, zum Beispiel.

Ich würde mir zuallererst ein faires, die Stärken förderndes Bildungssystem wünschen. Eine andere Art von Schule für unsere ADHS-Kinder und das Großartige daran wäre: Alle anderen würden auch davon profitieren! In einem Schulsystem, das von Anfang an auf individuelle Förderung der Begabungen setzt, würde ein defizitäres Selbstkonzept gar nicht erst in dem Maße entstehen, wie es sich heute etabliert. Derzeit kitten wir Kinderseelen mit aufwändigem pädagogischem Einsatz und kostenintensiven therapeutischen Maßnahmen, die wir vorher mit Fleiß ramponiert haben. Vorbeugen wäre meine Keynote. Denn wir können nicht ernsthaft nach einer inklusiven pluralistischen Gesellschaft voller Toleranz und Respekt rufen, solange das Nadelöhr Schule, durch das sich alle durchzwängen müssen, das genaue Gegenteil tut: frühes Aussortieren in »die Guten und die Schlechten«. Genau das passiert aber immer noch durch die derzeitige Selektion mittels der Bewertungsraster, die von Anfang an *low and high performer* produzieren. Klar muss es auch schlechte Schüler geben, denn, ups, sonst wären manche Schularten plötzlich überflüssig. Fast schon rührend, mit welcher Panikmache konservative Schulpolitiker in manchen Bundesländern schon allein auf die Modellversuche reagieren, in den Grundschulen ohne »summatives Feedback« (was den Zensuren nach erbrachter Leistung entspricht) auszukommen, stattdessen auf ein kontinuierliches »formatives Feedback« zu setzen, was bedeutet, das Kind erhält immer wieder differenzierte Rückmeldung über seinen aktuellen Lernstand.[87] Prompt kommt der Vorwurf, dieses Vorgehen sei dem subjektiven Ermessen der einzelnen Lehrkraft stärker unterworfen als einer Leistungserfassung nach klaren Noten. Hm, Noten sind also immer objektiv und gerecht? Und natürlich erfolgt sogleich auch reflexartig der Aufschrei, man würde unser kapitalistisches Leistungsprinzip untergraben und Leistungsoptimierung durch (fairen!) Wettbewerb einstellen wollen. Als ob uns ein Abschaffen der Notengebung in unteren Klassen direkt ins sozialistische Plansoll führen würde. Es stimmt zwar, dass Leistungsbemessung immer eine Relation braucht, die Frage ist nur, welche Bezugsnorm angewendet wird: eine individuelle (»vergleiche dich nur mit dir selbst«), eine anforderungsbezogene, die sich an äußeren Kriterien wie der Erfüllung des Lehrplanzieles orientiert, oder eben eine soziale Bezugsnorm, die den Schüler mit den anderen vergleicht. Was soll es aber, außer Frust, Hänschen bringen, zu wissen, dass er schlechter als Paulchen ist? Oder (noch) schlechter als der Durchschnitt? Das soll ihn motivieren, sich mehr anzustrengen? Das Geschrei ist albern; niemand, der sich ernsthaft mit Bildung befasst, wird das Streben nach dem »Wahren, Schönen, Guten« abschaffen wollen, welches unser Motor ist für Forschung in Wissenschaft und Kunst. Was aber treibt uns Menschen zu unserer eigenen Bestleistung an? Was motiviert uns, die tollste Version unserer selbst anzustreben? In den Köpfen vieler Erwachsener, auch mancher Pädagogen alter Schule steckt immer noch ein wahrhaft altertümliches Missverständnis fest: Es gäbe faule Kinder, die man durch schlechte Zensuren aufrütteln könne zu mehr Arbeit. In etwa so: Das Kind kommt nach Hause, schwenkt fröhlich seine Klassenarbeit mit der roten Fünf drauf und sagt unverdrossen: »Cool, Mama, jetzt habe ich endlich verstanden, dass ich nix kapiert hab' und viel schlechter bin als die anderen. Hurra, da muss ich jetzt aber mal Gas geben!« Das funktioniert ja nicht mal als gezielte Provokation bei einem Jugendlichen in der Oberstufe, um ihn aus seiner Komfortzone zwischen Sofa und Gaming-Sessel hinauszubefördern. Bei Jüngeren ist das der absurde Versuch einer Dressur aus dem letzten Jahrtausend und der größte pädagogische Mist aller Zeiten, denn man weiß doch längst, dass wir in einem Klima von Angst und zu viel Druck niemals besser, niemals kreativ sein, niemals brillieren werden. Dahinter steckt der Irrglaube, Kinder seien aus sich selbst heraus nicht motiviert. Falsch! Das Zauberwort: die intrinsische Motivation. Kinder sind absolut leistungsbereit, sehr sogar, auch die gemütlichen, denn sonst hätte keines von ihnen je laufen gelernt. Es ist faszinierend, was wir als kleine Menschen gleich zu Beginn unseres Lebens für Bärenkräfte freisetzen. Sich aufzurichten gegen die Schwerkraft ist nämlich ein motorischer Kraftakt, den unser neuromuskuläres System vollbringen muss, damit wir nicht nur am Boden umherkullern.

Kinder sind aus sich selbst heraus motiviert.

Unser Antrieb dazu ist: Neugier, reiner Forschergeist, wir wollen unsere Um-Welt erkunden, unseren Radius erweitern, hinter den Rand unseres Horizonts blicken. Exakt diese Motivation gilt es zu erhalten; natürlich ist sie unterschiedlich stark ausgeprägt, aber momentan werden die Zögerlichen entmutigt und die Ungestümen allzu früh gebremst. Bitte alle schön gleichzeitig im Gleichschritt. Schlechte Noten sind der Motivationskiller schlechthin, sich anstrengen aus Trotz ist noch das Beste, was rauskommen könnte: »Euch zeig' ich's.« Dazu fällt mir das berühmte Stichwort »Frustrationstoleranz« ein.

Keine Sorge, Disziplin bleibt trotzdem niemandem erspart. Mit Misserfolg klarzukommen, Tief- und Rückschläge aushalten zu müssen, scheint zu unserem menschlichen Lebensweg dazuzugehören, niemand wandert beständig auf der Sonnenseite des Tals, das wissen wir doch alle. Aber die Frage ist, in welcher Stufe unserer Entwicklung der Misserfolg uns trifft. Die allzu frühe Leistungsbemessung zwingt unseren ADHS-Kindern das Erleben von Scheitern in einem Alter auf, in dem sie eine erbrachte Leistung noch nicht von sich als Person abrücken können, egal ob schlecht oder gut. Sie *sind* ihre schlechten Noten, und das ist kein Fundament für eine gesunde Persönlichkeitsentwicklung. Hatten sie dagegen je die Chance, ein stabiles positives Selbstkonzept zu entwickeln, werden sie damit zurechtkommen und im besten Falle daran wachsen, ansonsten können sie daran zerbrechen, mit tragischen Folgen für sich selbst und teuren für die Gesellschaft. Unterm Rad, auch heute noch. Natürlich stimmt die simple Gleichung so nicht: ADHS = schlechter Schüler. Es gibt schließlich auch noch die Kombination mit der Hochbegabung. Und doch kenne ich kein Kind mit ADHS, das nicht Schwierigkeiten in der Schule gehabt hätte oder noch hätte. Wenn nicht mit den zu erbringenden Leistungen, dann womöglich mit dem (Sozial)verhalten, immer aber mit dem Selbstvertrauen.

Aber zurück zum freien Wunsch nach einer neuen Schule: Was wünsche ich mir noch außer einer Eliminierung des frühen Abwertungssystems? Die Verpflichtung zu längerem gemeinsamem Lernen im kleinen Klassenverband statt Selektion nach Klasse vier, den praktischen Bezug zu Natur und Umwelt, die Geschichte unserer Erde und der Menschheit (bei Montessori gibt es die »Kosmische Erziehung«) als Hauptfächer, dazu jeden Tag so »überflüssige Orchideenfächer« wie Sport, Musik, Theater und Kunst, interdisziplinäre Projekte mit Abschlusspräsentationen für ein Publikum, ein hohes Maß an Eigenverantwortung. Es ist eine alte Mär, dass bei ADHS-Kindern ausschließlich nur Frontalunterricht funktioniert. Der Einstieg in die konzentrierte Tätigkeit ist das Problem, Struktur bleibt das Zauberwort. Die Motivation spielt die Hauptrolle, sie brauchen eigene Projekte, bei deren Erarbeitung sie natürlich engmaschig Anleitung erhalten. Ach so, woher käme das Geld für den personellen Aufwand, den man dafür bräuchte? Dafür würde ich einen Teil des Digitalisierungsbudgets in Personalkosten umwidmen. Ich verstehe zwar zähneknirschend, dass Kinder vorbereitet werden müssen für die morgige Welt von KI und *augmented reality,* das passiert aber nicht, indem man jedem von ihnen ein eigenes I-Pad vor die Nase klatscht und ansonsten alles beim Alten lässt.

Wie könnte man sonst noch lernen mit mehr Lust und weniger Frust? War doch klar, dass zum Schluss nochmal Bewegung, das Allheilmittel, ins Spiel beziehungsweise in die Schule kommt. Was spräche gegen den ketzerischen Gedanken, jeden Schultag direkt zu

Beginn mit einer guten halben Stunde kreislauffördernder Bewegung starten zu lassen? Was man allein damit an Aggressionspotenzial abbauen könnte, ist längst bekannt, sogar erprobt, wird aber schlicht nicht umgesetzt. Dabei kann man gar nicht oft genug das schon beinah ausgeleierte Mantra wiederholen, wie viele lernfördernde Effekte durch Bewegung nachgewiesen sind: Die Beschleunigung der Herzfrequenz pusht die Wachheit, die muskuläre Stimulation verbessert das eigene Körperempfinden, die Haltung und die Stimmung sowieso. Mit dem Anstieg der Pulsfrequenz wird nebst den anderen positiven Effekten auch ein Wachstumsfaktor für Neuronen namens BDNF freigesetzt, sowie die bereits altbekannten neurohumeralen Wohltäter für die Aufmerksamkeit, Dopamin und Noradrenalin. Dieses neuerdings gehypte Protein, *brain derived neurotrophic factor*, hat den guten Ruf, wachstumsfördernd für Neuronen zu sein, die logische und organisatorische Denkprozesse steuern, keine schlechte Sache, beileibe nicht nur für junge Leute mit ADHS. Wenn die frühe Bewegungseinheit von der 1. Klasse an Normalität wäre, wäre sie auch keinem muffligen Pubertier peinlich, sie gehörte zum Tag wie Frühstück und Zähneputzen, fertig. Die Abnahme motorischer Geschicklichkeit im Kindesalter ist noch und nöcher bekannt, manche Kinder können nicht mal mehr auf einem Bein stehen, geschweige denn hüpfen. Unsere Kinder sind nicht fit für die Zukunft. Warum sollten sie das aber können, zum Bedienen eines Touchscreens reichen doch die Finger? Sind unsere Kinder nicht fit für die Zukunft, wenn die Daumen weiterhin schneller werden im Wischen, was man dann schön ablesen kann an der Vergrößerung auf der entsprechenden Projektionsfläche des motorischen Hirnrindenfeldes, dem sogenannten Homunculus? Die Antwort ist natürlich sonnenklar: Nein, die Kinder sind durch das dauernde Rumhocken überhaupt nicht fit für die Zukunft. Weil wir ein unzertrennliches dynamisches Organsystem sind, gehen körperliches Koordinationsvermögen und geistige Agilität Hand in Hand. Wer immer noch sagt – no sports, ich kann auch während meines Sitzmarathons prima denken –, könnte vielleicht zumindest von diesem Argument überzeugt werden: Bewegungsmangel ist neben Fehlernährung verantwortlich für unsere neue globale Pandemie: Adipositas. Und die verursacht neben hohen Kosten nicht nur krasse orthopädische Probleme, sondern kann unsere Lebenserwartung

Fit für die Zukunft sind unsere Kinder nicht.

verkürzen. Die Korrelation zwischen gesunder Lebensführung und Lebensdauer gilt nicht nur für ADHS-ler.

Von hier aus könnte man in schönster Naivität weiterträumen: Wenn die jungen Menschen mit einer anderen positiven Selbstachtung aus der Schule ins Leben gehen würden, könnten sie auf die allgegenwärtige Abwertung anderer gänzlich verzichten. Der perfide, aber häufige Mechanismus, dass ich andere mobben, lächerlich machen oder sonst wie abqualifizieren muss, um mein eigenes ramponiertes Selbstwertgefühl zu pampern, hätte dann ausgedient. Nur ein einfältiger frommer Wunsch? Vielleicht. Und die Überflieger? Auch den Besten tut es nicht gut, wenn sie nur wegen ihrer Leistung und ihres Erfolges wegen geschätzt werden und nicht wissen, ob ihr Wert noch derselbe ist, wenn sie nicht bestens bewertet werden.

Also weg mit den Noten, ab in den Wald und alles wäre gut? Sicher nicht, aber die große Frage ist, *wann* wir beginnen, Leistung zu bemessen. Es ist die Ironie eines gutmütigen Schicksals, dass es das staatliche Schul- bzw. dessen defizitorientiertes Bewertungssystem war, das unserem großen Sohn fast das Genick gebrochen hätte und dass es Jahre später begnadete Pädagogen innerhalb desselben Systems waren, die entscheidend mitgeholfen haben, ihn wiederaufzurichten. Zu dem *Zeitpunkt,* als er reif genug war, nicht nur treffsicher (geistige) Leistung abzurufen, sondern auch dafür, aufrecht eine Bewertung entgegenzunehmen. Der individuelle Entwicklungsstand ist dabei so sehr entscheidend! Wie lächerlich wenig haben die ersten Noten in der Grundschule über seine eigentlichen Fähigkeiten ausgesagt, aber wie auschlaggebend waren sie für die Zerstörung seines kleinen Selbstwertgefühls.

Das ist schon dramatisch, teilen wir doch unsere Erfahrung in Sachen Schulkummer mit ganz vielen Familien. Allein die Anzahl der Schulabbrecher von jährlich circa 50.000 jungen Menschen sollte zum Nachdenken anregen über eine umwälzende Reformierung unseres aktuellen Bewertungssystems.

Bei dieser Gelegenheit könnten wir auch gleich mal darüber nachdenken, welche Sorte von Kindern wir denn gerne haben wollen. Am liebsten schon die Angepassten, heute *Mainstreamer* genannten, oder? Wie viel an Doppelmoral ist da in unserem Denken: Wir wollen später von ihnen maximale Individualität, aus ihnen sollen mal schillernde Persönlichkeiten mit innovativem Erfindergeist erwachsen, aber als Kinder sollen die alle zum Herzeigen sein, nette, brave Schülerlein. Die ersten Gespräche über frühe Verhaltensauffälligkeiten gingen damals in doppelter Hinsicht schief: »Ihr Kind ist nicht in Ordnung *und* das liegt wohl an Ihnen.« In dieser Vorwurfshaltung lag eine grausame Herablassung, je subtiler, desto schlimmer. Die knallharte Variante davon – »es wäre besser, wenn ihr nicht noch ein Kind bekommt, ihr seid ja mit einem schon überfordert« – konnte ich immerhin mit der Zeit widerlegen, da ich ziemlich gut mit drei Jungs klargekommen bin. Noch vernichtender waren die apokalyptischen Worte einer Physiotherapeutin, bei der unser Großer als Kindergartenkind wegen seiner Entwicklungsverzögerung in Behandlung war: Es würde sich *jetzt, noch vor Schuleintritt,* entscheiden, ob das Kind *verloren sei für immer.* Wie bitte? Wem helfen solche verstiegenen Drohungen weiter? Keine Ahnung. Mich jedenfalls versetzten diese Worte damals in Angst und Schrecken, sonst nichts. Aber was hätte ich denn nun zu jener Zeit gut gebrauchen können? Unterstützung statt Anmaßung, statt eines Urteils hätte ich mich über Angebote gefreut.

Unsere Erziehungsaufgabe wird nicht gerade vereinfacht durch die Erfahrung, dass, salopp gesagt, flächendeckend ein allgemeiner Verlust an simplen Benimmregeln um sich greift und alle unsere Kinder insgesamt ein Training in empathischem Sozialverhalten gut gebrauchen können. Auf den Pausenhöfen geht ein Gespenst in Gestalt einer verrückten Verwechslung einher, die aggressive Rücksichtslosigkeit für ein Synonym für Verhaltensoriginalität hält.

Wer jetzt mäkeln mag, die Wünsche nach freier Entfaltung ohne frühe Bewertung seien doch alberne sozialromantische Seifenblasen, das Leben sei nun mal keine Waldorfschule, etc. pp., der schaue mal über die Landesgrenzen hinaus zu den Ländern Estland, Schweden und Dänemark. Dort lernen alle Kinder gemeinsam in der real existierenden Einheitsschule bis zum Ende der neunten Klasse und auch Noten werden erst später vergeben, immer noch in Verbindung mit einer verbalen Beurteilung. Jedoch gleichzeitig, ein alter Hut, schneiden diese Kinder seit Jahren in der vergleichenden internationalen *Schulleistungsstudie* im Auftrag der OECD, besser bekannt als PISA-Studie, besser ab als die deutschen. Und ja, ich kenne den Einwand, das ist noch längst kein kausaler Beweis und liegt bestimmt noch an vielen anderen Parametern außer an der Abwesenheit von Noten.

Aus der Traum! Solange Mini-Reförmchen in föderalistischem Schneckentempo umgesetzt werden, wird es den großen Wurf nicht geben, das Kind wird dem System angepasst statt umgekehrt, so der alte Vorwurf, der leider nicht gänzlich verkehrt ist. Nicht einmal innerhalb eines jeden Bundeslandes gibt es einen Schulfrieden, der mehrere Legislaturperioden übersteht. Die Schule bleibt der größte Stressfaktor, für die ganze Familie. Sie ist leider die Härteprüfung, an der ADHS-Kinder scheitern können für immer. Also schnell reparieren, was zu reparieren ist, fleißig die kleinen Schritte tun und zumindest mal den Umstand anerkennen, dass ADHS ein hohes Investment an Energie erfordert, um in der Schule zu bestehen. Dieses Problem wird man nicht beheben, indem man die Anforderungen für alle senkt, sondern indem unsere Kinder endlich angemessene Unterstützung erfahren.

Das wäre zuallererst: den Mindestanspruch durchsetzen, für ADHS einen Rechtsanspruch auf Gewährung eines Nachteilsausgleichs in Schule, Ausbildung oder Studium bei ADHS einzuführen, so wie er für LRS, Dyskalkulie & Co seit Jahrzehnten, zumindest auf dem Papier, existiert. Alles daransetzen, die aktuelle therapeutische Versorgungslage zu verbessern, da die postpandemische Quote psychischer Erkrankungen von Jugendlichen sich weiter auf hohem Niveau bewegt, wie das Zentralinstitut für die kassenärztliche Versorgung vermeldet. Zynisch betrachtet: inklusive wirtschaftlicher Folgekosten in Milliardenhöhe durch spätere mögliche Arbeitsunfähigkeit. Ach, einfach zu dumm, dass sich rechtzeitige Behandlung eben erst viel später auszahlt.

Ein Einwurf zum Begriff Neurodiversität

Wie geht der Anstieg seelischer Störungen zusammen mit der neu propagierten neuronalen Vielfalt?

Der inzwischen leider schon arg strapazierte Begriff »divers« tobt durchs Land, hier in der Variante neuro-divers. Erhofft oder gefürchtet, dieses arme verbrauchte Wörtchen kann gar nichts für seinen ominösen Beigeschmack, bedeutet es doch einfach nur »vielfältig« oder »verschieden«. Aber bereits seine alleinige Erwähnung stößt schon auf mentalen Widerstand bei etlichen Menschen, weil es in der Genderdebatte aus der populistischen Ecke geschickt instrumentalisiert wurde, zum Schüren von Ängsten vor der Aufweichung jedweder gesellschaftlichen Norm. Solange ein Teil der Bevölkerung ADHS als Zeichen psychischer Schwäche begreift, über die man am besten nicht öffentlich spricht, ist die Diversitätsdebatte reichlich verfrüht. Wäre es nicht absurd, ADHS als Diagnose abschaffen zu wollen, bevor sie überhaupt bei der Mehrheit der Menschen als eine solche angekommen ist? Momentan ist es immer noch – je nach Umfeld – ein Wagnis, sich zu outen mit dem Satz: »Ich habe ADHS.« Gerade unter Jugendlichen ist eine Art *strike back* spürbar, in Form großer Abwehr gegenüber Andersartigkeit jeder Couleur, ab der Mittelstufe wird der Ton immer derber, der immense Uniformitätsdruck ist gnadenlos. Da kann das moderne Versprechen von Pluralität, das Recht auf Individualität noch so groß sein; das *social media*-Diktat ist erbarmungslos und fordert in der Realität unter Jugendlichen maximale Anpassung in Optik und Gesinnung. Wer nicht ins Schema passt, droht gemobbt zu werden. Zumindest in dieser Altersgruppe ist es also sehr uncool, eigenartig zu sein, erhöhte Sensibilität gilt weiterhin als Schwäche, besonders unter Jungs, Machismo *is back again*.

Der Begriff »Neuro-Diversität« ist ein Neologismus immerhin schon aus den Neunzigern, geprägt von der australischen Soziologin Judy Singer, als kritischer Gegenentwurf zur gängigen These, neurologische Abweichungen seien primär pathologisch in Abgrenzung zu einer neurotypischen Normalität. Laut Singer ist mit dem Begriff »ein Konzept, in dem neurobiologische Unterschiede als eine menschliche Disposition unter anderen angesehen und respektiert werden« gemeint. »Zum Konzept der Neurodiversität werden unter anderem Autismus, Aufmerksamkeitsdefizit-/Hyperaktivitätsstörung (ADHS) … und Hochbegabung gezählt. Diese gelten in der Neurodiversitätsbewegung als natürliche Formen der menschlichen Diversität, die derselben gesellschaftlichen Dynamik unterliegen wie andere Formen der Diversität.«[88]

Allerdings dürfen wir bei allen Forderungen nach größerer Toleranz einen gewissen Konflikt nicht vergessen: Wollen wir eine absolute Akzeptanz von Diversität als das »neue Normal«, woher nehmen wir dann (noch) die Legitimation für das Postulat nach besserer Versorgung der »Patienten«, wenn sie keine mehr sind? Jede Person soll, ja, muss natürlich weiterhin notwendige Therapien bekommen können! Wir wollen die Versorgung doch erst verbessern, gerade im Erwachsenenbereich, nicht wahr?

Schön und gut, dass sich ein neues Selbstverständnis auch in der Sprache ausdrücken möchte, aber wir dürften ergo nicht einfach nur das Label ändern. Mal abgesehen davon, dass das Attribut neurodivers für viele zu sehr nach urbaner Hipster-Community klingt, würde eine glaubwürdige Umsetzung dieses Konzeptes eine Flut an Konsequenzen mit sich bringen, deren Dimension die begriffliche Veränderung haushoch übersteigen würde. Außer einer – wünschenswerten – Überwindung der Barrieren von Borniertheit in den Köpfen würde eine Umsetzung der neuen Lesart eine wahre Revolution im Gesundheitswesen anzetteln. Das Resultat wäre erst ein Tohuwabohu, dann ein Totalumbau in unserem deutschen Gesundheitssystem, eine Herkulesaufgabe, da etliche der bisherigen psychischen Diagnosen in ihrer jetzigen Definition obsolet werden würden.

Unser historisches sozialstaatliches Krankenversicherungssystem, das auf Bismarck (1883) zurückgeht, funktioniert über das medizinische Modell von »Behinderung« oder »Krankheit«. Erst durch eine Diagnose, die ein Defizit oder eine Dysfunktion dokumentiert, besteht ein Anrecht auf Behandlung, die Störung, somatisch und/oder psychisch, sichert den Zugang zu Versorgung. Eine Auflösung des Krankheitsbegriffes würde nicht nur ein Umdenken erfordern, sondern auch eine Totalumstrukturierung in der Finanzierung staatlicher Hilfen. Nach welchen Kriterien würde dann Unterstützung gewährt? Wer würde das angehen wollen in der gegenwärtigen Großwetterlage, wer sollte ausgerechnet jetzt mit unserer weltberühmten German Angst vor Veränderung diesen massiven Umsturz wagen? Der scheint mir noch viel utopischer als der Wunsch nach einer anderen Schule. Um nicht einem lähmenden Fatalismus anheimzufallen, sind pragmatische Lösungen gefragt.

Ansätze dazu gibt es in der neusten Ausgabe des Klassifizierungssystems auch für psychische Erkrankungen, der ICD-11 (*international classification of diseases*), nach dem nun beispielsweise Persönlichkeitsstörungen nicht mehr nach einem binären Muster »vorhanden/nicht vorhanden« diagnostiziert werden müssen, sondern Schweregrade der Funktionsbeeinträchtigung und Persönlichkeitsmerkmale beschrieben werden. Trotzdem muss weiterhin festgelegt werden, wem mit welchen »Symptomen« welche Hilfen zustehen. Sobald aber die Einteilung in Kategorien stattfindet, fangen die Probleme mit der Abgrenzung bereits an. Sollten wir zunächst einmal nicht lieber in diese Richtung denken: Statt die vorhandenen Schwierigkeiten zu nivellieren, sollten wir uns lieber dringend um die respektvolle Wahrnehmung kümmern, Patienten als gleichwürdige Menschen anzuerkennen. Ach, soweit sind wir doch längst? Kalter Kaffee, Patienten sind doch bei uns nicht Menschen 2. Klasse! Weit gefehlt, was Erkrankte mit psychischen Leiden angeht. Hier besteht Bedarf an neuen Sichtweisen, aber nicht durch das Absprechen ihrer »Störungen«, sondern durch das Ernstnehmen ihrer Symptome. Patienten mit psychischen Erkrankungen haben ein Status-Problem, weil wir ein krankes Denken haben. Psychische Leiden sind in unserer Wahrnehmung immer noch etwas selbst Verursachtes, kurzum: ein Zeichen von Schwäche. Einen Unfall hat man durch äußere Einwirkung, ein Virus ereilt uns, ohne dass wir »schuld« daran sind. Wir haben ein Ranking im Kopf, welche Krankheiten okay sind. Selbst innerhalb der psychischen Abteilung gibt es Unterschiede: Der Burnout eines Workaholics geht in Ordnung, den hat er sich redlich verdient; die Erschöpfungsdepression einer Mutter dagegen ist, na ja, überzogen. Sie ist halt nicht sehr belastbar, oder? Muttersein ist schließlich nicht mal ein echter Pflegeberuf.

Immer noch werden psychische Leiden als Zeichen von Schwäche angesehen.

Wenn wir nun aber beschließen, alle neuro-divers zu sein, relativieren wir damit den realen Leidensdruck der Patienten, da ihre Symptomatik dann »nur« eine Ausprägung natürlicher Vielfalt wäre. Andersherum wird jedoch argumentiert, dieser Leidensdruck entstehe ja erst durch den Dauerkonflikt mit den als neurotypisch definierten Normen unserer Gesellschaft, deren Maßstäbe Betroffene auf eine Pathologie reduzieren und sie dadurch erst in den behandlungsbedürftigen Patientenstatus degradieren.

Sorry, aber wird in dieser Betrachtungsweise nicht eine zweifellos bestehende Korrelation zur Kausalität erhoben?

Ja, es ist schlimm, dass einer ADHS-Diagnose immer noch etwas Verächtliches innewohnt, aber ist das wirklich die Ursache für die Probleme von Menschen mit ADHS, in ihrer Alltagsrealität zurechtzukommen, die Erklärung für ihre teils quälende innere Unruhe, das Gefühl des permanenten Getrieben-Seins? Immerhin wären gemäß des Neurodiversitätskonzeptes nicht mehr unmittelbar wir Eltern im familiären Mikrokosmos »schuld«, sondern der Makrokosmos der Gesellschaft mit seinen normativen Zwängen, die unsere Kinder deformieren. Wäre das nicht aber nur eine Abwälzung der fruchtlosen Schulddebatte auf andere Schultern? »Nebstdem führt eine Relativierung von ADHS als Normvariante dazu, dass die Störung gesellschaftlich nicht ausreichend anerkannt und ernst genommen wird, was letztendlich eine Stigmatisierung Betroffener forciert. Stattdessen wird in der Anerkennung von ADHS als Störung eine Chance zur Entstigmatisierung gesehen, da dies auch Verständnis für ADHS-bedingte Schwierigkeiten impliziert«[89], konstatiert ein aktueller Beitrag in der Fachzeitschrift der Selbsthilfeorganisation ADHS Deutschland e. V.

Zwei Mannschaften stehen also auf dem Spielfeld, Team Diagnose versus Team Neurodiversität. Entweder ADHS ist ein induziertes Produkt des Leidens an einer Gesellschaft mit einem engstirnigen Normalitätsbegriff oder ADHS ist eine medizinische Diagnose, mit einem gewissen Toleranzbereich zwar, aber doch mit einer Einschränkung von Funktionen in Relation zu einem Normalfeld. Wird das Match mit einem fröhlichen »Unentschieden« in die Verlängerung gehen und mit einer Synthese aus »Sowohl-als-Auch« friedlich entschieden? Ohne der zweifellos wichtigen Debatte die Butter vom Brot nehmen zu wollen, die aktuelle Diskussion um das komplexe Phänomen ist sehr wohl spannend, aber es macht sich nicht nur bei mir eine gewisse Ungeduld breit. Während wir über Konzepte streiten, rieselt die Lebenszeit von Kindern mit wichtigen Zeitfenstern ihrer Entwicklung weiter durchs Stundenglas. Ich bin ganz einfach froh, welch breiter Katalog von Hilfsmaßnahmen uns durch das »Bekenntnis« zu einer Diagnose zur Verfügung steht und kriege momentan eher Bauchschmerzen, wenn ich den Begriff »neurodivers« höre. Momentan würden wir unseren Kindern selbst das Wasser abgraben, wenn wir ihnen ihre Diagnose verweigern. Wenn es nämlich offiziell kein Defizit mehr gäbe, müsste der Staat auch nicht mehr unterstützend ausgleichen, könnte die gefährliche Schlussfolgerung sein. Was für ein Einsparpotenzial täte sich hier auf! Meine Söhne werden immer ADHS haben, aber sie haben genügend Kompensationen im Gepäck: eine sichere Bindung, gute Beziehungen, ein erworbenes Selbstbewusstsein und clevere Strategien. Aber eben auch bei Bedarf Medikation und Therapie. Wer entscheidet und wie, ob sie auf diese weiterhin ein Anrecht hätten, wenn es sich »nur« um eine Diversität handelt? Wenn wir stets die Wechselwirkung der Interaktionen von Lebewesen mit ihrer Umwelt zugrunde legen, dann sind doch selbstverständlich beide Seiten gefragt, sich in diesem Mikado zu bewegen, das Individuum in seiner Eigenverantwortlichkeit plus das gesellschaftliche System, das auf das Ausmaß der Ausprägung einwirkt. Und logisch besteht derzeit leider noch eine beschädigende Wechselwirkung, sonst hätte ich mir ein weiteres Buch über ADHS sparen können, es wären alle ADHS-Selbsthilfegruppen überflüssig und die Kinderpsychiater hätten viele freie Termine. Aber der ganz große Wandel bleibt wohl eine hehre Vision, für dessen Realisierung wir die Evolutionszeit einer Galapagos-Schildkröte brauchen.

Der ebenfalls existierende Begriff »Neurodivergenz« lässt sich übrigens etwas neutraler verwenden. Präzise genommen bedeutet er etwas anderes: Die lateinische »Divergenz« bedeutet »das Auseinandergehen, das Auseinanderstreben«, was allerdings wiederum eher eine Abweichung von einer neurotypischen Vergleichsnorm impliziert.

Ein neuer Name für die Diagnose wäre schon schön, ich finde, wie viele, den Begriff »Aufmerksamkeitsdefizit« verkehrt, nicht nur, weil er eine relative Abwertung impliziert, sondern weil er faktisch falsch ist. Die Aufmerksamkeit ist nicht mangelhaft im Sinne von gering, sie ist disparat, wiederum eine Frage der neuronalen Norm. Ach ja, und dann noch die »Störung« in der Diagnose. Das englische ADHD, *disorder,* klingt da etwas gnädiger, eine Unordnung ist zumindest etwas, das man in Ordnung bringen kann, eine Störung hingegen ... Gestört bleibt man: ein Störenfried, wenn man klein ist, später dann ein labiler Typ, anfällig für Komorbiditäten, tja, da ist leider nichts zu machen. »Du ADHS-ler« ist auf deutschen Schulhöfen ein gängiges Schimpfwort, mit einem ähnlichen Maß an Herabwürdigung konnotiert wie »Du Opfer, du Loser, du Spast«. Solange das der Status quo ist, würde ich mich als Kind auch lieber bedeckt halten wollen. Eine der vielen vorgestanzten Etiketten, vor denen selbst wir Eltern und auch Lehrkräfte nicht gefeit sind, wenn ein Gegenstand wie beispielsweise ein Schlüssel unauffindbar bleibt: Garantiert hat ihn der »verpeilte« ADHS-ler verlegt in seiner »üblichen Zerstreutheit«. Viele dieser kleinen, ihnen zugeschriebenen Attribute formen sich so zu dem herabwürdigenden Klischeebild eines »ADHS-Typen« oder »typischen ADHS-lers«. Darüber kann auch die beeindruckende Liste prominenter Hollywood-Größen mit ADHS nicht hinwegtäuschen. Ihre Exaltiertheit ist ihr Kapital und Teil ihres Erfolgs, aber wie sieht es aus in anderen Berufsgruppen, in deren Business eine bescheidenere Form der Selbstdarstellung gefragt ist? Wo einem ein Zuviel an Extravaganz schön schnell als Störfaktor vom Frack gebürstet wird. Übrigens gibt es dazu einen netten Satz: Wenn Sie einen ADHS-ler kennen, kennen Sie einen ADHS-ler. Jedem dieser Menschen mit ADHS müssen wir versuchen, singulär gerecht zu werden mit den Fragen: Was brauchst du gerade? Was würde dir jetzt helfen? Das ist jetzt bereits, mit den bestehenden Kategorien, eine aufwändige Einzelfallentscheidung, die permanent neu validiert und angepasst werden muss an den aktuellen Entwicklungsstand.

Wenn Sie einen ADHS-ler kennen, kennen Sie einen ADHS-ler.

Um meine Kinder muss ich keine Angst mehr haben, nur die ganz »normale« elterliche Sorge. Ich darf mit Zuversicht Richtung Zukunft blicken, sie sind auf ihrem eigenen Lebensweg gut unterwegs und werden ihr Leben meistern. Sie sind gestärkt, weil wir für sie die notwendigen Hilfen erkämpft haben, manchmal unter großen Mühen. Die faire Chance, ihr Leben mit dem passgenauen Support selbst zu gestalten, wünsche ich allen Menschen mit ADHS, ob klein oder groß. Um das zu erreichen, muss die Hilfe zur Selbsthilfe früh genug kommen. Für den Zugang zur richtigen Unterstützung brauchen wir weniger Kampf und mehr Leichtigkeit.

Es wär' schon schöner, wenn es schöner wäre

Was wäre denn das für ein wilder Gedanke: ADHS wird ent-ideologisiert, allgemein akzeptiert wie eine Arthrose auch, die pappigen Klischees und die schiefen Blicke, ja, die ganze dogmatische deutsche Besserwisserei ist verschwunden, wow! Durch ein höheres Bewusstsein in ihrem sozialen Umfeld erfahren alle Kinder eine unaufgeregte Früherkennung und Diagnostik ab Schulalter. Daraus leitet sich die auf sie zugeschnittene optimale Förderung ab, unabhängig von Herkunft und Status. Wir überlassen ihre ideale Entwicklung nicht mehr einer unfairen sozialen Selektion. Darüber hinaus erhält jedes Kind, jeder junge und auch jeder alte Mensch mit ADHS aber nicht nur die ihm gesetzlich zustehende Hilfeleistung, sondern bekommt den empathischen Beistand unserer Solidargemeinschaft für eine vollkommene Entfaltung seines wundersamen Selbst. Liebe inklusive. Zu schön, um wahr zu werden?

P.S.:
Da das Theater meine prägende geistige Heimat ist, ist die antike Idee von Katharsis mir nah – und so fällt der Vorhang mit meiner tiefen Erkenntnis:

Meine Kinder waren in ihren Krisenzeiten die härteste Herausforderung, die das Leben mir je überantwortet hat. Und zugleich sind sie das größte Geschenk, das dieses Leben mir je gemacht hat. Eigentlich eher Leihgabe als Schenkung, mir ist wohl bewusst, dass solch eine wunderbare Gabe mir nie gehörte, immer nur auf Zeit geborgt war. Danke für diese unsere gemeinsame Lebenszeit.

EIN GUTER ABGANG ZIERT DIE ÜBUNG, DESHALB STEHT AM SCHLUSS DAS WICHTIGSTE:

Danke!

- Mein erster Dank gilt Albrecht Prinz von Croÿ, ohne den es dieses Buch nicht geben würde, meinem Agenten Thomas Schmitz von der Agentur Schmitz & Merz für seinen Rat und seine Spürnase, meiner Lektorin Heike Hermann, die mich mit ruhiger Hand und klugem Sachverstand begleitete, dem Patmos-Verlag für das Vertrauen und für die Realisierung, allen voran der Grafikabteilung für das coole Cover.
- An Prof. Dr. Andreas Reif (sowie Dr. Maximilian Bayas, PD Dr. Oliver Grimm) für die fachliche Expertise und das empathische und sehr persönliche Vorwort.
- An Christopher Bonnen, der mit seiner autobiografischen GEO-Reportage »Chaos im Kopf« Inspiration war für die Auseinandersetzung mit der Mutterrolle.
- Danke an all die Menschen in pädagogischen Berufen, die unsere Kinder zugewandt auf ihrem Weg begleitet haben: Hebammen, Erzieherinnen in Krippe und KiTa, Kinderbetreuung im Sport, Lehrkräfte, zwei Schulbegleiterinnen des Jüngsten, Klavierlehrer und Tischtennis-/Tennistrainer, Schulsozialarbeiter und ganz besonders an den damaligen Beratungslehrer und an den Abteilungsleiter »unseres« Gymnasiums.
- Danke für jede therapeutische Unterstützung an: die Ergotherapeutinnen mit und ohne Hund (*special thanks to Chewie*, den Therapiehund), die Kinder- und Jugendpsychotherapeut/-innen, Kinder- und Jugendpsychiater, die Engel im Praxismanagement, die Hochschulambulanz Tübingen, die Erziehungsberatungsstelle, die Drogenberatungsstelle, die Lerntherapie PTE, meine Hausärztin, die Psychiaterin, die zwei wunderbaren Psychotherapeutinnen aus meiner Vergangenheit, die Atempädagogin, die physikalische Therapie (Rhythmische Massage), den Seelsorger der

evangelischen Gemeinde, das Team der ambulanten Kinder- und Jugendtrauerarbeit, das Team der Kind-Kurklinik.

- Danke an mein privates Netzwerk aus Nachbarn und Freunden für ihr beherztes Engagement, als es bei uns brannte, sowie an die effiziente Haushaltshilfe.
- An meine Familie: meine vier Männer, ohne die mein Leben nicht mein Leben wäre und die ich über alles liebe.
- An meine drei Schwestern, mit denen ich »lebenslänglich« tief und innig verbunden bin, sowie meine Freundinnen, die mich in Solidarität unterstützt und getragen haben; alle waren eine große emotionale Stütze, mit offenem Ohr und offenen Herzen.
- Ein Theater-Dank an den Choreografen, der mich als alte Tänzerin auf die Bühne zurückholte und an die Leitung, das Regieteam und die Gesangslehrerin des Jungen Theaters.
- Danke an das Systemische Ausbildungsinstitut ptz cormann, für den konstruktiv(istisch)en Blick auf menschliche Systeme sowie an die Gruppe Gruppen SB28 und FT64.
- Und *last but not least*: Ein großer Dank an Sie alle, die sich dem Thema der existenziellen Dimension von ADHS mit wohlwollender Offenheit nähern.

ANHANG

Anmerkungen

1 Creed, L. (Text) und Masser, M. (Musik), Greatest Love of all, 1977
2 Krause, J. und Krause, K.-H., ADHS im Erwachsenenalter, Schattauer, 3. Auflage, S. 34 ff.
3 https://pubmed.ncbi.nlm.nih.gov/36069018/
4 De Mello, A., Gib deiner Seele Zeit- Inspirationen für jeden Tag, Herder spektrum
5 Fitzner, Th. und Stark, W. (Hrsg.), Doch unzerstörbar ist mein Wesen, AD(H)S- Schicksal oder Chance?, Beltz TB
6 Streif, J., Anmerkungen zur Neurodiversität, neue Akzente, Zeitschrift ADHS Deutschland e.V., Nr. 125, 2/2023
7 Bauer, J., Warum ich fühle, was du fühlst, Heyne TB, 10/2006
8 Hickok, G., Warum wir verstehen, was andere fühlen: Der Mythos der Spiegelneuronen, Carl Hanser
9 Verwaltungsvorschrift zur Änderung der VW »Kinder und Jugendliche mit Behinderungen und besonderem Förderbedarf« des Kultusministeriums von Baden-Württemberg, Az: 31–6504.2/534, 22.08.2008
10 https://www.landesrecht-bw.de/bsbw/document/VVBW-VVBW 000003010
11 https://www.bundesgesundheitsministerium.de/themen/praevention/kindergesundheit/aufmerksamkeitsdefizitsyndrom
12 https://zsl-bw.de/,Lde/startseite/beratung/beratung-besondere-foerderbedarfe
13 Staatliches Schulamt Mannheim/sonderpädagogisches Feststellungsverfahren/Antrag der Erziehungsberechtigten, Version 26.09.2023
14 https://www.aktion-mensch.de/inklusion/bildung/hintergrund/positionen/artikel-24-un-behindertenrechtskonvention-bildung
15 https://www.landesrecht-bw.de/bsbw/document/VVBW-VVBW 000003010
16 https://www.gesetze-bayern.de/Content/Document/BayEUG-41

17 https://www.inklusion.schule.bayern.de/fileadmin/user_upload/inklusion/Bayerns-Schritte-auf-dem-Weg-zur-Inklusion-Stand-August-2022.pdf
18 https://www.gesetze-im-internet.de/sgb_8/ 35a.html
19 https://www.zentrales-adhs-netz.de/fuer-paedagogen/schulrechtliche-rahmenbedingungen/
20 https://www.isb.bayern.de/fileadmin/user_upload/Grundsatzab teilung/Individuelle_Foerderung/Individuelle_Unterstuetzung/Handreichung_individuelle_unterstuetzung_2019.pdf
21 Bonnen, Ch., Chaos im Kopf, GEO-Heft 02/2022, S. 39
22 Kurzfassung der interdisziplinären evidenz- und konsensbasierten (S3) Leitlinie »Aufmerksamkeitsdefizit-Hyperaktivitätsstörung (ADHS) im Kindes-, Jugend- und Erwachsenenalter«, AWMF-Registernummer 028–045, S. 37
23 https://pubmed.ncbi.nlm.nih.gov/16927568
24 https://flexikon.doccheck.com/de/Orales_osmotisches_System
25 https://medice.com/de-de/produkte/adhs-kinder-und-jugendliche/kinecteen-r
26 Packungsbeilage von Methylphenidathydrochlorid, Gebrauchsinformation für den Anwender, zuletzt überarbeitet 10/2022
27 Hallowell, E.M., Ratey, J.J., ADHS ist kein Makel, Rowohlt Taschenbuch, S. 15
28 Ridinger, M., ADHS und Sucht im Erwachsenenalter, Kohlhammer, S.85, sowie: Neuy-Lobkowicz, A., ADHS-Erfolgreiche Strategien für Erwachsende und Kinder, Klett-Cotta, Seite 112 ff.
29 Deutsches Ärzteblatt, Ausgabe 09/2019, Seite 423
30 https://register.awmf.org/assets/guidelines/028–045k_S3_ADHS_2018–06.pdf
31 https://adhs-deutschland.de/adhs-recht/pflegegrade-bei-adhs
32 Kurzfassung der interdisziplinären evidenz- und konsensbasierten S3-Leitlinie »ADHS im Kindes-, Jugend- und Erwachsenenalter, AWMF-Registernummer 028–045, S.35, Punkt 1.3.3.1.
33 Mosetter, K., Cavelius, A., Kittler, M., Schmedes, Ch., Kindgerechte Ernährung bei ADHS, Gräfe und Unzer
34 https://econtent.hogrefe.com/doi/10.1024/1422–4917/a000868
35 https://www.gelbe-liste.de/wirkstoffe/Melatonin_50325
36 https://www.pflueger.de/magazin/adhs/
37 Hallowell, E.M. und Ratey, J.J., ADHS ist kein Makel, Rowohlt Taschenbuch, S. 63 ff.

38 https://www.asu-arbeitsmedizin.com/aktuelles/weitere-meldungen-10000-schritte-taeglich-verbessern-die-gesundheit
39 https://www.who.int/news-room/fact-sheets/detail/physical-activity
40 https://www.aerzteblatt.de/archiv/217027/Praevalenz-von-Kurz sichtigkeit-und-deren-Veraenderung-bei-Kindern-und-Jugendlichen
41 https://www.adxs.org/de/page/159/augen-und-sehvermoegen-bei-adhs
42 https://sgspp.ch/cmf/site/assets/files/1188/berg-claussen2020_article_adhsimleistungssport.pdf
43 https://www.germanjournalsportsmedicine.com/archive/archive-2013/heft-10/sport-bei-adhs-plan-fuer-desaster-oder-verschenkte-ressource
44 Mehren, A. und Philipsen, A., Körperliche Aktivität als Therapieoption bei ADHS? https://econtent.hogrefe.com/doi/10.1024/1422–4917/a000963, 02/2024
45 Hallowell, E.M. und Ratey, J.J., ADHS ist kein Makel, rororoTB, S. 145 ff. Fokussierung und Motivation: Was Sport für uns bedeutet
46 https://www.aerzteblatt.de/archiv/209444/Sport-als-Praevention-Fakten-und-Zahlen-fuer-das-individuelle-Mass-an-Bewegung; https://www.aok.de/pp/plus/pm/sitzen-ist-das-neue-rauchen
47 Born, A. und Oehler, C., Lernen mit ADS-Kindern, Kohlhammer, S. 195
48 Bauer, J., Wie wir werden, wer wir sind – Die Entstehung des menschlichen Selbst durch Resonanz, Heyne, S. 48 ff
49 https://www.adhs-deutschland.de/adhs-therapie/cannabis-medikation-bei-adhs-ja-oder-nein, Stellungnahme von Vorstand und Beirat des ADHS Deutschland e. V. 07/2017, S. 2
50 https://pubmed.ncbi.nlm.nih.gov/33009227/
51 https://www.drugcom.de/newsuebersicht/topthemen/psychose-vom-kiffen
52 https://www.gesetze-im-internet.de/gg/art_2.html
53 https://www.bundesverfassungsgericht.de/SharedDocs/Entscheidungen/DE/1994/03/ls19940309_2bvl004392.html
54 https://www.adxs.org/de/page/229/medikamente-und-drogen-der-unterschied
55 https://www.aerzteblatt.de/nachrichten/98062/Drei-Millionen-Todesfaelle-jaehrlich-durch-Alkohol
56 https://adhs-muenchen.net/adhs-bei-erwachsenen/adhs-und-sucht/

57 https://www.aerzteblatt.de/nachrichten/72693/Wie-Nikotin-im-Gehirn-von-Menschen-mit-Schizophrenie-wirkt
58 https://www.adxs.org/de/page/192/nikotin-als-medikament-bei-adhs
59 https://www.adhs-deutschland.de/adhs-schule-und-ausbildung/adhs-und-hochbegabung
60 Spitzer, M., Cyberkrank! Wie das digitale Leben unsere Gesundheit ruiniert, Droemer, S. 61 ff.
61 https://vau.net/pressemeldungen/mediennutzungsanalyse-2023-fast-zehn-stunden-taegliche-nutzung-von-audio-und-audiovisuellen-medien-in-deutschland
62 Weiler, J., Das Pubertier, Kindler
63 www.rabenmuetter-verlag.de
64 https://www.sueddeutsche.de/wissen/orcas-nachwuchs-1.5747717
65 Bright, R. und Field, J., Der Löwe in Dir, Magellan
66 Neuy-Lobkowicz, A., ADHS-Erfolgreiche Strategien für Erwachsene und Kinder, Klett-Cotta, S.240
67 https://www.aerzteblatt.de/archiv/186551/Aufmerksamkeitsdefizit-Hyperaktivitaetsstoerung, T.Banaschewski, K.Becker, M.Döpfner, M.Holtmann, M.Rösler, M.Romanos
68 Hallowell, E.M. und Ratey,J.J., ADHS ist kein Makel, rororo TB
69 https://www.adxs.org/de/page/179/behandlung-und-therapie
70 Neuy-Lobkowicz, A., ADHS-Erfolgreiche Strategien für Erwachsene und Kinder, Klett-Cotta, S. 96 ff.
71 https://www.focus.de/gesundheit/coronavirus/kolumne-von-top-virologe-kekule-lange-schulschliessungen-waren-fehler-kekule-kritisiert-lauterbach-aussage_id_184718659.html
72 Leopoldina, Nationale Akademie der Wissenschaften, 3. Ad-hoc-Stellungnahme zur Coronavirus-Pandemie: Die Krise nachhaltig überwinden, 13.08.2020
73 Leopoldina, Nationale Akademie der Wissenschaften, 5. Ad-hoc-Stellungnahme zur Coronavirus-Pandemie: Für ein krisenfestes Bildungssystem, 05.08.2020
74 Schoener, J., Klein und allein – Deutschland missachtet das Wohl seiner Kinder, DIE ZEIT Nr. 52/2022, 29.12.2022
75 Te Wildt, B. und Schiele, T., Burn on – immer kurz vorm Burn out, Droemer
76 Vinken, B., Die deutsche Mutter. Der lange Schatten eines Mythos, Piper

77 Garsoffky, S. und Sembach, B., Die Alles ist möglich-Lüge. Wieso Familie und Beruf nicht zu vereinbaren sind, Pantheon
78 Ausländer, R., 1982, aus: Hinter allen Worten, Gedichte, Fischer
79 Von Goethe, J.W., Eins und Alles, aus: Reich-Ranicki, M., Ein Jüngling liebt ein Mädchen, Deutsche Gedichte und ihre Interpretationen, Insel
80 Schiller, F., Worte des Wahns, https://www.deutschelyrik.de/die-worte-des-wahns.html
81 Grundgesetz für die Bundesrepublik Deutschland Artikel 4, Absatz 1
82 Fitzner, Th. und Stark, W. (Hrsg.), Doch unzerstörbar ist mein Wesen – Diagnose AD(H)S- Schicksal oder Chance? Beltz TB
83 Die Bibel in der Einheitsübersetzung, Psalm 121, 1–2, Universität Innsbruck
84 Hallowell, E.M. und Ratey, J.J., Zwanghaft zerstreut oder die Unfähigkeit, aufmerksam zu sein, rororo TB
85 Barkley,R., ADHS wirkt sich auch auf die Lebenserwartung aus, Gastbeitrag Ärzteblatt Rheinland-Pfalz 11/2019, S. 10
86 https://www.neurologen-und-psychiater-im-netz.org/kinder-jugendpsychiatrie-psychosomatik-und-psychotherapie/stoerungen-erkrankungen/aufmerksamkeitsdefizit-hyperaktivitaets-stoerung-adhs
87 https://perspektivschule.de/images/Downloads/IBBW_WU05_FormativesFeedback_Web.pdf
88 https://de.wikipedia.org/wiki/Neurodiversit%C3%A4t
89 Johannsen, L., ADHS – zwischen Relativierung und Stigmatisierung, neue Akzente, Zeitschrift ADHS Deutschland e.V., Nr. 126, 03/2023

Zitatnachweise

Seite 179: Rose Ausländer, Nicht vorüber (Was vorüber ist/...). Aus: dies., Wieder ein Tag aus Glut und Wind. Gedichte 1980–1982. © S.Fischer Verlag GmbH, Frankfurt am Main 1986

Seite 209: »Sei ganz ruhig«, aus: Angela Krauß, Ich muß mein Herz üben. Gedichte. © Insel Verlag Frankfurt am Main 2009. Alle Rechte bei und vorbehalten durch Insel Verlag Berlin

»Ohne Musik wäre das Leben ein Irrtum.«

In diesem Punkt hatte Nietzsche sowas von recht! Musik ist so viel mehr als Eskapismus, ist tiefer Trost, deshalb (m)eine Auswahl für die Ohren:
»Ich hatte viel Bekümmernis«, Kantate BWV 21, Johann Sebastian Bach // Klavierkonzert Nr.21, KV 467/Jupitersinfonie Nr.41, KV 551/Klarinettenkonzert A-Dur KV 622/ Requiem, KV 626, Wolfgang Amadeus Mozart // Lachen und Weinen, Op.59 Nr.4, D.777, Franz Schubert //Crisantemi, SC 65, Giacomo Puccini //Suite Nr.2 für Jazzorchester, Sergej Schostakowitsch// Romeo und Julia, Sergej Prokofjew // Der Schwanensee, Peter Iljitsch Tschaikowsky // Spiegel im Spiegel, Arvo Pärt // Make it easy on yourself, Dionne Warwick // Greatest love of all, Shirley Bassey //Ainda, Madredeus, Soundtrack von »Lisbon Story«, Wim Wenders// Don´t worry be happy, Bobby McFerrin //Hallelujah, Leonard Cohen// From a Distance, Bette Midler// Amen, Jester Hairston //Father and Son, Cat Stevens // Fields of Gold, Sting// Nothing else matters, Metallica //Sorry seems to be the hardest word/ Your Song, Elton John //Baby can I hold you, Tracy Chapman// Enough/Feet on the ground, Marla Glen // Don´t stop me now/Bohemian Rhapsody/I want to break free, Queen// I won´t back down/Learning to fly, Tom Petty & the Heartbreakers// Eadnán Bákti, Mari Boine Persen// Troubled Soul/ My only One, Amy Mc Donald// Search for the hero, M People // Rhythm of Life/Window of Hope, Oleta Adams // Heaven down here, Tuck& Patti //People help the People, Birdy //Demain cést toi/ On ira, ZAZ //Mocca Flor, Quadro Nuevo // Hey, Andreas Bourani // Mensch, Herbert Grönemeyer //Wir sind am Leben, Rosenstolz // Mach mal Platz für dich selber, SDP
… und 999 weitere wunderbare Werke aus allen Kontinenten unseres Heimatplaneten … und darüber hinaus: »Interstellar«, Soundtrack von Hans Zimmer

Falls Sie lieber was lesen wollen

Es gibt unendlich viel Literatur über ADHS, man kann sich wunderbar verrückt machen. Hilfreich fand ich diese Lektüre:

- Boerger, A., Kirmes im Kopf, Kiepenheuer&Witsch

- Bonnen, Ch., Chaos im Kopf, GEO, Gruner+Jahr,02/2022
- Born, A. und Oehler, C., Lernen mit ADS-Kindern, Kohlhammer
- Döpfner, M. und Schürmann, S., Wackelpeter und Trotzkopf, Beltz
- Fitzner, Th. und Stark, W. (Hrsg), Doch unzerstörbar ist mein Wesen, AD(H)S – Schicksal oder Chance? Beltz
- Hallowell, E.M. und Ratey, J.J., ADHS ist kein Makel, rororo TB
- Hallowell, E.M. und Ratey, J.J., Zwanghaft zerstreut, Edward M., rororo TB
- Kinnen, C., Rademacher, Ch., Döpfner, M., Wackelpeter &Trotzkopf in der Pubertät, Beltz
- Krause, J. und Krause, K.-H., ADHS im Erwachsenenalter, Schattauer
- Mosetter, K., Cavelius, A., Kittler, M., Schmedes, Ch., Kindgerechte Ernährung bei ADHS, Gräfe und Unzer
- Neue AKZENTE, Zeitschrift des ADHS Deutschland e.V. (Hrsg.), erscheint 3 x jährlich
- Neuy-Lobkowicz, ADHS – erfolgreiche Strategien für Erwachsene und Kinder, Klett-Cotta
- Reimann-Höhn, U., AD(H)S – So stärken Sie Ihr Kind, Herder
- Reimann-Höhn, U., AD(H)S in der Pubertät, Herder
- Ridinger, M., ADHS und Sucht im Erwachsenenalter, Kohlhammer

Über ADHS hinaus:

- Bauer, J., Lob der Schule, Heyne TB
- Bauer, J, Wie wir werden, wer wir sind, Heyne, TB
- Beck, H., Irren ist nützlich!, Goldmann
- Busch Volker, Kopf frei!, Droemer
- Cormann, W., Die fünf Wirkfaktoren der systemisch-integrativen Therapie und Beratung, Klett-Cotta
- Gebhardt, M., Unsere Nachkriegseltern, DVA
- Jansen, F. und Streit, U., Positiv lernen, Springer
- Jansen, F. und Streit, U., Fähig zum Körperkontakt, Springer
- Kitz, Volker, Konzentration, Kiepenheuer&Witsch
- Korte, M., Frisch im Kopf: Wie wir uns aus der digitalen Reizüberflutung befreien, DVA

- Roth, G. und Stüber, N., Wie das Gehirn die Seele macht, Klett-Cotta
- Senf-Beckenbach, Ph., Devine, J., Hoheisel, M., Behandlung psychogener nicht epileptischer Anfälle, Hogrefe
- Spitzer, M., Cyberkrank! Wie das digitalisierte Leben unsere Gesundheit ruiniert, Droemer
- Spitzer, M., Digitale Demenz – wie wir uns und unsere Kinder um den Verstand bringen, Droemer
- Spitzer, M. und Herschkowitz, N., Wie Kinder denken lernen. Die kognitive Entwicklung vom 1. bis zum 12. Lebensjahr, mgv
- Te Wildt, B. und Schiele, T., Burn On – immer kurz vorm Burnout, Droemer

Im Netz:
www.zentrales-adhs-netz.de/
www.adhs-deutschland.de/
www.adhspedia.de/
www.ADxS.org/
www.neurologen-und psychiater-im-netz.org
Die deutsche AWMF-Leitlinie: https://register.awmf.org/assets/guidelines/028-045l_S3_ADHS_2018-06.pdf

Face to Face:
Regionale Selbsthilfegruppen für Betroffene und Familien über ADHS Deutschland e.V., www.adhs-deutschland.de, info@adhs-deutschland.de, Tel: 030 85605902